일상 불균형 이론

더 움직과 또 흔들림으로도 일상 그리고 멈춤지는

턱 운동과 코 호흡만으로도 얼굴 구조가 달라지는
얼굴 습관의 힘

초판 1쇄 발행 2024년 8월 30일
초판 2쇄 발행 2024년 10월 30일

지은이 | 산드라 칸, 폴 R. 에이를리히
감 수 | 임선진
옮긴이 | 엄성수
펴낸이 | 김승기
펴낸곳 | ㈜생능출판사 / **주소** | 경기도 파주시 광인사길 143
브랜드 | 생능북스
출판사 등록일 | 2005년 1월 21일 / **신고번호** | 제406-2005-000002호
대표전화 | (031) 955-0761 / **팩스** | (031) 955-0768
홈페이지 | www.booksr.co.kr

책임편집 | 최동진
편집 | 신성민, 이종무
교정·교열 | 안종군
본문·표지 디자인 | 이대범
영업 | 최복락, 김민수, 심수경, 차종필, 송성환, 최태웅, 김민정
마케팅 | 백수정, 명하나

ISBN 979-11-92932-63-7 (03510)
값 19,800원

턱 운동과 코 호흡만으로도
얼굴 구조가 달라지는

얼굴
습관의
힘

산드라 칸, 폴 R. 에이를리히 지음

임선진 감수

엄성수 옮김

생능북스 × STANFORD UNIVERSITY PRESS

인류에 대한 두 사람의 위대한 봉사를 기리며
존 뮤와 마이크 뮤에게,
그리고 그들의 인내심과 지지에 감사드리며
데이비드와 일란, 아리엘라 그리고 앤에게
이 책을 바칩니다.

차례

서문   06

감수의 글   09

감사의 글   11

저자 소개   13

개요   16

1장 | 원시 시대에 치아 교정이 필요 없었던 이유   50

2장 | 꼭꼭 씹어 먹어야 하는 이유   72

3장 | 주거 혁명이 식습관과 자세에 미친 영향   90

4장 | 습관이 외모에 주는 영향   106

5장 | 구강 자세가 얼굴형을 만든다   128

6장 | 호흡 및 수면 장애   150

7장 | 교정이 필요 없어지는 생활 습관   180

8장 | 치과 교정 전문가, 악정형 전문가, 안면-턱 성장 치료 전문가   234

9장 | 문화를 바꾸고 건강 되찾기   276

미주   298

찾아보기   319

초현실주의 화가들은 19세기 한 무명 프랑스 시인이 쓴 짧은 경구를 좋아했다. 그 경구는 다음과 같다.

"해부대 위에서 재봉틀과 우산이 우연히 만나는 것, 그것이 아름다움이다."

이는 불규칙하고 무작위한 일들, 즉 불합리하며 혼란스러운 일들을 동일시하는 것에 대한 초현실주의자들의 사랑을 보여 주는 말이었다. 그런데 당신이 손에 들고 있는 이 책은 이와는 다른 버전의 경구, 즉 다음과 같은 경구를 보여 주고자 한다.

"식탁을 사이에 두고 치과 교정 전문의와 유명한 진화론자가 우연히 만나는 것이야말로 정말 흥미진진한 일이다."

인류 문화의 진화 과정에는 예기치 않은 결과들의 법칙을 보여 주는 매우 긴 일련의 예들이 담겨 있다. 인류는 농업을 발명했고, 그 결과 식량 과잉 사태가 초래됐으며 다시 직업 세분화가 이뤄지게 됐다. 그러는 사이 영장류의 역사상 가장 참담한 사회·경제적 지위라는 것을 만들어 냈다. 말하자면 우리는 낮은 계급을 경시하는 풍조를 만들어 낸 것이다. 우리는 또한 주로 앉아서 생활하는 주거 환경과 영구적인 구조물을 만들었고 자존감 높은 영장류라면 결코 하지 않았을 짓을 하면서, 즉 많은 사람이 자신의 배설물 근처에 모여 살면서, 여러 가지 공중 보건 문제에 직면하게 됐다. 이 밖에도 늑대들을 길들여 영원한 동반자인 개들을 만들었고 그 개들에게 할로윈 의상을 입혔으며 '애완용 돌'(Pet Rock, 가상 화폐를 뜻함-역자 주)을 구입하게 됐다. 또한 현대 인류의 출현과 함께 몇 가지 놀라운 우여곡절을 겪게 됐다.

도무지 공동 저자가 될 것 같지 않은 칸과 에이를리히는 서로 다른 전문 지식을 활용해 인류 문화의 예기치 못한 결과들 중 하나를 파고

들고 있다. 과연 그 누가 농업혁명과 산업혁명 그리고 간호 패턴들의 서구화가 독특한 치과 교정이 필요한 옆모습, 윤곽(Orthodontic profile)으로 이어지게 될 것이라 예측했겠는가? 그리고 과연 그 누가 이와 같은 치과 교정이 필요한 옆모습이 결국 아동 발달, 아동 건강, 아동 질환의 다양한 측면과 관련을 맺게 될 것이라 예측했겠는가?

또한 그 무엇보다 먼저, 과연 그 누가 공동 저자가 될 것 같지 않은 두 저자가 더없이 흥미진진하고 더없이 중요한 책을 만들어 낼 것이라 예측했겠는가? 만일 당신에게 아이들이 있거나, 당신이 아이들을 좋아하거나, 당신이 한때 아이였거나, 당신이 턱을 갖고 있다면 이 책은 충분히 읽을 만한 가치가 있을 것이다.

로버트 새폴스키
스탠퍼드대학교 신경과학자 겸
『얼룩말은 왜 궤양이 생기지 않는가?(Why Zebras Don't Get Ulcers)』와
『한 영장류의 회고록(A Primate's Memoir)』의 저자

모든 성장기 아이들이 건강하고 아름답게
자랄 수 있기를 바라며….

이 책은 '턱 운동과 코 호흡만으로도 얼굴 구조가 달라지는 얼굴 습관의 힘'이라는 제목만으로도 많은 부모에게 흥미를 불러일으킬 것입니다. 하지만 가장 먼저 밝히고 싶은 점은 저자들도 이야기한 것과 같이 현재 근거 중심의 치의학과 교정학계의 주류적 견해는 아니라는 것입니다. 감수자인 저 역시 모든 내용에 동의하지는 않습니다. 특히 발치 교정 후의 혀의 위치, 헤드기어 사용, 사랑니 발치와 관련된 부분은 논란의 여지가 있습니다. 또한 한국의 치과 의료 현실과 동양인의 얼굴 구조를 고려했을 때 일부 내용은 적용하기 어려울 수 있습니다. 하지만 이 책에서 강조하고 있는 턱 운동과 코 호흡의 중요성은 교정학계에서도 꾸준히 주목받아 온 주제입니다. 특히 최근 들어 호흡과 교정 치료의 관계에 대한 연구는 활발히 이뤄지고 있습니다.

저는 임상의로서 '사람의 몸이 기계가 아니라는 것'과 '똑같은 치료를 하더라도 결과가 다를 수 있다는 것'을 잘 알고 있습니다. 현재로서는 이 책에서 제시하고 있는 방법들이 보조적인 역할을 하겠지만 앞으로 더 많은 근거가 쌓인다면 좋은 해법이 될 가능성도 있습니다. 이는 곧 치료 패러다임의 전환으로 이어질 수 있다는 것을 의미합니다.

독자 여러분이 이 책을 읽으면서 이해하기 어려운 부분이 있다면 쉬운 내용부터 가볍게 읽어가며 아이의 상태를 관찰해 보시기 바랍니다. 점차 내용에 대한 이해도가 깊어지면서 아이의 치아, 얼굴 구조 또는 호흡에 대해 좀 더 구체적인 우려가 생기신다면 전문의와 상담해 적절한 해결 방법을 찾아 나가시길 권합니다.

앞으로 발전할 치과 교정 치료 영역과 이 책에서 제시하는 방법들이 잘 어우러져 모든 성장기 아이들이 건강하고 아름답게 자랄 수 있기를 바랍니다.

원장 임선진
서울클리어치과교정과치과의원 압구정

감사의 글

데이비드 레벤탈(David Leventhal)과 앤 에이를리히(Anne Ehrlich)는 이 책을 쓰면서 우리가 짐작하는 것보다 훨씬 더 많은 고생을 했다. 이 두 사람보다 더 많은 고생을 한 사람은 폴의(그리고 지금은 산드라의) 좋은 친구이자 편집 일을 자주 해 주는 편집자 '조나단 콥(Jonathan Cobb)'이다.

엘린 부시(Ellyn Bush)와 리처드 클라인(Richard Klein), 존 뮤(John Mew), 마이크 뮤(Mike Mew) 그리고 사이먼 윙(Simon Wong)은 각종 질문에 답을 해 주는 등 많은 도움을 줬다. 또한 앤디 비티(Andy Beattie), 키이라 비티(Keira Beattie), 마가렛 버겐(Margaret Bergen), 코리 브래드쇼(Corey Bradshaw), 그레그 프랫먼(Greg Bratman), 케이트 브라우만(Kate Brauman), 마리 코헨(Marie Cohen), 그레첸 데일리(Gretchen Daily), 리자 다니엘(Lisa Daniel), 조운 다이아몬드(Joan Diamond), 재러드 다이아몬드(Jared Diamond), 나디아 다이아몬드-스미스(Nadia Diamond-Smith), 앤 에이를리히(Anne Ehrlich), 제레미 펠드먼(Jeremy Feldman), 마크 펠드먼

11

(Marc Feldman), 다니엘 프리드먼(Daniel Friedman), 존 하트(John Harte), 멜 하트(Mel Harte), 크레이그 헬러(Craig Heller), 질 홀드렌(Jill Holdren), 데이비드 레벤탈(David Leventhal), 사이먼 레빈(Simon Levin), 카렌 레비(Karen Levy), 제스 마든(Jess Marden), 체이스 멘던홀(Chase Mendenhall), 존 모리스(John Morris), 피트 마이어스(Pete Myers), 그레이엄 파이크(Graham Pyke), 배리 라파엘(Barry Raphael), 로버트 새폴스키(Robert Sapolsky), 존 슈뢰더(John Schroeder), 수전 토마스(Susan Thomas), 크리스 턴불(Chris Turnbull), 케네스 바이스(Kenneth Weiss)로부터도 많은 도움을 받았다.

스탠퍼드대학교 출판부의 앨런 하비(Alan Harvey)와 그의 동료들은 물론 출판 대리인인 짐 레빈(Jim Levine)도 여러 면에서 도움을 줬다. 마가렛 피넷(Margaret Pinette)은 원고를 매끄럽게 잘 교정해 줬다.

우리는 이 책의 초판 발행에 이어 이 책에 담긴 메시지들을 업데이트해 학술 논문을 발표했다(칸 S, 에이를리히 P, 펠드먼 M. 새폴스키 R, 윙 S, 2020. 「틱 유행병: 확인, 기원, 치료 그리고 예방」. 바이오사이언스 70:759-771). 그 당시에 우리와 함께 작업한 모든 과학자에게 심심한 감사의 말을 전한다.

치의학사이자 미국 치과 교정위원회 외교관인 산드라 칸은 25년간 수천 명의 환자들(거의 아동들)을 치료한 임상 경험을 갖고 있다. 그녀는 스탠퍼드대학교와 캘리포니아주립대학교 샌프란시스코 캠퍼스의 두개안면기형 팀에 몸담아 왔으며 국제적인 강의와 강연을 하고 있다. 여러 해 동안 표준적인 치과 교정 기법들을 이용해 진료를 해 오면서 그녀는 점점 더 좌절감을 느끼게 됐다. 표준적인 치과 교정 기법들을 이용할 경우, 결과는 만족스러웠지만 치아 유지 장치로 치아를 새로운 위치에 고정시키지 않는 한, 그 결과는 일시적이었다. 다른 치과 교정 전문가들과 마찬가지로 그녀 역시 치유가 아닌 증상 완화를 보고 있었던 것이다. 자신의 아들이 평소 코를 골고 입을 벌린 자세를 취하는 등 기도 문제의 징후들을 보이자 그녀는 orthotropics('똑바른 성장'의 뜻), 즉 '안면-턱 성장 치료'로 알려진 대체 치과 교정술에 대해 알아보기 시작했다. 안면-턱 성장 치료를 받으면 치아가 과밀 현상 없이 적절한 발달을 하게 되고 또한 얼굴이 기도가 넓어지는 방향으로 발달하며 그 결과 코골이와 수면무호흡증을 예방할 수 있게 된다. 현재 그녀는 장기적인 폐쇄성 수면무호흡증의 예방을 중시하는 안면-턱 성장 치료에 집중하고 있다.

폴 R. 에이를리히는 현재 스탠퍼드대학교 인구학 명예 교수이자 보전생물학센터 학장이다. 그는 집단 유전학, 유전 및 문화 진화, 인구, 환경에 대한 연구를 통해 50여 권의 책과 1,000편이 넘는 논문을 발표했다. 그는 또 각종 현장 실험을 실시했으며 나비와 새, 포유동물, 암초 어류, 진드기 그리고 인간 등 다양한 동물의 행동과 생태를 관찰하는 프로그램들을 운영하기도 했다. 공진화(coevolution, 서로 다른 생물들이 서로의 이익을 극대화하면서 진행되는 진화-역자 주)의 공동 창시자이기도 한 그는 오늘날 인류가 직면하고 있는 이른바 '인간의 곤경'이라는 환경 문제, 특히 인구 과잉 및 소비 과잉 문제와 불평등 문제에 대한 많은 분석들을 내놓은 것으로 잘 알려져 있다. 그는 여가 시간에 NBC 뉴스의 특파원 일을 했으며 각종 매스컴에 수천 회 출연했고 특히 자니 카슨이 진행하는 〈투나잇 쇼〉에는 20여 차례나 출연했다. 또한 그는 미국국립과학원과 미국예술과학아카데미 회원이고 미국철학협회 회원이며 런던왕립학회의 외국인 회원이고 런던왕립곤충학회 명예 회원이며 미국생태학회에서 유명 생태학자상을 수상했고 캘리포니아과학아카데미에서 펠로우 메달을 수상했으며 스웨덴왕립과학원 베이어연구소 회원이고 생태 및 환경 과학에서 마르갈레프상을 수상했으며 환경 관련 업적으로 타일러상을 수상했고 환경 과학 분야에 대한 공로로 A.H. 하이네켄 박사상을 수상했으며 국립오듀본협회에 의해 100인의 환경보호 운동가로 선정됐고 볼보 환경상을 수상했으며 열대생태계국제센터에서 세계 생태계 메달을 수상했고 유엔 환경프로그램에서 사사카와 환경상을 수상했으며 환경 문제로 하인 츠상을 수상했고 핵시대평화재단에 의해 뛰어난 평화 지도자로 선정 됐으며 일본아사히글라스재단에서 블루 플래닛상을 수상했고 인류를 위한 과학에 대한 공로로 AAAS/과학 아메리칸상을 수상했으며 유엔 환경계획에 의해 글로벌 500인으로 선정됐고 미국인본주의자협회의 명예 종신 회원이며 미국생물학연구소에서 뛰어난 과학자상을 수상 했고 집단 생물학과 생물 다양성 보존에 대한 공로로 스웨덴왕립과학 원에서 크라포르드상(노벨상이 수여되지 않는 분야에서 노벨상을 대체하는 상)을 수상했다.

폴과 산드라의 협업 관계는 단순히 서로 부부 동반으로 저녁 식사 를 함께하는 것을 넘어선다. 산드라 칸과 데이비드 레벤탈 부부는 인 간과 함께 지구를 공유하는 동물들과 식물들 그리고 미생물들을 보 존하는 것이 공통 관심사였고 그 덕분에 폴 에이를리히와 앤 에이를 리히 부부를 알게 됐다. 산드라와 데이비드 부부는 환경 보존 단체 RAINFOREST 2 REEF를 설립했고 생태학자·진화론자이자 보존 생 물학자인 폴과 앤 부부는 한 동료를 통해 산드라와 데이비드를 소개받 았다. 두 부부의 공통 관심사는 곧 가족 간의 우정으로, 그리고 앞서 언 급한 저녁 식사를 함께하는 프로그램으로 발전됐다. 따라서 이 책은 두 부부의 우정과 공통 관심사의 결실이며 또한 아이들이 불만족스러운 미래를 맞지 않게 해 줘야 할 필요성에 대한 인식이 크게 부족하다는 것을 네 친구가 인정하면서 얻은 결과물이기도 하다.

개요

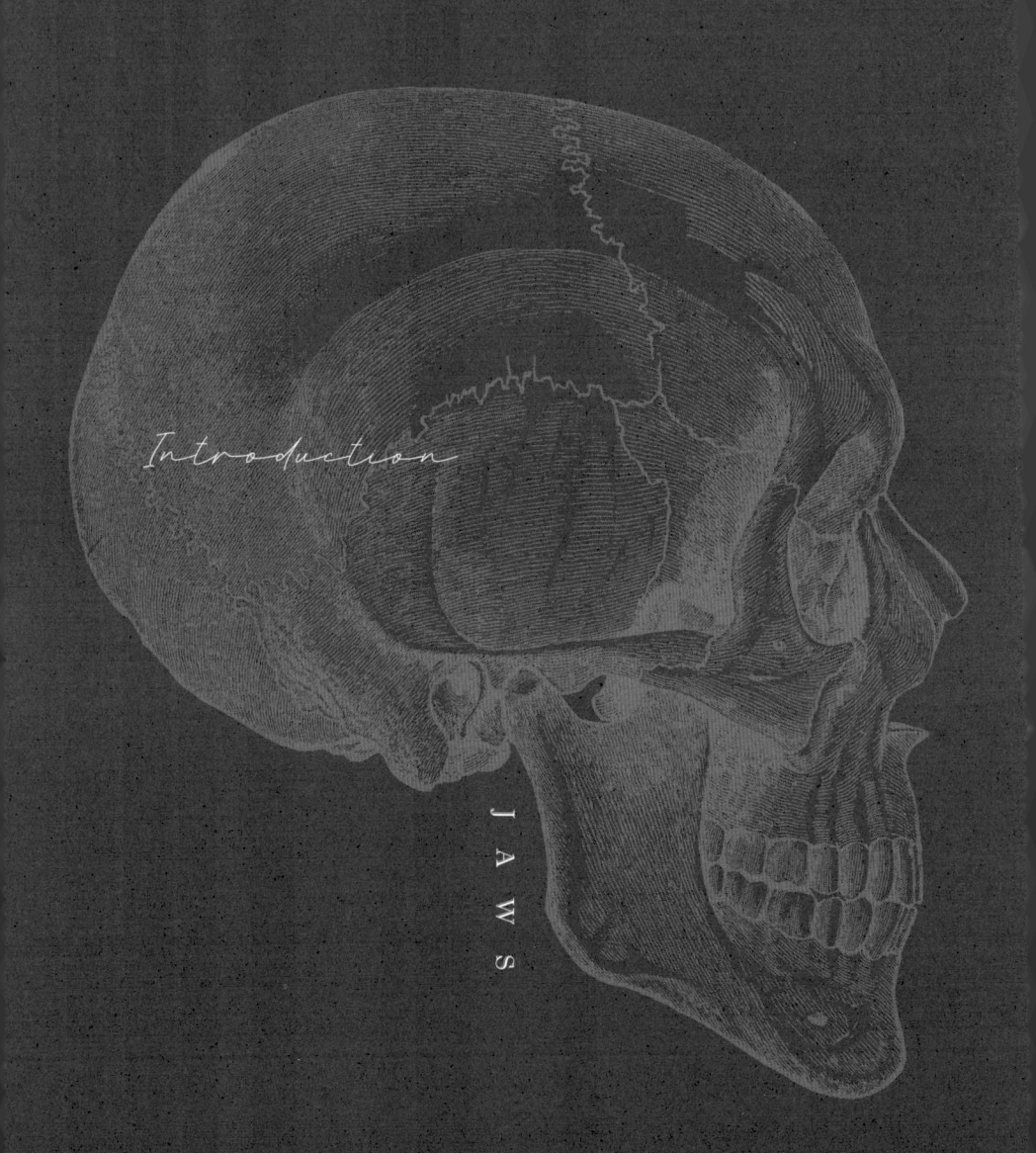

Introduction

J A W S

이 책은 지난 몇 세기 동안 사실상 제대로 인식되지 못한 채 선진국들 사이에서 점점 늘어나고 있는 한 가지 심각한 유행병에 대한 이야기를 다루고 있다. 또한 유행병의 기원, 유행병이 발견된 과정 그리고 유행병과 관련해 우리가 할 수 있는 일들에 대해서도 다루고 있다. 이 유행병은 우리가 거의 생각하지 못하는 중요하면서도 일상적인 행동들의 문화적 변화에 그 뿌리를 두고 있고 우리는 이런 행동들을 무의식적으로 하고 있다.

우리는 평소 뭔가를 씹는 동작이나 호흡, 성장, 수면 등에 대해 별 생각을 하지 않으며 음식을 먹거나 이야기하고 있지 않을 때의 턱의 위치에 대해서는 아무런 생각도 하지 않는다. 이런 행동들은 대개 습관, 즉 반복을 통해 습득되는 것이 아니라 태어날 때부터 타고나는 것이다.

신생아는 공기에 노출되는 순간, 바로 호흡을 하고 울기 시작한다. 또한 아기는 엄마의 젖꼭지를 무는 순간, 입을 벌려 젖을 빨기 시작하며 잠시 후 활짝 웃는 얼굴로 보답한다. 그러다가 밤이 되면 악을 써대며 울어 엄마를 힘들게 하다가 세상 모르고 잠이 든다. 훈련 같은 것은 필요 없다.

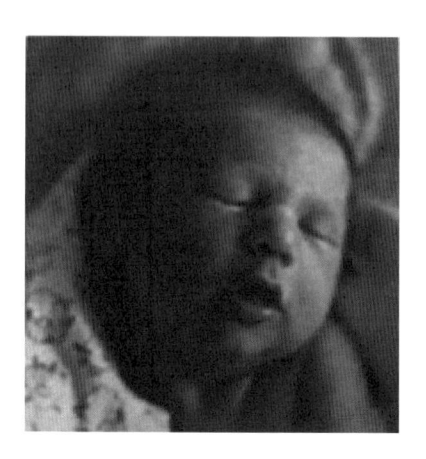

그림 1
아기들은 매우 어린 나이부터 입으로 호흡하
는 습관을 들일 수 있다.

그렇다. 이 모든 것은 간단하면서도 정상적인 행동들이다. 그런데 우리는 "만일 이런 일들을 어린 시절 특정한 방식에 따라 반복하면 시간이 흐르면서 건강을 해칠 수 있고 심지어 외모까지 변하게 만들 수 있다"라고 주장한다. 만일 당신이 며칠간 코로 숨을 쉬지 않고 턱을 벌린 채 입으로 숨을 쉰다거나, 어쩌다 한 번씩 당신의 혀를 깨문다거나, 며칠간 불면증에 시달린다고 하더라도 당신에게는 별일이 일어나지 않을 것이다. 반면, 만일 어린 시절부터 계속 구강 호흡(mouth breathing, 입으로 숨을 쉬는 것-역자 주) 습관을 들인다거나, 씹을 필요가 거의 없는 부드러운 음식들을 주로 먹거나, 잠을 제대로 못자고 매일 밤 코를 골며 몸부림친다면 턱과 얼굴 그리고 기도(공기가 폐 속으로 드나드는 관-역자 주)가 왜곡될 수도 있고 심각한 건강 문제로 발전할 수도 있으며 최악의 경우 조기 사망에 이를 수도 있다. 결국 유행병에 의해 희생되는 것이다.

현대화되고 산업화된 사회에 살고 있는 사람들은 치과 업계에서 흔히 '부정교합(malocclusion)'이라 부르는 정렬되지 않은 치아 상태와 작은 턱 때문에 곤욕을 치르고 있다. 부정교합은 종종 구강 호흡의 결과로 생긴다. 부정교합과 작은 턱은 외모에 부정적인 영향을 미칠 뿐 아니라 삶의 질을 떨어뜨리고 질병에 더 취약하게 만든다. 그리고 이 두 가지 문제는 갈수록 더 흔해지고 있다. 삐뚤삐뚤한 치아를 고르게 만드는 일을 주로 하는 치과 분야인 치과 교정술 업계에서 가장 널리 쓰이는 교과서의 저자인 윌리엄 프로핏(William Proffit)은 1998년 미국 내 입 관련 유행병의 규모와 관련해 다음과 같은 말을 했다.

"조사 자료에 따르면, 미국 인구의 약 5분의 1은 심각한 부정교합 상태이며 15퍼센트는 앞니들이 심하게 들쑥날쑥해, 사회적 수용성이 떨어지고 사회 활동을 하는 데 좋지 않은 영향을 받을 정도이다. 또한 미국 인구의 절반 이상이 적어도 어느 정도의 치과 교정 치료가 필요한 상황이다."[1]

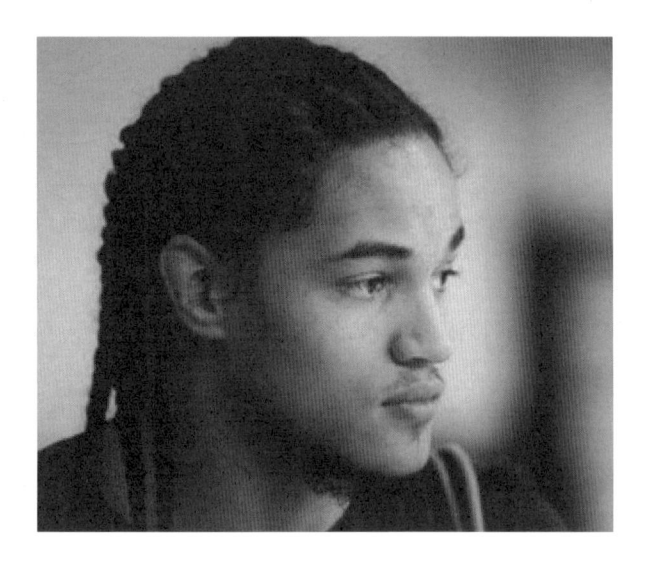

그림 2

적절한 얼굴 구조와 모양. 이 젊은 남자는 가공 음식을 최대한 적게 먹으며 매우 활동적인 삶을 살아왔다. 그는 현재 사랑니를 포함해 모든 치아가 있으며 치과 교정 치료를 받을 필요가 없다(사진 제공: 스티븐 그린).

2007년 스웨덴인을 상대로 실시한 조사에 따르면, 스웨덴 인구의 약 3분의 1이 치과 교정 치료를 받아야 할 상태였고 반드시 치과 교정 치료를 받아야 하거나 그 직전 상태인 인구가 약 3분의 2에 달했다.[2]

치과 교정 전문의이자 런던얼굴성장교정학대학의 임상 책임자인 마이클 뮤(Michael Mew) 박사는 현대인의 95퍼센트가 치아 배열에 이상이 있으며 30퍼센트 이상이 치과 교정 치료(절반은 발치)가 권장되고 50퍼센트는 사랑니를 뽑아야 할 상황이라고 주장한다.[3]

만일 산업화된 사회들이 이처럼 턱 문제로 곤욕을 치르는 상황이라면, 그 문제를 개선하기 위해 그 사회가 어떻게 변화해야 할지 생각해 보는 것이 현명하지 않을까?

오늘날 거의 모든 치과 교정 전문의들의 주요 관심사는 삐뚤삐뚤한 치아들이고 이를 바로잡는 것이 치과 교정 업계의 주요 소득원이기도 하다. 하지만 대부분의 치과 교정 전문의들이 턱 관련 문제에는 거의 관심을 보이지 않는 듯하다. 사실 삐뚤삐뚤한 치아가 외모에 악영향을 미치는 영향은 미미하다. 하지만 삐뚤삐뚤한 치아는 턱의 발육이 불량해지는 징후이기도 하다. 그리고 왜곡된 턱은 중요한 기능에 악영향을 미친다. 예를 들어 지금 전체 어린이 가운데 10퍼센트 이상이 밤에 턱과 관련해 '단속 호흡'(interrupted breathing, 수면 중 단속적으로 호흡이 멈추는 현상-역자 주)을 경험하고 있는 것으로 추정된다.[4]

브라질의 한 도시 지역에서 실시한 조사에 따르면, 3세부터 9세까지의 아이들 2만 3,596명 가운데 55퍼센트가 구강 호흡을 하고 있었다.[5]

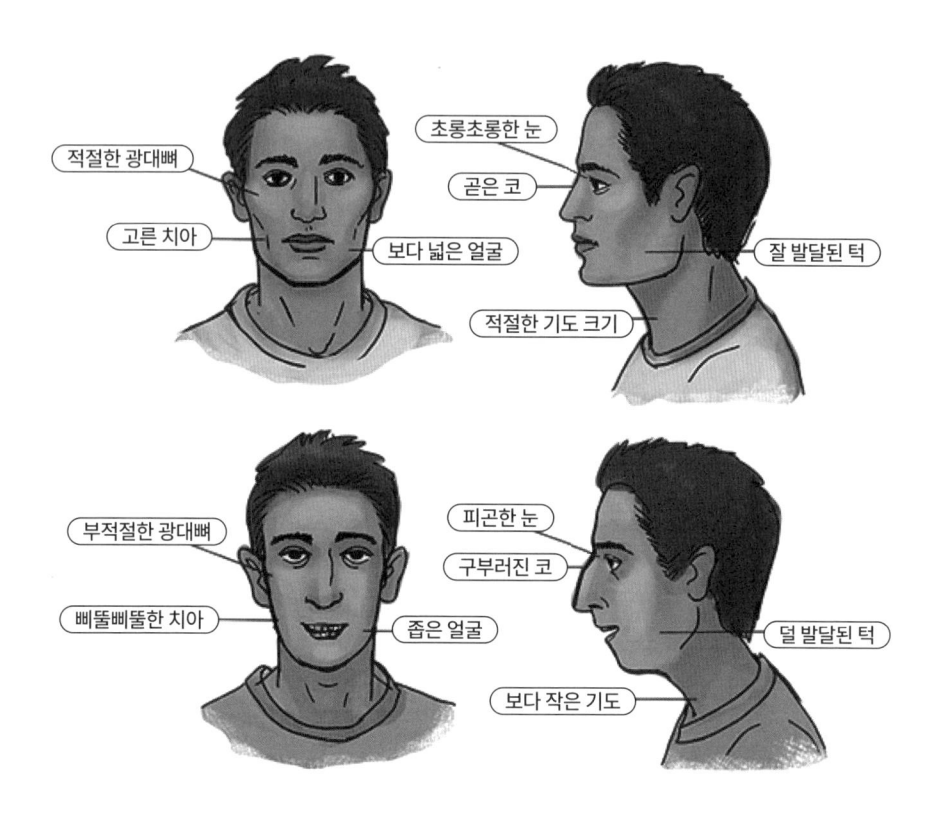

그림 3

코로 호흡하는 사람(위쪽)과 입으로 호흡하는 사람(아래쪽)의 얼굴 발달상의 기본적인
차이점

그간 부정교합과 구강 호흡, 수면 장애와 같은 문제들의 발생 빈도에 대한 체계적이며 통합적인 자료 수집 노력은 없었지만, 어느 지역에서 조사하든 이런 문제는 발생 빈도가 매우 낮은 것으로 보인다. 미국인들 가운데 10퍼센트만 독감에 걸려 앓아누워도 모든 매스 미디어가 서로 앞 다퉈 '유행성 독감' 뉴스를 내보낼 것이라는 점을 상기해 보기 바란다.

이쯤에서 당신은 자신에게 다음과 같은 질문을 할지도 모른다.

"지금 내게 '공중 보건을 크게 위협하는 유행병이 있는데 그것이 무시당하고 있다'라고 말하는 이 사람들은 도대체 누구야?, '오랜 세월 존경받아 온 전문직들이 자신들의 전문 분야의 중대한 문제에 충분한 관심을 쏟지 않고 있는 것 같다'라고 주장하는 이 사람들은 대체 누구야? 어떻게 감히 산업 사회의 근본적인 측면을 드라마틱하게 변화시켜야 한다고 주장한단 말인가? 이 책이 혹시 '하루에 약 0.45킬로그램의 무를 먹으면 보다 나은 성생활을 즐기면서 10년은 더 살 수 있다'라고 주장하는 그렇고 그런 책이 아닐까?"

하지만 이 책은 배경과 경험이 전혀 다른 두 과학자의 협력 결과로 탄생한 것이다. 경험이 풍부한 치과 의사와 세계적으로 유명한 환경과학자이자 인간 진화 전문가의 협력 결과로 탄생한 합작품 말이다. 그리고 우리는 그 어떤 제품이나 서비스도 팔지 않는다.[6]

그렇다면 이 두 과학자는 어떻게 간과되고 있는 이 턱 관련 유행병에 대한 책을 쓸 생각을 하게 됐을까? 모든 것은 한 디너 클럽에서 시작됐다.

산드라와 폴 그리고 각자의 배우자인 데이비드와 앤은 몇 주마다 한 번씩 팔로 알토의 여러 고급 음식점 중 한곳에서 만나 저녁 식사를 하곤 했다. 함께 멋진 와인과 멋진 음식을 즐기고 자연이 얼마나 심각하게 파괴되고 있고 세상이 얼마나 엉망진창인지에 대한 대화를 나누며 세상을 구하기에는 너무 늦은 게 아닌가 하는 생각을 해 보는 것이 그런 저녁 자리를 갖는 목적이었다. 산드라가 폴과 앤에게 자신이 치과 교정 전문의로서 어떤 일에 관심을 갖고 있는지 설명하기 시작한 것도 그 저녁 자리에서였다. 그녀의 이야기는 흥미로웠다. 특히, 폴은 그 이야기에 매우 큰 관심을 보여 급기야 그녀의 이야기를 함께 책으로 써 보면 어떻겠느냐는 제안까지 했다.

산드라는 폴 같이 많은 글(50권 이상의 책과 1,000편 이상의 논문)을 써 본 사람이 자신의 이야기에 관심을 보인다는 사실을 믿을 수 없었다. 그러나 폴은 그녀가 하는 일에 큰 관심을 보였을 뿐 아니라 인생을 바꿀 만큼 중요하면서도 위험한 일이 말 그대로 바로 우리 코앞에서 벌어지고 있는데 우리가 그걸 보지 못한다는 사실에도 매우 큰 흥미를 느꼈다. 폴은 번식, 인종차별주의와 같이 인생을 바꿀 만큼 중요한 문제를 다룬 책을 한두 권 썼지만, 그렇게 중요한 문제를 산드라가 제공한 새로운 관점에서 다룬 것은 아마 이 책이 처음일 것이다.

산드라는 손주가 셋 있는 폴과 달리, 자신의 아이가 둘 있다. 그리고 22년간 치과 교정 전문의 일을 해 온 그녀는 자기 아이들의 경우, 다른 환자들을 치료하듯이 치료할 수 없다는 사실을 깨달았다. 또한 다른 많은 직업 분야의 경우도 그렇지만, 치과 대학은 책에서 배운 원칙대로만 일할 뿐, 정작 환자들에게 가장 필요한 것을 해 주지 못하는 치의대생들을 배출하고 있다는 사실도 깨달았다. 그녀가 치과 교정술 분야에서 본 미소 짓는 모습을 바로잡는 전통적인 방식은 대개 치아를 뽑고 남은 치아를 보철로 잘 교정해 보기 좋은 미소를 지을 수 있게 해 주는 것이었다. 목적은 오직 하나, '보기 좋은 미소'였다. 그러나 그 미소에는 '맥락'이 없었다. 백옥처럼 희고 고른 치아를 보기 좋게 정렬하는 과정에서 생긴 미소였지만, 그 바람에 건강한 턱 선과 올바른 얼굴 구조가 무너지고 편하게 호흡하는 것이 힘들어지게 됐다. 영화배우 뺨치는 완벽한 미소를 만들기 위한 경쟁 속에서 얼굴과 건강이 뒷전으로 밀려나 버린 것이다.

산드라는 발치를 하지 않고 큰아이를 치료해 줄 적절한 방법을 찾는 과정에서 새롭게 떠오르는 인기 있는 치료법인 '구강 근기능 요법'(myofunctional therapy)으로 눈을 돌렸다. 이 요법은 사람은 평생 매일 수천 번씩 음식을 씹고 삼키며 혀를 움직이는데, 그것이 치아와 미소의 모습을 변화시킨다는 개념에서 출발한다. 당신이 음식을 삼킬 때마다 매번 혀로 치아를 조금씩 민다고 상상해 보라. 결국 당신의 치아는 바깥쪽으로 밀려나게 될 것이다. 산드라는 자신의 십대 초반 아이들에게 구강 근기능 요법을 받게 하면서 이와 관련된 운동을 시켰다. 그리고 아이들의 발달 과정을 유심히 관찰하거나 각종 관련 문헌을 뒤지면서 보다 깊은 연구를 했다.

2012년 초 어느 봄날, 그녀는 구강근기능요법연구회의 한 동료로부터 '안면-턱 성장 치료'(orthotropics)의 선구자들 중 한 명인 존 뮤(John Mew) 박사가 오클랜드에서 프레젠테이션을 한다는 소식을 들었다. 안면-턱 성장 치료의 창시자 뮤 박사의 프레젠테이션을 들으면서 그녀는 모든 것이 명료해지는 느낌을 받았다. 지구가 우주의 중심이 아니라는 이야기를 처음 들은 과학자가 느꼈을 충격이 아마 그러했으리라. 지구가 우주의 중심이 아니라는 것은 절대 사실일 리 없는데, 모든 것이 완전한 사실이라는 것을 보여 주고 있었으니까….

산드라는 안면-턱 성장 치료를 통해 그간 직감적으로 알고 있던 사실들이 이해되기 시작했으며 그 결과 자기 아이들을 치료해 줄 보다 나은 해결책을 찾기 위한 여정에 나서게 됐다. 구강 근기능 요법에서 '근육 기능'을 다룬다면, 안면-턱 성장 치료에서는 '구강 자세'를 다룬다. 또한 구강 근기능 요법에서는 우리가 가끔씩 행하는 강력한 움직임을 다루고 안면-턱 성장 치료에서는 우리가 항상 행하는 행동을 다룬다.

산드라의 주요 관심사는 자세와 몸의 휴식 상태 쪽으로 옮겨갔으며 올바른 구강 자세를 추구함으로써 마침내 증상이 아니라 원인을 해결할 수 있었다. 그녀가 모든 증상을 열거하기 시작했을 때 폴은 처음에 단순한 구강 문제가 심각한 유행병을 초래할 수 있다는 사실을 믿지 못했다. 어떻게 잘못된 구강 자세 하나 때문에 그렇게 많은 질병이 생길 수 있단 말인가?

　디너 클럽에서의 저녁 토론 이후 몇 주가 지나면서 폴은 산드라가 하고 있는 구강 관련 연구가 얼마나 중요한지를 깨달았다. 그리고 그녀의 연구가 그가 오랜 동안 관심을 가져온 인간의 진화 및 환경과도 관련이 있다는 것을 알게 됐다. 산드라는 시간이 좀 지나서야 폴이 왜 음식 씹기와 코 막힘 그리고 미소 간의 관계에 관심이 많은지를 알게 됐다. 사실 폴은 평생을 인구와 식량, 독성 물질, 자원, 물, 날씨, 전쟁 그리고 각종 정책 간의 관계를 규명해 인류의 미래에 대한 통합적인 그림을 그리는 일을 해 오고 있었다. 마침내 우리가 한 편집자에게 턱과 관련된 책을 출간하려 한다는 이야기를 했을 때 그 편집자는 다음과 같이 말했다.

　　"제가 정리해 볼게요. 어떤 치과 교정 전문의도 아직 이런 걸 하고 있지 않고 이 모든 것을 알고 있는 사람은 두 분뿐인데, 두 분은 다른 사람들도 바로 눈앞에서 벌어지고 있는 이 '만연한 공중 보건 문제'에 대해 알고 있을 필요가 있다고 생각하신다는 거죠?"

　그렇다! 그 편집자를 비롯한 다른 많은 사람의 입장에서는 수렵·채집을 하던 1만 5,000년 전 우리 조상들의 턱이 어땠는지를 보여 주는 결정적인 증거이다(그림 4 참조). 잘 정렬된 치아가 널찍하게 완벽한 아치형을 이루고 있고 치아들 사이에 숨어 있는 사랑니도 없는 것이, 그

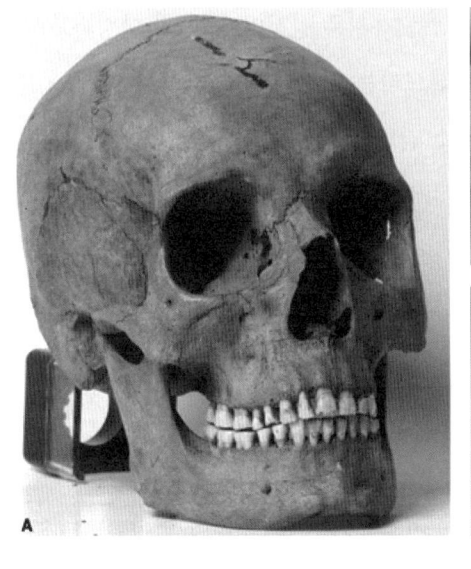
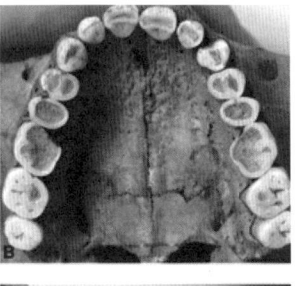
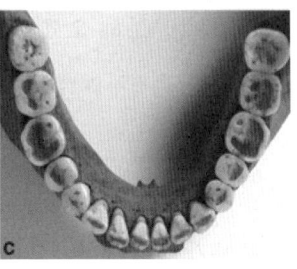

그림 4

턱이 널찍하고 모든 어금니가 꽉 들어찬 산업화 이전 시대 인간의 두개골. 산업 문명 이전 사람들은 어금니가 숨어 있지 않았다. 이 남성 두개골은 14세기 때 지어진 노르웨이 오슬로의 한 교회에 전시돼 있다. 치아 과밀 현상도 없고 부정교합도 없다는 데 주목할 필요가 있다.

A는 턱까지 있는 두개골, B는 위쪽 치열, C는 아래쪽 치열이다(사진 제공: 「아메리칸 치과 교정 및 치과얼굴교정 저널」).

야말로 영화배우가 꿈꿀 만한 완벽한 턱이 아닌가!

산드라가 자기 아이들에게서 턱 관련 증상들을 발견하기 전까지만 해도 그녀와 폴은 턱 관련 '유행병'이 만연하고 있다는 사실을 전혀 알지 못했다. 심지어 오랜 기간 공중 보건에 관심을 기울여 온 사람들과 마찬가지로 산드라와 폴 역시 턱 관련 유행병이 비만과 2형 당뇨병처럼 매우 중요한 사회 문제가 될 수 있다는 것을 전혀 알지 못했다. '턱' 유행병이 워낙 흔하다 보니 오히려 눈에 안 띄었던 것이다.

이 유행병의 가장 뚜렷한 증상은 입안과 얼굴에 나타난다. 삐뚤삐뚤한 치아들(그리고 그에 따른 치아 교정기의 매우 흔한 사용), 뒤로 처진 턱, 잇몸이 많이 드러나는 미소, 구강 호흡, 수면무호흡증 등이 그 좋은 예이다. 신경 쓰이는 증상들이기는 하지만, 적어도 그 증상들이 매우 심각한 질병으로 발전되기도 한다는 사실을 깨닫기 전까지는 '유행병'으로까지 여겨지지는 않았다.

이 심각한 질병들 중 상당수는 수면 부족에 따른 스트레스와 관련이 있다. 이런 질병의 예로는 심장병[7], 습진[8], IQ 저하, 우울증, 주의력결핍 과잉행동장애(ADHD) 그리고 알츠하이머병[9] 등을 들 수 있다. 턱 유행병이 눈에 잘 띄지 않는 이유는 방금 열거한 질병과 구강-얼굴 문제들 간의 상호 연관성과 그 빈도 및 강도를 입증하기 힘든 경우가 많기 때문이다.

대부분의 보건 과학자는 실험을 통해 알게 된 인과관계의 메커니즘에 대한 명확한 지식보다는 통계적 연관성에 더 의존한다. 예를 들어

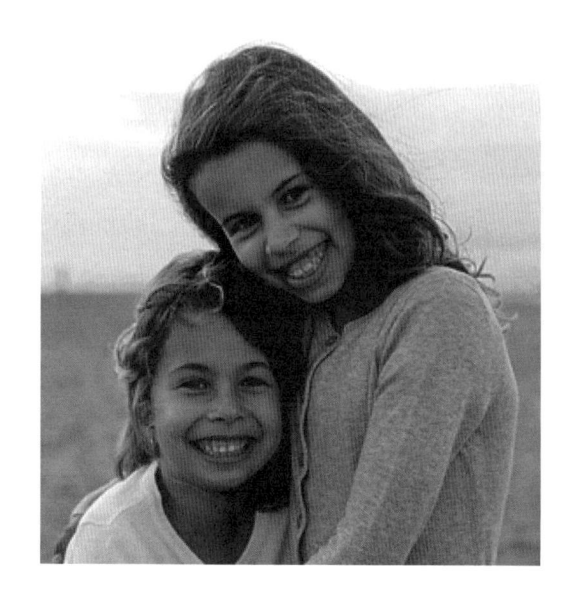

그림 5

그 누구도 이 두 아이가 매우 매력적이라는 데 이의를 제
기하지 않을 것이다. 보호자는 잇몸이 드러나는 미소가 성
장이 올바른 방향으로 진행되지 않고 있다는 것을 보여 주
는 미묘한 징후라는 것을 알아채는 법을 배워야 한다(사진
제공: 제레테 페라이라).

스웨덴에서는 수면무호흡증을 앓고 있는, 즉 수면 중에 정상적인 호흡이 중단되곤 하는 중년 남성을 상대로 7년 동안 조사를 진행했다. 수면무호흡증은 수면 중에 호흡이 중단되면서 생기며 그 결과 수면의 질이 떨어진다(환자는 호흡과 무호흡 사이에서 깊은 잠에서 얕은 잠 사이를 오가게 됨). 조사 결과, 수면무호흡증 환자는 다른 잠재적 원인 요소들을 배제한 상태에서 일반적인 사람들보다 심장 질환이 생길 가능성이 더 높았다. 더욱이 수면무호흡증을 효과적으로 치료하면 심혈관 질환 발병률이 줄어들었다.[10]

스웨덴에서 행해진 이와 비슷한 연구에서도 수면무호흡증과 심혈관 질환 및 뇌졸중 사이에 밀접한 인과관계가 있는 것으로 나타났다.[11] 수면무호흡증 환자들의 입장에서 시사하는 바가 큰 사실은 돌연사의 46퍼센트는 자정부터 오전 6시 사이에 일어난다는 것이다. 반면, 수면무호흡증이 없는 사람들의 경우, 돌연사의 21퍼센트만 밤 시간대에 일어난다.

수면무호흡증의 한 종류인 폐쇄성 수면무호흡증(OSA)은 기도의 물리적 폐쇄에 따라 생긴다. 폐쇄성 수면무호흡증은 점점 더 흔해지고 있고 심지어 공중 보건의 중요한 요소가 되기도 했다. 미국 성인의 약 20퍼센트가 수면무호흡증을 앓고 있으며 약 3퍼센트는 그 정도가 심해 주간 졸림증을 호소하고 있다. 그러나 졸림증은 아무것도 아니다. 심장병 환자의 무려 절반이 수면무호흡증을 앓고 있다.[12] 또한 수면무호흡증은 IQ 저하, 주의 집중 시간 단축, 기억력 저하와 같은 정신적 문제들도 일으키는 것으로 알려져 있다.[13] 수면무호흡증은 의사의 진단에서 누락되는 경우가 많고 그 유행 정도와 발병 연령에 대한 통계 수치를 수집하기도 어렵다. 수면무호흡증과 관련이 있을 수 있는 다른 여러 만성 질환에 대한 개인 병력에도 나타나지 않는 경우가 많다. 그뿐아니라 수면무호흡증의 메커니즘, 즉 수면 중의 호흡 중단에 따라 알츠하이머병과 같은 질병에 더 취약해지는지 여부를 제대로 입증하지 못하는 경우도 많다.

나중에 좀 더 자세히 살펴보겠지만, 알츠하이머병과 같은 질병에 걸릴 수 있다는 사실이야말로 우리가 턱 발육 불량과 그것이 얼굴 및 기도 발달 장애에 미치는 영향에 대해 많은 관심을 갖는 이유이기도 하다. 하지만 보다 자세한 정보를 수집하는 것은 더디고 힘든 일이다. 실험을 하기도 힘들다.

그 어떤 의사도 오랜 기간 많은 '실험 집단'(experimental group, 실험의 대상이 되는 집단. 특정 처치를 함-역자 주) 사람을 상대로 수면 중에 강제로 호흡을 중단시켜 그 사람들의 운명을 강제 호흡 중단을 당하지 않은 '통제 집단'(control group, 실험 집단의 비교 대상이 되는 집단으로 '비교 집단'이라고도 함. 특정한 처치가 행해지지 않음-역자 주) 사람들의 운명과 비교할 수는 없기 때문이다. 왜 그럴 수 없는지는 짐작이 갈 것이다. 이와 마찬가지로, 우리는 턱 유행병에 대한 우리 자신의 이론들을 테스트하기 위해 아이에게 부정교합을 일으킨다고 믿어지는 일을 시킬 수도 없다.

최근 들어 턱 유행병의 가장 중요한 증상 중 하나인 삐뚤삐뚤한 치아 문제를 치료하기 위해 치아를 고르게 만들고자 하는 시도가 늘어나고 있는데, 이는 턱 유행병의 규모가 얼마나 대단한지를 분명히 보여 주는 증거이기도 하다. 서구 세계에서는 아이들에게 치아 교정기를 쓰는 일이 워낙 흔해져서 이제 치아 교정기를 사용하는 것이 통과의례처럼 보일 정도이다.

오늘날 미국에서는 약 50~70퍼센트의 아이들이 6살부터 18살 사이에 치아 교정기를 사용하고 있다.[14] 최근 몇 년 사이에 치아 교정기 사용이 늘어난 것이 과연 부정교합이 눈에 띄게 늘어나서인지, 치아를 고르는 기구들의 가격이 떨어져서인지, 치아 교정기에 대한 치과 의사들의 마케팅이 더 나아져서인지, 사진에 중독된 사회('셀카'를 생각해 보라)에서 외모에 대한 태도가 변화됐기 때문인지는 분명하지 않다. 아이로니컬하게도 치아 교정기는 홍보된 것만큼 늘 효과가 있는 것은 아니다. 나중에 자세히 살펴보겠지만, 치아 교정기는 기도를 좁혀[15] 수면무호흡증과 같은 문제를 일으킬 수도 있다는 주장도 있다.

바로 앞에서 언급한 만성 질환이 현대 문명과 관련 있다는 사실은 진화 및 역사 기록에서는 이런 질환의 증상이 거의 언급되지 않았다는 사실에서 유추할 수 있다. 수렵 및 채집을 하던 우리 조상들은 턱이 널찍했고 아래턱과 위턱에 치아가 아치형으로 자연스럽게 이어져 있었으며 각 아치의 안쪽 끝부분에는 세 번째 어금니(일명 '사랑니')가 나 있었다. 실제로, 인류 화석 기록에 관한 한 최고 전문가인 스탠퍼드대학교 진화론자 리처드 클라인(Richard Klein)은 "개인적으로 치아가 삐뚤삐뚤한 초기 인류의 두개골은 본 적이 없다"라고 말하고 있다. 더욱이 오늘날 구강-안면 유행병은 뿌리 깊게 퍼져 있지만, 농업혁명 시대에는 이 유행병의 진행 속도가 매우 느렸다. 최근 들어 3,000년도 더 된 고대 이집트 아마르나 시대의 평민들이 묻힌 묘지가 발견됐는데, 그 묘지를 조사한 사람들의 말에 따르면, 그 묘지에서 나온 해골들에는 농경인들 특유의 치아 마모가 있었다.

그 해골들을 관찰한 결과, 가끔 앞니가 살짝 과밀하고 돌아간 경우는 있었지만, 치아는 대개 가지런하게 정렬돼 있었고 아래윗니 맞물림 상태도 좋았다. 아마르나 시대의 매장지에서 얻은 치아 데이터를 정밀 분석한 결과에 따르면, 대부분의 이집트 고대인의 치아는 어린아이들의 치아조차도 교합면(occlusal surface, 아래윗니가 맞물리는 면-역자 주)에 광범위한 치아 마모가 있었다. 부정교합은 이집트 아마르나 지역에서는 드물지만 미국에서는 매우 흔하고, 치아 마모는 아마르나 지역에서는 광범위하지만 미국에서는 드물다.[16]

부정교합과 관련해서는 흔하면서도 심각한 오해가 하나 있다. 이와 관련해 한 친구는 다음과 같은 말을 했다.

"우리는 부정교합이 당연히 유전되는 것이라고 생각합니다. 그러니까 아들의 치아가 삐뚤삐뚤한 것은 아내에게서 물려받은 것이라고 생각한다는 것입니다."

나중에 좀 더 자세히 살펴보겠지만, 사실상 모든 증거가 구강-안면 유행병은 우리의 유전자들에서 비롯된 것이 아니라 우리의 문화적인 변화들, 특히 음식 섭취 방식과 음식 종류 그리고 거주지의 변화에서 비롯됐다는 것을 보여 주고 있다. 우리의 음식 섭취 방식과 음식의 종류 그리고 거주지 등은 석기 시대의 그것들과는 완전히 달라졌으며 사람들이 한곳에 정착해 농사를 짓기 시작할 무렵부터 그 패턴이 복잡해지기 시작했다.[17] 인류학자 클라크 라슨(Clark Larsen)은 다음과 같이 말했다.

"인류의 생활 방식이 수렵·채집에서 농경으로 바뀐 모든 곳에서는 사람들의 얼굴과 턱 크기가 극적으로 줄어들었다."[18]

우리가 아이들의 식단과 식습관, 호흡 패턴 그리고 이른바 '구강 자세'(oral posture, 음식을 먹거나 말을 하지 않을 때의 턱 모양-역자 주)에 적절한 관심을 둔다면, 턱 유행병의 많은 측면이 개선되거나 완전히 예방될 수도 있다. 턱 모양 또한 수렵·채집 시대와 아마르나 시대의 성장 패턴으로 되돌아갈 수도 있다. 의식 있는 부모들이 자기 아이들을 위해 해 줄 수 있는 일은 많으며 성인들이 자기 자신을 위해 할 수 있는 일들 중 일부는 적어도 심장마비, 암과 같은 질병의 발병 가능성을 줄이는 데 도움이 될 수 있다.[19]

어린 시절 몇 가지 간단한 습관을 기르면 훗날 더 건강한 삶을 살 수 있게 된다는 것을 보여 주는 증거는 얼마든지 있다. 당신 자신이 평소 어떻게 호흡하고 어떻게 씹는지, 말을 하거나 음식을 먹지 않을 때 '구강 자세'가 어떤지를 잘 살펴보라. 이를 알게 되면 당신의 삶이 긍정적으로 바뀔 수 있고 보다 좋은 습관을 기르게 됨으로써 건강이 더 좋아지고 어쩌면 더 매력적이면서도 성공한 사람처럼 보이게 되며 당신 자신에 대한 감정도 변하게 된다. 이를 위해서는 가장 먼저 더 안 좋은 쪽으로 변화될 수도 있는 턱 관련 습관을 잘 파악한 후 그런 습관들을 버리고 당신의 가족과 당신의 더 나은 미래를 위해 당신이 할 수 있는 것이 무엇인지를 알아야 한다. 이것이 바로 이 책의 목표이다.

이런 목표 아래 우리는 이제 유행병처럼 번진 구강-안면 건강 문제는 개인의 생활 방식에서 비롯된 것이라는 사실을 보여 주는 증거를 살펴보고[20] 어떤 치료 방법이 있는지도 살펴볼 것이다. 물론 이 책에서 언급한 견해들은 전형적인 치과 및 치과 교정의 주류 견해는 아니지만, 우리는 다소 비주류 견해에 속하는 이 견해에 귀 기울일 가치가 충분하다고 생각한다.

2012년 산드라는 선구적인 치과 교정 전문의인 존 뮤의 강의를 들은 후 아들을 데리고 그를 찾아갔다. 이 책에서 소개하는 비주류 견해, 특히 존 뮤의 견해에는 나름대로의 역사가 있다. 존 뮤는 현재 정상적인 턱 성장 및 발달을 위한 치료법인 '안면-턱 성장 치료'를 통해 왜곡된 구강-안면 성장을 정상적인 과정으로 되돌림으로써 환자를 성공적으로 치료하고 있다. 안면-턱 성장 치료를 뜻하는 영어 단어 'orthotropics'는 이름은 별로지만 매우 중요한 치료법이다('orthotropics'는 '치과 교정술'을 뜻하는 영어 단어 'orthodontics'와 혼동하기 쉽지만, 치과 교정술과는 매우 다른 치료법임). 따라서 산드라는 혼동을 피하기 위해 'orthotropics' 대신 'forwardontics'라는 단어를 사용하기로 했다. 물론 이 두 단어는 동의어이다.

지금부터 우리는 존 뮤의 연구나 'orthotropics'라는 말이 등장하는 문헌을 언급할 때 외에는 'forwardontics'라는 말을 사용할 것이다. 'forwardontics'라는 말이 일반 대중이 이해하기 더 쉬운데다 이에는 아이와 어른의 치아 및 턱의 '앞쪽으로의(forward)' 발달에 필요한 모든 치료법이 포함되기 때문이다.

오늘날 턱-얼굴-기도 발달과 관련된 문제는 존 뮤를 비롯한 여러 헌신적인 과학자와 의사의 연구를 통해 밝혀졌다. 존 뮤를 비롯한 여러 사람은 오랜 시간에 걸쳐 얼굴 구조상들의 극적인 변화와 만성 질환의 발병을 관찰했고 그 관찰 결과를 다른 역사 시기 및 문화에서 발견된 증거와 대조했다. 또한 이들은 동물 실험을 실시했고 인류 유전학 및 발달과 관련된 일반적인 지식을 활용했으며 다양한 증거를 바탕으로 합리적인 결론들을 내렸다. 이러한 노력 덕분에 여러 과학자는 구강-안면 관련 유행병과 그것을 끝내는 데 필요한 변화를 훨씬 더 잘 이해할 수 있게 됐다. 하지만 이 복잡한 결과를 일반 대중에게 통합된 이야기로 전해 주려는 시도는 거의 없었다. 이것이 바로 이 책에서 그런 시도를 하고자 하는 이유이다.

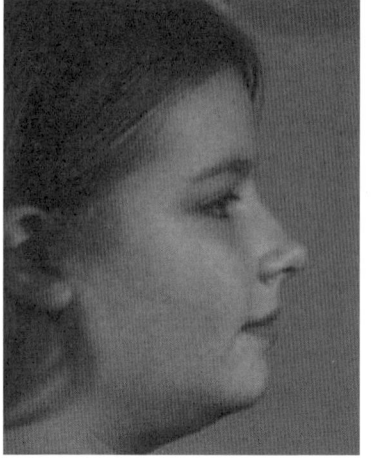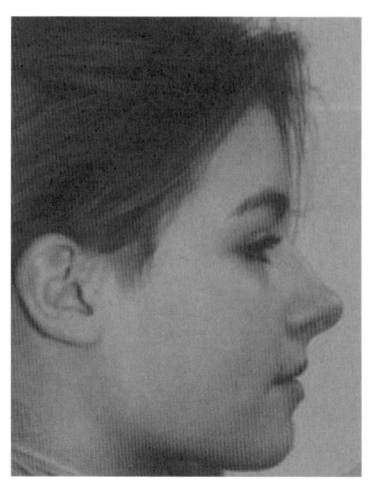

그림 6
치과 교정 전문의 존 뮤의 치료 결과(사진 제공: 존 뮤)

　우리가 일반 대중에게 전해 주려는 이야기의 핵심은 '대부분의 사람이 결코 두 번 다시 생각해 보려고 하지 않는 습관들 때문에 어쩌면 지금 당신의 그리고 더 나아가 당신 아이들의 건강과 행복이 위험에 처해 있을 수도 있다는 것'이다. 이 시점에서 당신이 당신 자신에게 물어볼 수 있는 중요한 질문 몇 가지는 다음과 같다.

- [ ] 당신의 위아래 턱 치아는 대개 서로 맞닿아 있는가 떨어져 있는가? 그리고 당신은 코로 호흡하는가?

- [ ] 당신은 대개 밤새 잠을 깨지 않고 자는가?

- [ ] 당신의 파트너는 당신이 코를 곤다고 불평하는가?

- [ ] 당신의 아이는 얼마나 자주 입안 가득 음식을 물고 씹는가?

- [ ] 당신의 아기에게 젖을 끊고 특수한 '유아식'을 먹이는 것이 좋은가?

- [ ] 당신의 아이는 거의 늘 코가 막히는가?

- [ ] 당신의 어린 딸은 뭔가를 삼킬 때 '이상한 표정'을 짓는가?

- [ ] 당신의 어린 딸은 입을 벌리고 자는가?

- [ ] 당신의 어린 딸은 잘 때 엎치락뒤치락하는가?

- [ ] 당신의 어린 딸은 종종 피곤해하는가?

'음식을 어떻게 먹는가?'는 '무엇을 먹는가?'만큼 중요할 수 있다. '호흡을 어떻게 하는가?'는 '공기 중에서 어떤 것을 호흡하는가?'만큼 중요할 수 있다. '잠을 어떻게 자는가?'는 '얼마나 오래 자는가?'만큼 중요할 수 있다. 이것이 구강-안면 건강의 중요한 측면이다.

이 암울한 경고가 벌써부터 예전에 읽어 본 식습관과 관련된 경고들처럼 느껴지기 시작하는가? 어제 이런저런 음식들은 먹지 말라는 경고를 들었지만 그것은 지나가는 유행 같은 것일 뿐, '이후의 연구'에서 먹어도 좋다고 뒤집히는 경우가 많다. 지방은 좋다고 하다가 나쁘다고 하고 그러다 다시 좋다고도 한다. 커피는 좋다고 하다가 나쁘다고 하고 다시 좋다고도 한다. 글루텐은 나쁘고 비타민 E는 좋다고도 한다. 이 책을 읽다 보면, 모든 정보와 조언이 이 식습관 이야기와 비슷하게 들릴지도 모른다.

하지만 이 책에서는 단순히 일시적 유행에 대한 조언을 하지 않는다. 사실 이 책에 나오는 일부 정보는 오랫동안 전해져 내려오는 것으로, 어떤 조언은 엄마가 늘 입에 달고 사는 "먹을 때는 입을 열지 마", "똑바로 앉아", "음식을 꼭꼭 씹어" 등과 같은 말처럼 들리기 시작할 수도 있다. 엄마는 대단한 것을 발견했을 수도 있다. 엄마는 자신의 그런 말이 단순히 태도나 예절에 대한 것이 아니라는 사실을 깨닫지 못했을 수 있다. 그런 말은 공중 보건 문제로 발전된 한 가지 추세를 미연에 방지하려는 조치의 일환이었을 수도 있다. 구강-안면 관련 유행병은 여러 세기에 걸쳐 발전됐지만, 제2차 세계대전 이후 전 세계에 퍼져나간 고도로 산업화된 서구 문명과 관련된 일반적인 관행 때문에 발전 속도가 가속화됐다. 따라서 이 책에서 모든 것을 해결해 줄 비책을 찾을 수는 없겠지만, 구강-안면 유행병이라는 복잡한 문제를 보다 상세히 들여다 보게 될 것이며 그 유행병을 예방하고 치료할 방법들을 배우고 생각하는 법 자체를 바꾸게 될 것이다.

흔히 '얼굴은 영혼의 창'이라고 표현하지만, 얼굴 뒤에 감춰진 한 개인의 건강 상태를 보여 주는 창이기도 하다. 인간의 얼굴에는 심각하고 근본적인 건강 문제를 보여 주는 가시적인 신호가 담겨 있다. 구강-안면 건강은 몸의 나머지 부위의 문제를 보여 주는 지표가 될 수 있을 뿐 아니라 외모를 결정짓는 요인이 될 수도 있다. 애석하게도, 우리의 문화에서 얼굴을 보기 안 좋게 만들 수 있는 습관들은 몸을 건강하지 못하게 만들 수 있는 습관들이다.

우리 사회에 예고되지 않은 변화가 일어났다. 우리는 지금 수술과 치아 교정기 그리고 다른 기술을 이용해 얼굴을 뜯어고치고 있다. 정작 우리에게 필요한 변화는 평상시의 호흡과 식습관, 수면 방법을 변화시키는 것인데 말이다. 우리는 성형외과 의사의 도움보다 이런 변화를 통해 우리의 외모 및 건강의 질을 보다 근본적이고 지속적으로 개선할 수 있다. 건강 문제를 해결하고 보기 좋은 미소를 만들기 위해 성형수술과 같은 미봉책을 사용하다 보면 장기적으로 또 다른 문제가 발생할 수도 있다.

이 책의 1장에서는 건강했던 석기 시대인의 턱이 건강하지 못한 현

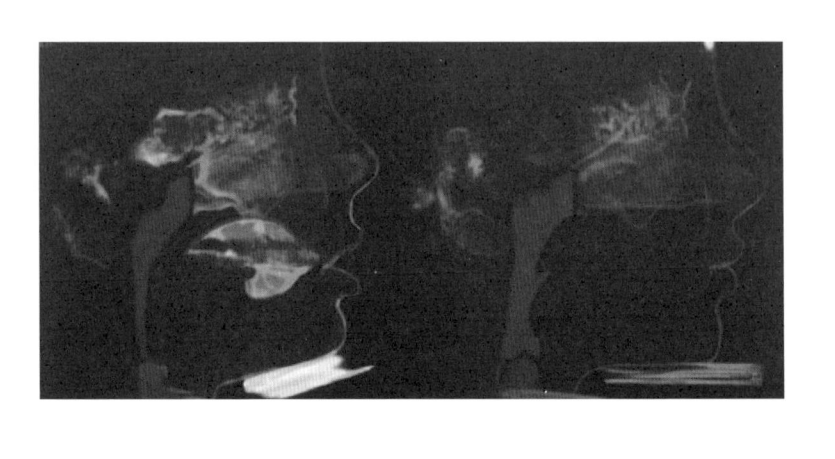

그림 7

안면–턱 성장 치료와 자세 교정 치료 이후 개선된 한 소년의 기도 상태.
이것이 바로 그림 6에서 언급한 효과이다.

대인의 턱으로 변하는 과정, 즉 문화적 진화의 한 예(비유전적인 정보 집단의 변화)를 설명한다. 다시 말해 장기간에 걸친 'nature-nurture', 즉 '타고난 선천적 특징 대 후천적 습득' 또는 '유전 대 환경'을 다루는데, 이는 구강-얼굴 변화에도 그대로 적용된다. 2장에서는 음식 씹는 것을 집중적으로 다룰 뿐 아니라 구강-안면 유행병과 관련 있는 알레르기와 같은 요소에 대해서도 자세히 알아본다. 3장에서는 씹는 것, 씹는 방법 그리고 씹는 장소(집안 또는 숲속 등)의 중요성을 살펴본다. 4장에서는 매력적인 얼굴 모습이 어떻게 턱 건강과 관련이 있는지를 살펴본다. 5장에서는 인간의 턱, 얼굴, 구강 자세에 변화가 생기는 이유를 알아본다. 6장에서는 구강 호흡과 그와 관련된 질환을 중점적으로 살펴본다. 7장에서는 개인적인 차원에서 당신과 당신 가족이 구강-안면 유행병을 예방하기 위해 할 수 있는 일을 알아본다. 8장에서는 구강-안면 유행병의 결과를 확인하는 방법을 살펴보고 어디에서 치과전문의의 도움을 받을 수 있는지를 간략히 살펴본다. 9장에서는 관점을 확대해 이 사회의 문화에 어떤 변화가 생겨야만 일반인들이 구강-안면 유행병을 제대로 다룰 수 있게 되는지를 살펴본다.

우리는 과학자이기 때문에 턱 발달, 문화적 관행들, 다양한 식습관·호흡 환경들, 건강 및 외모 문제 등을 다루면서 자연스럽게 각종 과학 문헌을 언급할 것이다. 매우 흔한 일이지만, 자연 과학과 사회 과학을 동시에 고려해야 할 경우, 안타깝게도 과학 문헌만으로는 불충분하다. 이는 인간을 상대로 어떤 실험을 하거나 통제된 관찰을 하는 데(특히,

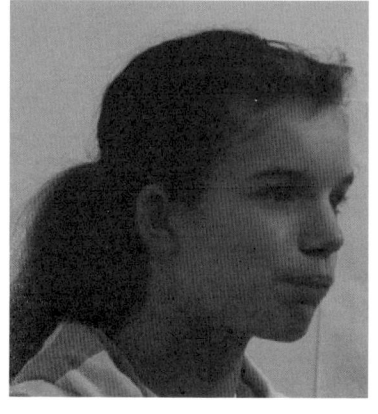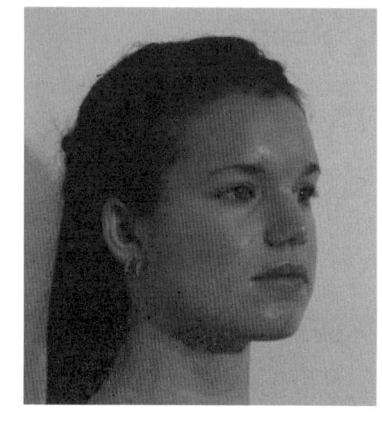

그림 8

왼쪽의 아이는 뒤로 처진 턱을 바로잡기 위해 수술을 받아야 한다는 말을 들었다. 그런데 바이오블록(Biobloc) 및 자세 훈련을 통한 안면-턱 성장 치료로 오른쪽처럼 극적으로 안정된 결과가 나왔다. 그러나 치과 교정술이나 골격 정형술로는 이처럼 인상적인 턱 변화가 일어나지 않는다(사진 제공: 존 뮤).

수면무호흡증의 경우) 중요한 윤리적 제약이 따르기 때문이다. 사전에 연구 대상들을 선정해 놓고 시간을 두고 추적·관찰하는 '전향적 연구 (prospective study)'의 경우에도 실행 및 자금 조달 측면에서 많은 제약이 있다. 여기서 말하는 전향적 연구는 인류의 건강과 관련된 가장 표준적인 연구 방식이다. 하지만 많은 연구 대상으로 하여금 특정 방식으로 행동하게 하고(예를 들면, 장기간 특정 식단을 유지하게 하는 등) 세심한 기록을 하며 반복적으로 인터뷰에 응하게 하는 등 불편을 감수하게 한다는 것은 쉬운 일도 아니고 비용도 많이 든다. 또한 전향적 연구를 하려면 수년간 추적 조사를 해야 하는 등 많은 비용이 들고 인내심도 필요하다.

그래서 대부분의 연구는 효과는 덜하지만 보다 쉽고 비용도 훨씬 덜드는 과거 회고적인 연구로, 흔히 '후향적 연구'(retrospective study)라고 한다. 예를 들면, 성인을 상대로 어린 시절의 식습관에 대해 이런저런 질문을 하고 채식주의자 집단이나 자라면서 스테이크를 즐겨 먹은 집단의 현재 건강 상태를 비교하는 식의 연구이다. 이런 식의 연구로도 유용한 정보를 많이 얻을 수 있지만, 이 연구에는 몇 가지 한계가 있다. 예를 들어, 사람들의 기억이 얼마나 정확하겠는가?, 사람들이 인터뷰 진행자가 듣고 싶어 할 것이라고 생각하는 답변을 내놓음으로써 답변이 편향될 수도 있지 않겠는가? 와 같은 질문이라도 다른 방식으로 던지면 답변까지 달라지지 않겠는가?

존 뮤와 그의 동료들에 의해 사용된 기법을 조사하는 안면-턱 성장

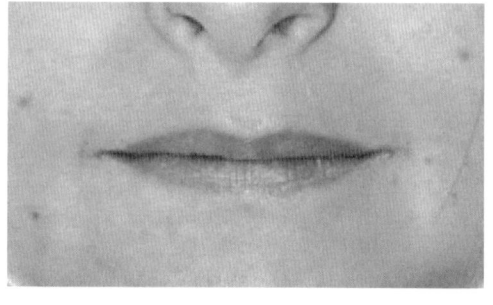

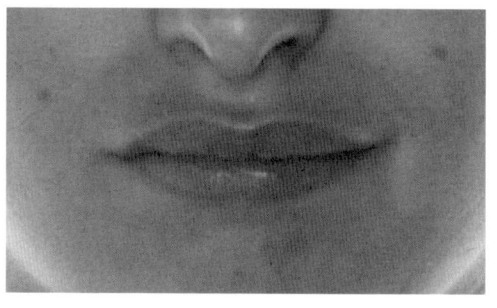

그림 9

턱이 앞으로 나오고 구강 자세가 교정되면 입술이 더 도
톰해진다(12개월 후의 변화).

치료(forwardontic 또는 orthotropic) 연구는 이런 문제를 비롯한 몇 가지 문제에 직면해 있다. 치과 교정술은 적어도 명확하면서도 전문화된 의학적·치과적 치료로, 많은 의사가 이용하고 있어 거의 표준적인 의학 연구의 주제가 됐다. 반면, 안면-턱 성장 치료는 주로 자세를 다루는 치료법으로, 소수의 치과 교정 전문의와 치과 의사들만 이용하고 있다. 안면-턱 성장 치료는 전통적인 치과 교정술보다 행하기 어려운데다 수익성은 떨어지고 치료의 성공 여부 또한 환자의 협력에 의존하는 바가 크다. 이런 이유 때문에 안면-턱 성장 치료는 연구 분야에서 상대적으로 무시돼 왔으며 소규모 샘플과 특정한 종류의 일화, 도움이 필요했던 환자(당시 개인의 무작위 샘플이 아닌)의 사진 자료 등을 바탕으로 결론을 내야 한다.

이런 한계 때문에 몇 가지 주의 사항을 언급할 필요가 있다. 우리는 빠른 속도로 산업화되는 세계에서 구강-안면 발달과 관련된 것으로 보이는 문제에 집중한다. 일부 문제에 대한 답은 비교적 명료하다. 예를 들어, 오늘날 아이들이 자라는 환경, 특히 음식을 씹는 방식, 먹거나 말을 하지 않을 때 입을 쉬는 방식 그리고 아이들이 노출되는 알레르기 유발 항원의 종류 등이 아이들의 턱과 얼굴과 기도의 발달에 큰 영향을 미칠 수 있다. 또한 우리의 구강-안면이 비교적 새로운 산업화 시대의 환경에 적응하는 과정에서 수면무호흡증이 증가하고 있는 것으로 보이며 이에 따른 스트레스 또한 상당한 것으로 믿어진다. 그리고 결국 이와 같은 스트레스에 의해 심각한 여러 만성 질환이 생기게 된다. 그러나 어느 정도의 스트레스를 받으면 그런 만성 질환이 생기게 되는지에 대한 증거는 종종 매우 희박하거나 아예 없다.

예를 들어 우리는 원시 수렵·채집 시대의 아이들은 거의 코를 골지 않았을 것이라고 추정하지만, 그런 추정을 뒷받침할 만한 증거는 찾지 못했다. 또한 아프리카 칼라하리 사막에 사는 !쿵 족(!Kung people, 아프리카 칼라하리 사막에 사는 종족-역자 주)은 코골이와 같은 수면 습관이 없기 때문에 표범들이 아이들의 코 고는 소리를 듣고 민가로 찾아든다는 보고나 증거가 없다. 우리는 오늘날의 턱 구조 및 구강 호흡 그리고 이와 비슷한 다른 요소와 코골이의 관계를 감안해,[21] 수렵·채집 시대의 우리 조상들은 코를 심하게 골지 않았을 가능성이 높다고 생각했다. 어쨌든 우리는 단순히 추정을 할 때도 모든 것을 명확히 밝혀 보고자 했다.

간단히 말해, 이 책의 목적은 구강-안면 건강과 관련된 많은 문제를 당신에게 알려 주는 것이다. 글루텐 문제와 마찬가지로, 구강-안면 건강 문제는 한때 단순하고 대수롭지 않은 문제처럼 여겨졌지만, 이제는 매우 중요한 문제로 여겨지고 있다. 또한 이 책은 당신이 보다 나은 건강과 행복을 위해 개인적으로 어떤 조치를 취할 것인지를 결정하는 데 도움을 준다. 이 책은 보다 나은 삶을 꿈꾸는 사람들을 위한 가이드북이다. 따라서 잘 읽어 보고 어떤 조치를 취할 것인지 스스로 결정하도록 하라.

CHAPTER

1

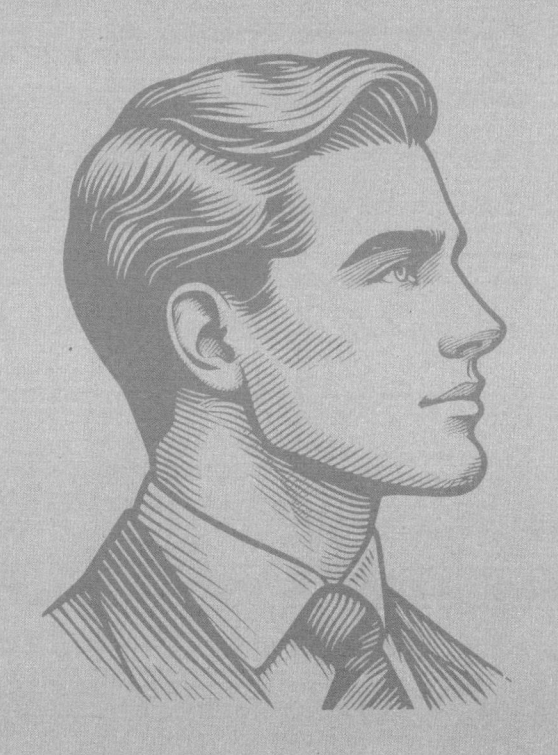

원시 시대에 치아 교정이 ——— ——— 필요 없었던 이유

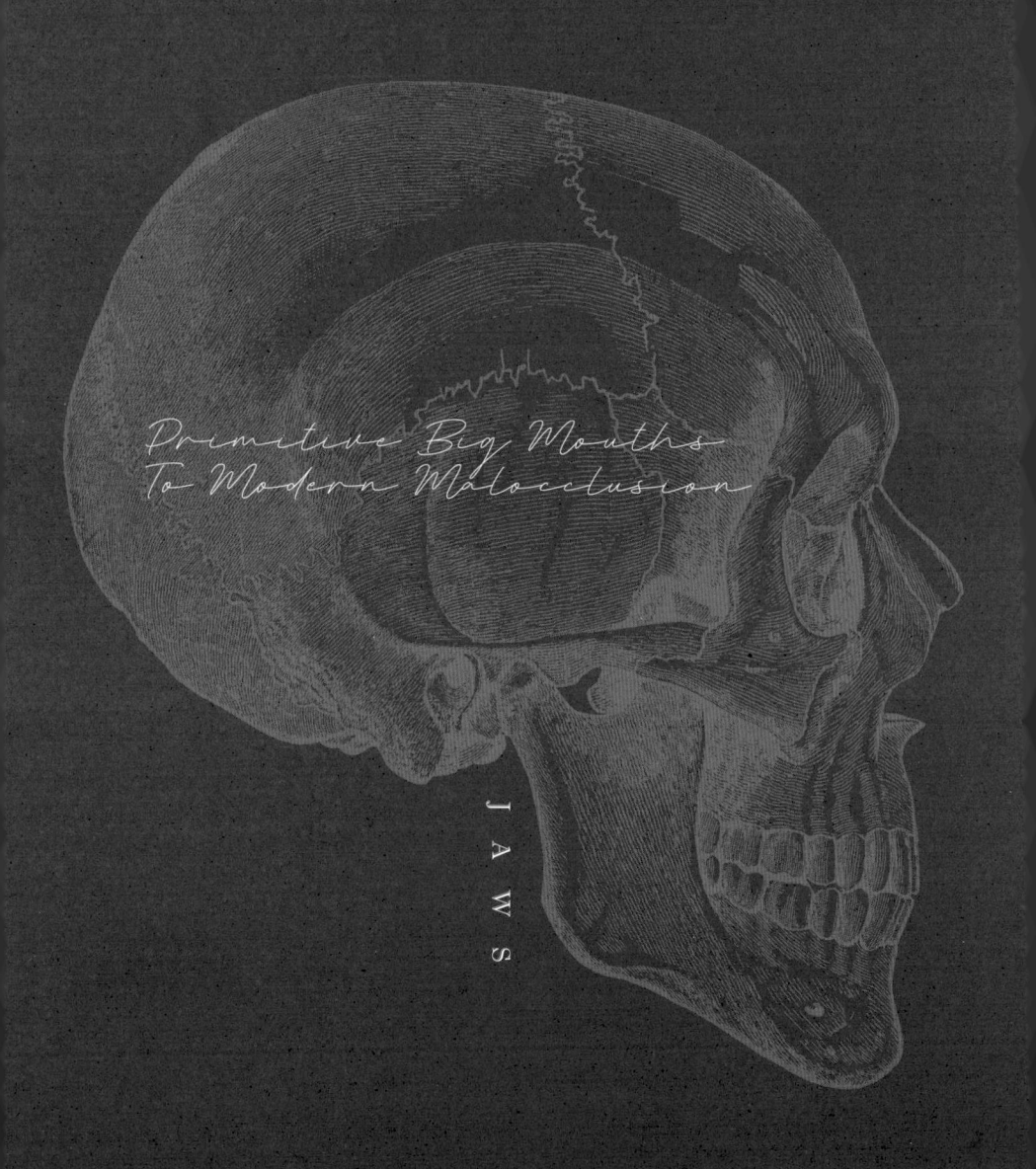

Primitive Big Mouths
To Modern Malocclusion

J A W S

이 책의 영어 제목인 '조스(Jaws)'를 보면 가장 먼저 난폭한 상어를 떠올릴 수도 있지만, 사실 이 책에서 우리가 하고자 하는 이야기의 핵심은 '상어'가 아니라 '인간의 턱'이다. 전문 용어로 '상악골(maxilla)'이라 불리는 위턱은 두개골의 토대 같아 보이지만, 실은 양쪽에 하나씩 두 개의 뼈가 하나로 합쳐진 형태를 취하고 있다. 또한 전문 용어로 '하악골(mandible)'이라 불리는 아래턱 역시 두 개의 뼈가 하나로 합쳐진 형태를 취하고 있다. 턱이 제대로 발달될 경우, 그 공간이 모든 치아가 들어갈 만큼 크며 치아들끼리도 매우 잘 들어맞는다. 그리고 발달 과정에서 위턱과 아래턱은 모두 움직일 수 있고 변화될 수도 있다. 그런데 우리 인간의 턱은 약 1만 년 전 우리 조상들이 도구를 사용하고 요리를 하고 계속 이동해야 하는 수렵·채집 생활을 끝내고 한곳에 정착해 농사를 짓기 시작하면서, 문명이 만들어지기 시작하면서 서서히 변해 왔다. 그리고 앞서 살펴봤듯이 그 표면적인 결과는 '부정교합'이다.

몇몇 증거에 따르면, 부정교합에 대한 일부 사회 통념은 잘못됐다는 것을 알 수 있다. 가장 눈에 띄게 잘못된 사회 통념은 '부정교합은 나쁜 유전자들의 결합으로 생긴다'라는 것이다. 예를 들면 다음과 같은 식이다.

수만 년 전 사람들이 아프리카를 떠나 지구 곳곳으로 이동하면서 서로 다른 특성을 가진 집단이 뒤섞였고 치아가 큰 남성과 턱이 작은 여성이 짝을 이루면서 부정교합을 가진 아이가 태어났다. 그러나 사실 서로 잘 들어맞지 않는 치아는 대개 나쁜 유전자들이나 서로 대조되는 유전적 자질의 얼굴 구조를 가진 부모들에 의해 생기는 것이 아니다. 즉, 아빠의 큰 치아와 엄마의 작은 턱이 유전되면서 생기는 것이 아니다.[1] 할 A. 허긴스(Hal A. Huggins) 박사는 자신의 책 『왜 못생긴 아이들을 기르나?(Why Raise Ugly Kids?)』[2]에서 '뒤섞인 유전자들'이라는 주장을 폈다.

"말과 당나귀를 교배시켜 일 잘하는 동물인 노새를 얻는다. 그런데 노새를 부리면서 무엇을 알게 됐는가? 나는 말의 이빨에 당나귀의 턱을 가진 노새는 본 적이 없다."

극히 드문 예외도 있지만, 모든 사람은 치아와 턱과 혀의 정상적인 발달이 가능한 DNA를 갖고 태어난다. 어쨌든 수많은 세대에 걸쳐 정상적인 발달이 가능한 DNA 조합을 가진 사람들이 그리 잘 먹지 못하는 사람들보다 더 많은 자손을 낳았다. 말하자면, 행동의 자연 선택

(natural selection, 주어진 환경 조건에서 유리한 유전 인자를 가진 개체가 그렇지 않은 개체보다 생존율과 번식률이 높아진다는 진화 이론-역자 주)이 이뤄진 것이다. 번식에 성공한 조상들의 DNA, 각 부모로부터 똑같이 물려받은 그들의 DNA 안에는 한 성인 인간의 표준적인 모든 신체 부위가 조합될 수 있는 유전자가 들어 있었다. 매우 오랜 자연 선택 과정(일부 DNA 자질을 가진 사람들이 다른 DNA 자질을 가진 사람들보다 더 많은 자손을 갖는)을 통해 아이들은 다양한 자연 환경에서 늘 조화로운 일체를 이루는 방식으로 성장했다. 파란색 눈을 가진 아빠와 갈색 눈을 가진 엄마 사이에서 한쪽 눈은 파랗고 다른 한쪽 눈은 갈색인 아이들이 나오는 경우가 거의 없고 우람한 미식 축구 라인맨과 자그마한 여성 사이에서 어깨가 떡 벌어지고 다리가 호리호리한 아이들이 나오는 경우가 거의 없는 것도 바로 이 때문이다.

DNA가 제 기능을 하기 위해서는 적절한 분자가 있어야 하며 그래야만 세포와 조직 그리고 장기를 조합해낼 수 있다. 건강한 사람, 즉 번식을 잘할 수 있는 사람의 조합은 첫 9개월간 발달이 이뤄질 자궁 안이 얼마나 안전한지에 따라 결정된다. 그리고 이와 같은 자연 선택 덕분에 사람은 출생 후의 환경에서 제 기능을 발휘하게 되며 출생 후의 환경에서 발달 중인 사람은 특정 방식으로 음식 섭취를 함으로써 영양분을 받아들이게 된다. 이 과정을 통해 사람은 기어다니고 걸음마를 배우고 걸으면서 DNA와 상호작용하게 될 환경을 제공해 강한 다리 근육을 만들게 된다. 또한 사람은 적절한 환경이 주어질 경우, 아래턱을 끌

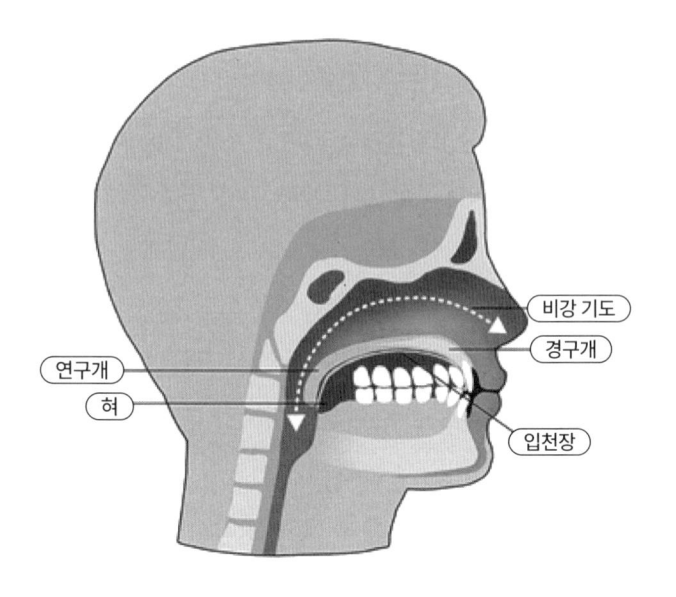

비강 기도

경구개

연구개

혀

입천장

그림 10

적절한 구강 자세: 하루에 4시간에서 8시간 동안 혀는 입천장에 닿아 있고
두 입술은 다물어져 있고 치아는 서로 살짝 맞닿아 있어야 한다.

어내리려는 중력의 힘에 반발하게 된다. 여기서 말하는 '적절한' 환경
은 훨씬 씹기 힘든 거친 음식을 씹을 때나 말을 하거나 뭔가를 먹지 않
아 입이 닫히고 위아래 치아는 살짝 맞닿고 혀가 입천장(구개)에 닿아
있을 때 만들어진다. 우리의 턱은 바로 이런 환경(특히, 성장이 이뤄지는
밤)에서 대부분의 시간을 보내야 한다.

유전적인 자질은 많은 세대를 거치면서 새로운 환경에 적응해 진화

하는데, 단 어떤 DNA 배열을 가진 개체가 다른 배열을 가진 개체들보다 훨씬 더 번식을 잘할 때만 그렇게 된다. 다시 말해, 산업화된 사회의 구성원인 우리 역시 여전히 수렵·채집 환경에서 사람들을 진화시킨 DNA 계획들을 따르게 된다는 것이다. 결국 우리는 원시 수렵·채집인의 식단에 맞는 턱 쪽으로 진화된 석기 시대의 유전자들을 지닌 채 우주 시대를 맞이한 것이다. 그리고 그에 따라 몇 가지 불행한 결과가 초래됐다.

300만 년 정도 지속된 석기 시대의 음식을 먹고 턱을 쉬는 환경에서 인간의 DNA는 위턱이 넓어지고 아래턱은 좁아지는 쪽으로 진화했으며 그렇게 진화된 턱은 치아 과밀 현상 없이 서로 잘 들어맞았고 부정교합도 없었다. 또한 인간의 DNA는 환경과 서로 상호작용하면서 기도가 넓어지는 쪽으로 진화했다. 그러나 농업혁명과 그 후에 일어난 산업혁명 이후 음식을 먹고 턱을 쉬는 환경 패턴에 급격한 변화가 일어났다. 그리고 농경 문화가 등장하면서 보다 부드러운 이유식을 구하는 것이 쉬워졌고 식량을 찾아 끝없이 움직여야 할 필요가 없어지면서 사람들은 편안하고 안전한 실내로 이동하게 됐는데, 인간 사회는 이러한 여러 문화적 변화에 적응해 나갔다.

그렇다면 이 모든 것이 '환경'이 '유전자'보다 더 중요하다는 것을 의미할까? 그렇지는 않다. 유전자와 환경의 상호 관계를 단순화하기 위해서는 사람이 직사각형의 면적과 같다고 생각해 보면 된다. 직사각형의 면적은 너비(유전자 계획)와 길이(그 계획이 시행되는 환경)의 곱이다. 따라서 "직사각형의 면적을 내는 데 너비나 길이 어느 한쪽이 더 중요하다"라고 말할 수 없듯이 "어린 헨드릭(Hendrik)이 태어나게 하는 데 DNA나 환경 어느 한쪽이 더 중요하다"라고 말할 수는 없다. 축구장의 경우, 길이나 너비 어느 한쪽을 배로 늘리면 면적도 배로 늘어난다. 길이나 너비 어느 한쪽을 두 배로 늘리든 왜 면적이 늘었는지는 알 수 있지만, 그렇다고 해서 너비와 길이 모두 면적을 결정한다는 사실이 변하지는 않는다.

만일 헨드릭의 엄마가 제2차 세계대전 말, 네덜란드에 기근이 덮쳤을 때 임신 중 굶어 죽기 직전까지 갔다면, 헨드릭이 저체중으로 태어난 것은 환경 변화 탓이라고 말할 수도 있다. 그렇다고 해서 헨드릭이 저체중으로 태어난 것이 그의 유전자보다 환경 탓이 더 크다고 말할 수는 없다. 식량 부족 상황으로 인해 유전자들과 환경의 상호 관계가 변했다. 우리가 인류가 석기 시대의 턱 유전자 계획을 21세기까지 끌고 왔다고 주장할 수 있는 것도 바로 이 때문이다. 턱은 유전자들과 환경의 결과물인데, 지난 수천 년간 유전자는 변화되지 않은 상태에서 환경이 급격히 변화된 것이다. 그 결과, 우리가 말하는 이른바 '구강-안면 건강'이 악화됐고, 결국 우리는 부정교합의 증가를 비롯한 오늘날의 구강-안면 문제를 설명하는 데 중요한 유전학적 변화 이외의 다른 원인을 찾아야만 했다.

이 책을 읽으면서, 당신은 이 모든 것을 늘 마음속에 잘 간직하는 것이 좋으며 사람에 따라 유전학적·문화적 차이도 많고 성격 및 개인적 경험 차이도 많으며 상호작용하는 방식도 다르다는 것 등 모든 것이 개인차가 많다는 것을 잘 기억해 둘 필요가 있다. 모든 사람이 잘못된 구강 자세를 취하는 것도 아니고 잘못된 구강 자세를 취하는 모든 사람이 심각한 후유증을 앓는 것도 아니며[3] 구강 자세 문제를 안고 있는 모든 사람이 그 문제를 해결할 수 있는 것도 아니다.

현재까지 우리가 알아낸 바에 따르면, 새로운 식단과 도시화로 인해 생긴 턱의 변화는 1830년대에 처음 확인되고 기록됐다. 미국 남북 전쟁이 일어나기 전 20년간 '조지 캐틀린(George Catlin)'이라는 필라델피아의 한 변호사 겸 화가는 미국 서부를 여러 차례 여행하면서 아메리카 원주민들을 그리는 화가 겸 민족지학자(문화를 묘사하는 사람)로 이름을 날렸다. 그는 필라델피아를 여행하면서 한 집단의 아메리카 원주민들을 봤으며 그들에게 매료돼 그들의 생활 방식을 자세히 기록하기로 마음먹었다. 실제로 그는 서반구 일대를 여행하면서 부족민 200만 명이 넘는 150여 개 부족을 방문했다. 아메리카 원주민들의 문화가 유럽 문화에 노출돼 변화되기 전에 캐틀린이 그린 아메리카 원주민들의 초상화는 더없이 소중한 자료들로, 현재 스미소니언 미국 박물관에 소장돼 있다.

캐틀린은 유럽 이주자의 문화로부터 비교적 고립된 삶을 산 아메리카 원주민들을 만나면서 그들의 얼굴 구조 및 자세가 자신이 어린 시절을 보낸 유럽 문화권의 사람들과 다르다는 사실에 놀랐다. 그는 리처드 클라인(Richard Klein)과 같은 현대 과학자보다 앞서 보존된 두개골

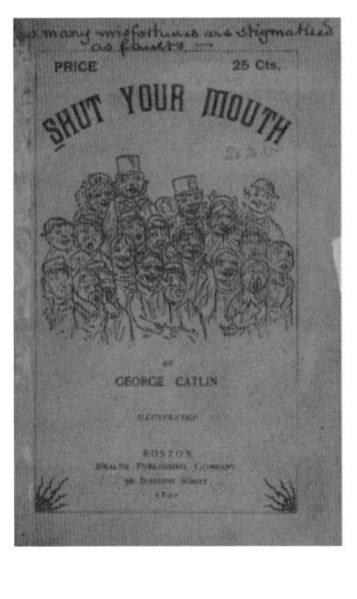 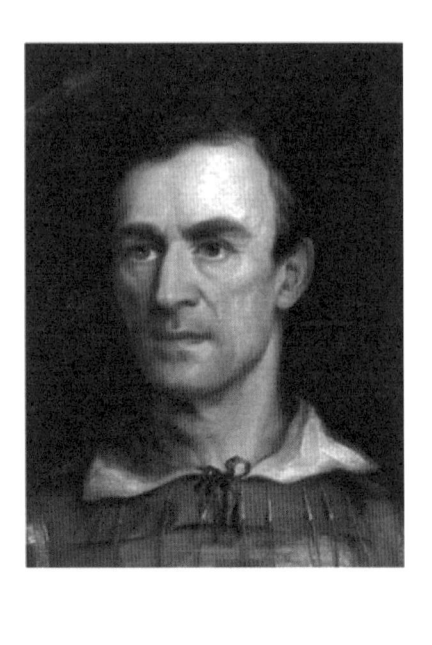

그림 11

1861년 캐틀린이 쓰고 삽화도 그린 책(왼쪽) 『입을 다물어 당신 생명을 구하라(Shut Your Mouth and Save Your Life)』. 캐틀린이 붙인 책 제목을 보면 1800년대에 이미 그는 입을 다무는 것이 건강에 얼마나 중요한지를 이해한 것으로 보인다. 조지 캐틀린 (1796~1872)의 자화상(오른쪽).

의 턱의 차이를 알아챈 인물이었다. 그는 인구가 9,000명밖에 안 되는 부족인 만단(Mandan) 인디언들을 방문했을 때 수백 구의 표백된 두개 골들을 조사했다.

> "나는 아이들의 두개골을 보고 놀라지 않을 수 없었다. 더욱 놀라웠던 것은 전 연령대 부족민의 치열이 보기 좋게 가지런한데다 거의 모두 온전하고 건강한 상태였으며(부정교합도 전혀 없이), 아래턱이 머리의 다른 뼈에 붙은 채 매우 세심하게 잘 보존되고 있었다는 것이다."[4]

그는 아메리카 원주민들이 밖에서 잠을 잔다는 것을 알게 됐다. 그리고 그들은 거의 늘 입을 다물고 지냈다. 여성들은 아기에게 모유를 먹였고 아기가 젖꼭지에서 입을 떼자마자 두 손가락으로 아기의 입을 다물게 했다. 유럽 출신의 엄마들은 하지 않는 행동이었다. 원주민들은 백인들을 '흰 얼굴의 사람들'이라 불렀을 뿐 아니라 '검은 입의 사람들'이라고도 불렀는데, 그 이유는 백인의 입이 워낙 자주 열려 있는데다 아래턱은 밑으로 처져 있었기 때문이다. 더욱이 캐틀린이 보기에 유럽 문명과 긴밀한 접촉을 하지 않는 아메리카 원주민들은 대개 아메리카 대륙으로 처음 오는 유럽인보다 훨씬 더 건강했다. 그는 또 표백 처리된 유골 중 아이의 두개골이 드물다는 것을 알게 됐고 많은 노인과의 인터뷰를 통해 유아 사망과 관련된 이야기를 들었다. 다음은 만단 인디언들과의 인터뷰 내용이다.

　　나는 족장들과 인터뷰를 했고 그 결과 아이들이 10세 이전에 사망하는 경우가 매우 드물다는 것을 알게 됐다. 그리고 마을 뒤쪽에 있는 그들의 묘지에서 시신을 조사했다. 시신은 가죽으로 둘러싸인 채 초원에 세워진 작은 기둥 위에 각기 따로 얹혀 있었는데, 약 150구의 시신 가운데 내가 찾아 낸 방부 처리된 아이들의 시신은 11구였다. 나는 그것을 보면서 아이들이 10세 이전에 사망하는 경우가 매우 드물다는 족장의 말이 허언이 아니라는 것을 확신했다. 그리고 한 가지 더 알게 된 사실은 인간의 두개골들이 초원에 세워진 작은 기둥들 아래쪽 땅 위에도 잘 보존된 채 놓여 있다는 것이었다. 그런데 내가 이야기한 이런 예, 즉 이 부족 아이들이 유난히 건강하다는 예는 내가 방문하고 기록을 남긴 다른 많은 부족의 경우와 크게 다르지 않았다. 앞서 언급한 만단 인디언들의 경우, 얼핏 보기에는 정신적·육체적 결함 측면에서 유독 다른 것 같지만, 결코 이 부족만 그런 것이 아니다. 그러니까 아메리카 대륙에서 자신들의 본래 모습을 그대로 유지한 채 원시 상태로 살고 있는 모든 부족에게 거의 예외 없이 적용될 수 있는 것이다.[5]

　그 당시 유럽의 소아 사망률은 높았다. 1850년대 유럽의 생명표(mortality table)에 따르면, 아이들의 4분의 1이 5세 이전에 사망했고,[6] 겨우 4명 중 1명만 25세 이후까지 살아남았다.[7] 당시 유럽의 대도시 사망률은 이보다 높아 북아메리카 동부의 도시에서도 많은 아이가 어린 나이에 사망했을 것이라는 추정이 가능하다. 이에 비해 아메리카 원주민 아이들은 더 잘 살아남은 것 같다.

캐틀린은 아메리카 인디언은 결코 입으로 숨을 쉬지 않는데도 지극히 건강하다는 것을 알게 된 후 자신의 호흡 패턴을 바꿔 코로 숨 쉬는 연습을 했다.

그 누가 나처럼 어린 시절부터 중년까지 사람을 무기력하게 만드는 이 부자연스러운 호흡 습관 때문에 죽음을 제외한 온갖 어려움을 겪었으며 그다음에 단호하면서도 비타협적인 노력 끝에 그런 호흡 습관을 버렸고 그 덕분에 휴식의 기쁨을 누리며 새로운 삶을 살게 됐고 또 잘못된 호흡 습관 때문에 고통받지 않으면서 온갖 풍파 속에 천수를 누렸는가?[8]

캐틀린은 아메리카 원주민의 생활 방식이 건강에 좋다는 것을 다른 사람에게도 알리고 싶었다. 그리고 이러한 목적으로 1981년에 『삶의 호흡(The Breath of Life)』[9]이라는 책을 썼고 나중에 이 책의 제목을 『입을 다물어 당신 생명을 구하라』[10]로 바꿨다. 그는 이 책에서 구강 호흡의 문제점을 지적했으며 구강 호흡으로 인해 '치아 어긋남'을 비롯한 많은 문제가 생긴다고 주장했다. 치아 어긋남은 오늘날 유행병처럼 번져 치과 교정 전문의에게 막대한 수익을 안겨 주고 있는 턱 어긋남의 전조 현상으로 보인다. 캐틀린의 책 내용 중 그가 이 문제를 얼마나 심각하게 느꼈는지를 잘 보여 주는 또 다른 대목을 살펴보면 다음과 같다.

그리고 인간이 갖고 있는 가장 끔찍하고 역겹고 위험한 습관은 입을 벌린 채 자는 습관인데, …(중략)… 유아 시절에 그걸 바로잡을

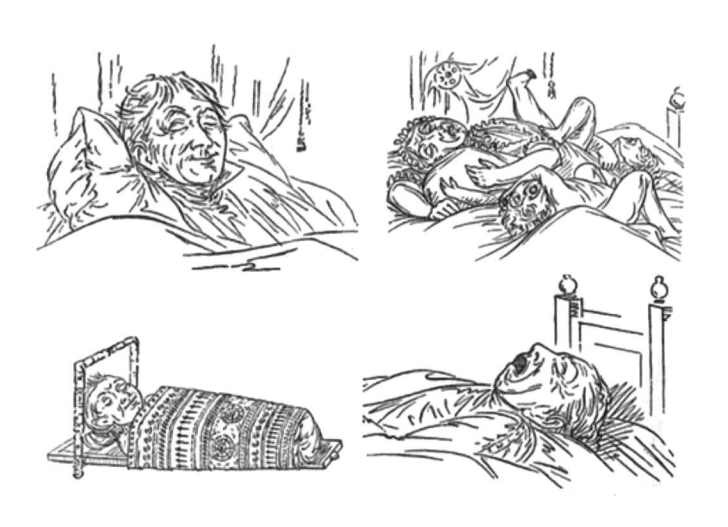

그림 12
자연스러운 수면(왼쪽)과 부자연스러운 수면(오른쪽)이 대조되고 있는 캐틀린의 책 『입을 다물어 당신 생명을 구하라』 속의 삽화

수 있는 확실하면서도 효과적인 방법이 하나 있다. 이후 나이가 들고 근육들이 장기간 계속 확장되면서 부자연스럽게 늘어나게 되고 그 바람에 턱 어긋남은 점점 더 심해져 치료하기가 더 힘들어지지만, 그럴 때조차도 치료는 가능하다. 붕대를 사용해 수면 중에 턱을 묶어 놓을 수는 있지만, 그렇게 해 봐야 입은 다물어지지 않을 것이고 그 어떤 기계적인 방법을 고안해낸다 하더라도 입을 다물게 하기는 힘들 것이다. 물론 그런 식으로 일시적이거나 부분적인 문제 완화 효과를 볼 수도 있다. 그러나 나는 성인의 습관을 고쳐 줄 보다 효과적인 방법이 있다고 믿는다. 즉, 수면 중에 입과 폐를 열어 두면 주변 대기 중의 말라리아가 그대로 들어와 때이른 사망에 이를 수 있다는 성인들의 인식과 변함없는 확신이 필요한 것이다.[11]

캐틀린의 이야기는 그의 일부 관점 때문에 처음에는 다소 특이하거나 기이하다고 느껴질 수도 있다. 그는 무려 150년 전에 위의 글을 썼고 말라리아는 구강 호흡 및 '공기 중의 독성 입자들'과 관련 있다고 믿었는데, 그것은 그 당시 의사들이 갖고 있던 믿음이기도 했다. 그 당시의 사회 분위기를 감안할 때 아메리카 원주민들에 대해 남다른 존중심과 공감을 표했다는 면에서도 그는 특이했다. 그는 아메리카 원주민들을 계몽 시대의 이상형인 자연과 조화롭게 살아가는 '자연인들'의 예로 봤다. 그는 또 아메리카 원주민들이 학대받고 있다고 봤다.[12] 그는 무엇보다 시대를 앞서간 관찰자로, 구강 호흡으로 인해 생기는 많은 위협을 알아봤다.[13] 그리고 이후의 연구에서 드러나게 되듯이 그는 늘 옳은 것은 아니었을지 몰라도 훗날 인정받게 될 뛰어난 통찰력을 갖고 있었다.

인류학자들은 "인간의 입 크기는 오랜 세월에 걸쳐 계속 줄어들었다"라고 주장한다.[14] 인간은 적어도 330만 년 동안 석기를 사용해 왔기

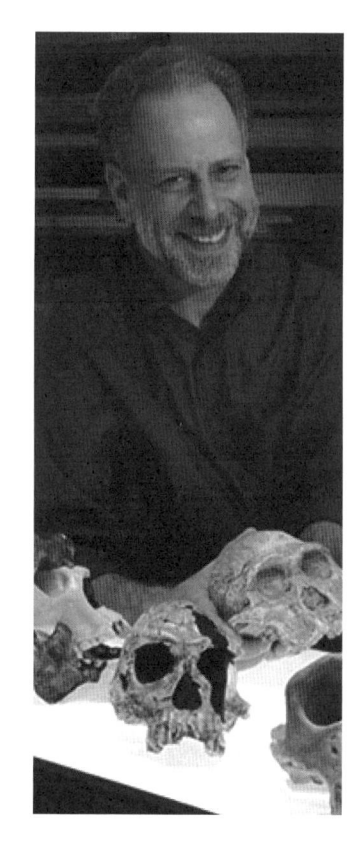
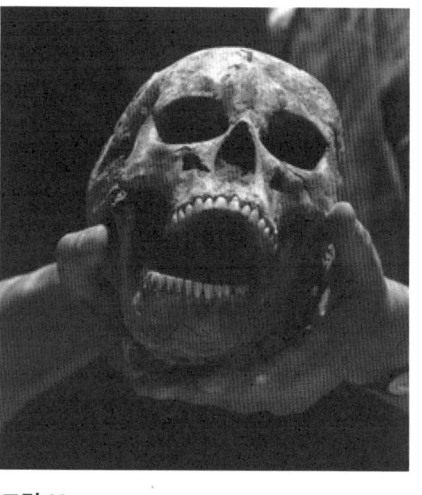

그림 13

하버드대학교 생물학자로, 인간 머리의 진화에 대한 전문가이기도 한 다니엘 리버만(사진 제공: 짐 해리슨). 오른쪽은 이스라엘에서 발굴된 35세쯤 된 필리스틴 지역 여성의 1,000년쯤 된 두개골인데, 산업혁명 이전의 사람들에게는 부정교합이 없었다는 것을 다시 한번 보여 주고 있다(사진 제공: 짐 홀랜더/EPA).

때문에[15] 어쩌면 그 기간에 계속 입 크기가 줄어들어든 것일 수도 있다. 석기 덕분에 인간은 더 많은 육식을 하게 됐는데, 그 이유는 고기를 잘 게 썰 수 있게 됨으로써 영양분을 섭취하기 위해 입으로 씹어야 하는 양이 줄어들게 됐기 때문이다. 음식을 덜 씹게 되면서 크고 강력한 턱 의 필요성도 줄어들게 됐다. 석기를 절굿공이처럼 사용해 음식을 잘게 으깨 보다 쉽게 소화할 수 있게 된 점 역시 크고 강력한 턱의 필요성이 줄어드는 결과로 이어졌다. 또한 음식을 요리해 먹게 되면서 큰 뇌에 에너지를 공급하는 데 필요한 영양분 섭취를 위해 굳이 음식을 오래 씹을 필요가 없게 됐지만, 이는 석기 등장 이후 무려 150만 년 후에 일 어난 일이었다.

이 책의 서두에서 말했듯이 인류 화석 기록에 관한 한 최고의 전문가 인 스탠퍼드대학교 진화론자 리처드 클라인은 "나는 개인적으로 부정 교합이 있는 초기 인간의 두개골을 본 적이 전혀 없다"라고 했다.[16] 하 버드대학교 진화생물학자 다니엘 리버먼(Daniel Lieberman)은 그의 저 서 『인간의 몸(The Human Body)』에서 다음과 같은 말로 리처드 클라인 의 주장을 재확인하고 있다.

내가 일하고 있는 박물관 안에는 세계 전역에서 수집된 고대인 들의 두개골 수천 구가 있다. 지난 수백 년간 수집된 두개골은 치 과 의사들에게 악몽과 같다. 치아가 온통 충치와 감염 증상으로 덮여 있는데다 치아가 모두 턱 안으로 밀려들어가 있고 치아들의 약 4분의 1은 매복치(impacted tooth, 다른 치아나 조직의 방해로 발치 되지 못하고 갇혀 있는 치아-역자 주)들이다. 산업혁명 이전에 살았던 농부의 두개골 역시 온통 심한 농양과 충치 투성이지만, 사랑니가 다른 치아에 덮여 있는 경우는 그중 5퍼센트도 안 된다. 반면, 원 시 수렵·채집인의 치아는 거의 모두 완벽에 가까울 정도로 좋다. 이것으로 미뤄 볼 때 석기 시대에는 치과 교정 전문의나 치과 의 사가 전혀 필요 없었을 듯하다.[17]

그럼에도 불구하고 약 2,000년 전 프랑스에 살았던 것으로 추정되 는 한 사람의 유해 샘플에서 치아 과밀 현상이 발견됐다는 기록이 있으 며,[18] 최근 들어 해부학적으로 약 10만 년 전에 살았던 것으로 추정되는 한 초기 현대인의 유해(이스라엘 카프제 동굴에서 발견)에서도 이와 비슷 한 치아 과밀 현상이 발견됐다는 기록이 있다.[19]

이런 예는 부정교합은 우리의 먼 조상들에게서도 생길 수 있다는 것 을 보여 주는데, 그들이 다양한 환경에 노출됐다는 것을 감안하면 그 리 놀랄 만한 일도 아니다. 초기의 프랑스인들이 매우 부드러운 음식을 먹었는지도 모르는데, 이는 그들의 치아가 비교적 마모가 안 된 것으 로 미뤄 짐작할 수 있다. 부정교합은 현대의 전통적인 사회들에서도 생 길 수 있으며 근친교배가 매우 흔한 아마존 유역의 종족들 사이에서도 보고되고 있어서,[20] 적절한 구강-안면 발달이 종종 유전적 요인에 의해 집단적으로 악화될 수도 있다는 것을 보여 주고 있다. 이스라엘 콰체 지역에서 발견된 한 원주민의 치아는 삐뚤삐뚤한데, 이는 당시 그 지역에서 근친교배가 성행하면서 나타난 유전적인 현상일 수도 있다.

그러나 산업혁명 이후의 사람들에 비하면, 원시 수렵·채집 시대의 사람들에게서는 삐뚤삐뚤한 치아가 극도로 드물고 초기 농경 시대 사람들과 중세 시대의 사람들에게서는 치아 과밀 현상이 덜 흔했다는 증거는 그야말로 차고 넘친다.[21] 또한 노르웨이 오슬로의 방치된 묘지에서 발굴된 146구의 중세 시대 사람들의 두개골과 현대인들의 두개골을 비교해 본 결과, 지난 400~700년 사이에 부정교합이 눈에 띄게 늘어났고 그 정도도 훨씬 심해졌다.[22] 중세 시대 사람들의 두개골 샘플의 경우, 치과 교정 치료를 받을 필요가 '분명한' 것으로 판단된 두개골은 36퍼센트인데 반해, 현대인들의 두개골은 65퍼센트였다. 스웨덴에서는 현재 인구의 약 10퍼센트가 치과 교정 치료를 받을 필요가 '아주 분명한' 것으로 판단됐다. 또한 중세 시대에 스칸디나비아 반도에 살았던 사람들의 두개골 100구 이상을 조사한 결과, 오늘날 스칸디나비아 반도에 사는 사람들의 경우에 비해 부정교합의 사례가 훨씬 드문 것으로 밝혀졌다.[23]

스웨덴 치과 교정 전문의 레나드 리셀(Lennard Lysell)은 1951년 비행장 건설과 관련된 발굴 작업 중에 발견된 중세 시대의 묘지에서 나온 유해들을 자세히 조사했다.[24] 그는 11~13세기 사이에 살았던 사람들의 유해 약 250구 가운데 치아가 거의 모두 보존된 사람 약 97명의 두개골을 조사했다. 리셀은 또 중세 시대 스웨덴인들의 두개골 샘플이 그 당시의 스웨덴인 전체의 두개골을 대표할 수 있는지에 대해 고심했고, 자신이 측정한 두개골 치수를 이전에 발표된 현대 덴마크인과 스웨덴인들의 두개골 샘플의 두개골 치수와 비교해 봤다. 스웨덴에서 행해진 다른 몇몇 조사의 경우와 마찬가지로 그의 조사 결과 역시 중세 시대 이래 사람들의 턱 너비가 눈에 띄게 줄었다는 것을 보여 줬다.

그의 조사 결과는 로마-브리티시 시대(서기 43~400년)와 앵글로-색슨 시대(서기 410~1066년) 그리고 19세기에 살았던 사람 210명의 두개골 아래턱을 비교한 치과 의사 크리스토퍼 라벨(Christopher Lavelle)의 연구 결과로 재확인됐다. 영국인들의 턱 크기는 현대에 접어들면서 (그리고 음식의 거친 상태가 줄어들면서) 줄어들고 있었다.[25] 4~5세기의 것으로 추정되는 잘 보존된 두개골들에는 부정교합이 거의 없었다. 더욱이 현대인의 턱과 얼굴 크기 및 모양은 그 당시 사람들과 같지 않다는 인류학자의 결론을 뒷받침해 주는 증거는 얼마든지 있다.[26]

선구적인 치과 인류학자 로버트 코루치니(Robert Corruccini)는 다음과 같이 말했다.

"여러 증거에 따르면, 부정교합의 경우 6,000년간 비교적 큰 변화가 없었지만, 지난 150년간 과학 기술이 발전된 지역에서 급속도로 늘어났다."[27] 예를 들어, 1880년대부터 1990년대까지의 오스트리아인들의 두개골을 비교해 본 결과, 20세기 사람들의 두개골에 눈에 띌 정도로 부정교합이 많았다.[28]

처음에 어떻게 치아 과밀 현상이 유행병처럼 번지게 됐는지를 정확히 알기 위해서는 식단과 턱에 대한 정보가 훨씬 더 많아야 한다. 나중에 좀 더 자세히 살펴보겠지만, 사람들의 식단이 전통적인 식단에서 산업화 시대의 식단으로 바뀌면서 단 한 세대 만에 각종 구강-안면 변화가 일어난 것으로 추정된다. 따라서 점진적으로 줄어들던 턱의 크기가 산업화와 함께 줄어드는 속도가 빨라진 것으로 보인다. 지난 수천 년간 계속 부드럽게 변한 식단 패턴에 대한 정보가 더 많다면 식단이 턱 발달에 미치는 영향을 알아내는 데 분명 큰 도움이 될 것이다. 그러나 안타깝게도 식단 변화와 관련된 문헌은 거의 모두 음식의 영양 성분이나 당뇨병, 비만과 같은 질환을 집중적으로 다룰 뿐, 음식의 거침-부드러움과 턱 발달 문제는 전혀 다루지 않고 있다.[29] 어쨌든 치아 교정기를 사용하는 연령대의 변화 속도를 살펴보면, 부정교합이 증가하는 것은 주로 문화적 변화 때문일 뿐, 유전학적 변화 때문이 아니라는 것을 알 수 있다.[30]

인류학자 피터 루카스(Peter Lucas)와 그의 동료들은 "이런 종류의 증거가 갖고 있는 한 가지 공통점은 포유 동물의 경우, 먹는 것이 부드러워지면 턱이 작아지고 부정교합이 많아질 수 있다는 것"이라면서 다음과 같은 결론을 내렸다.

"현대인들의 치아 과밀 현상은 도구를 사용해 음식을 잘게 빻고 또 요리를 통해 음식의 단단함과 같은 역학적 특성들을 변화시킨 결과로 보인다."[31]

나중에 자세히 살펴보겠지만, 특히 주생활 무대가 실내로 옮겨가고[32] 알레르기 및 코 막힘 증상이 늘면서(때로는 탁아소 등에서 감기가 옮아) 아이들의 구강 호흡이 늘어난 것도 부정교합이 많아진 또 다른 원인으로 보인다. 이와 같은 문화적 변화에 따라, 그리고 특히 점점 더 부드러운 음식을 먹는 쪽으로 옮아가는 추세[33]에 따라 턱의 발달에도 점진적인 변화가 일어났으며[34], 경우에 따라서는 마지막 어금니(사랑니)가 날 여지가 거의 없어져 버리게 됐는데, 그 어금니를 '매복치'(impacted wisdom teeth, 구강 내로 나올 공간이 부족해 매복 상태가 된 사랑니-역자 주)라고 한다. 이런 매복치는 이제 너무도 흔한 것이 돼 버렸고 미국에서는 많은 비용을 들여 불필요한 발치를 하는 경우도 많다. 그 결과, 치과 의사가 유발하는 질병으로 발전해, 통증에 시달리게 되거나, 붓거나 멍이 들게 되거나, 세균에 감염되게 되거나, 전반적인 불편을 느끼게 된다. 더욱이 매년 1만 1,000여 명의 환자들이 수술 중에 입술과 혀와 뺨에 지속적인 마비 상태를 겪게 되며 자칫 잘못될 경우 신경 손상을 입기도 한다. 치과 의사이자 공중 보건 전문가인 제이 W. 프리드먼(Jay W. Friedman)은 발치의 약 3분의 2는 불필요하다면서 다음과 같이 말했다.

> "그런 발치는 조용히 번지는 유행병과 같은 '의원성'(iatrogenic, 의사로 인해 발생되는-역자 주) 부상으로, 수만 명의 사람들에게 평생 불편과 장애를 안겨 주고 있다."[35]

CHAPTER

2

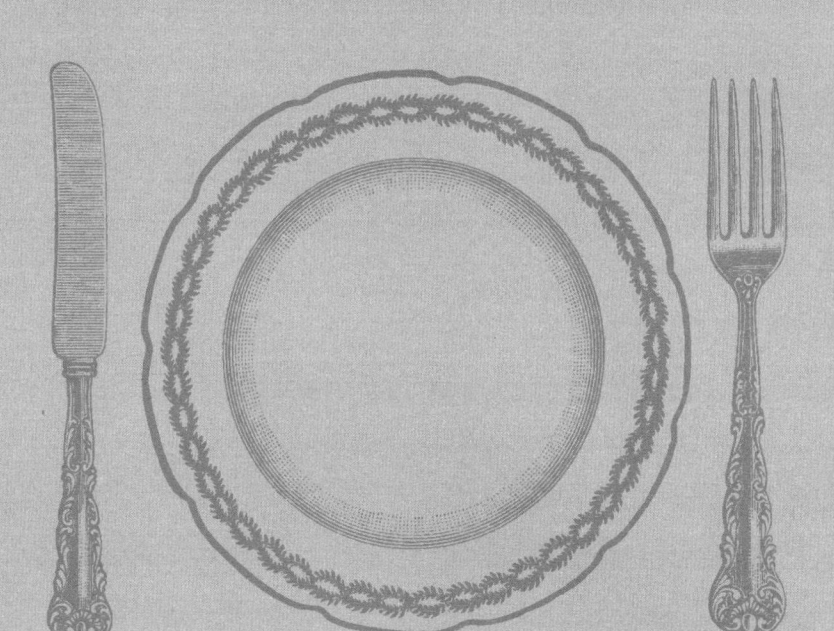

꼭꼭 씹어 먹어야 하는 이유

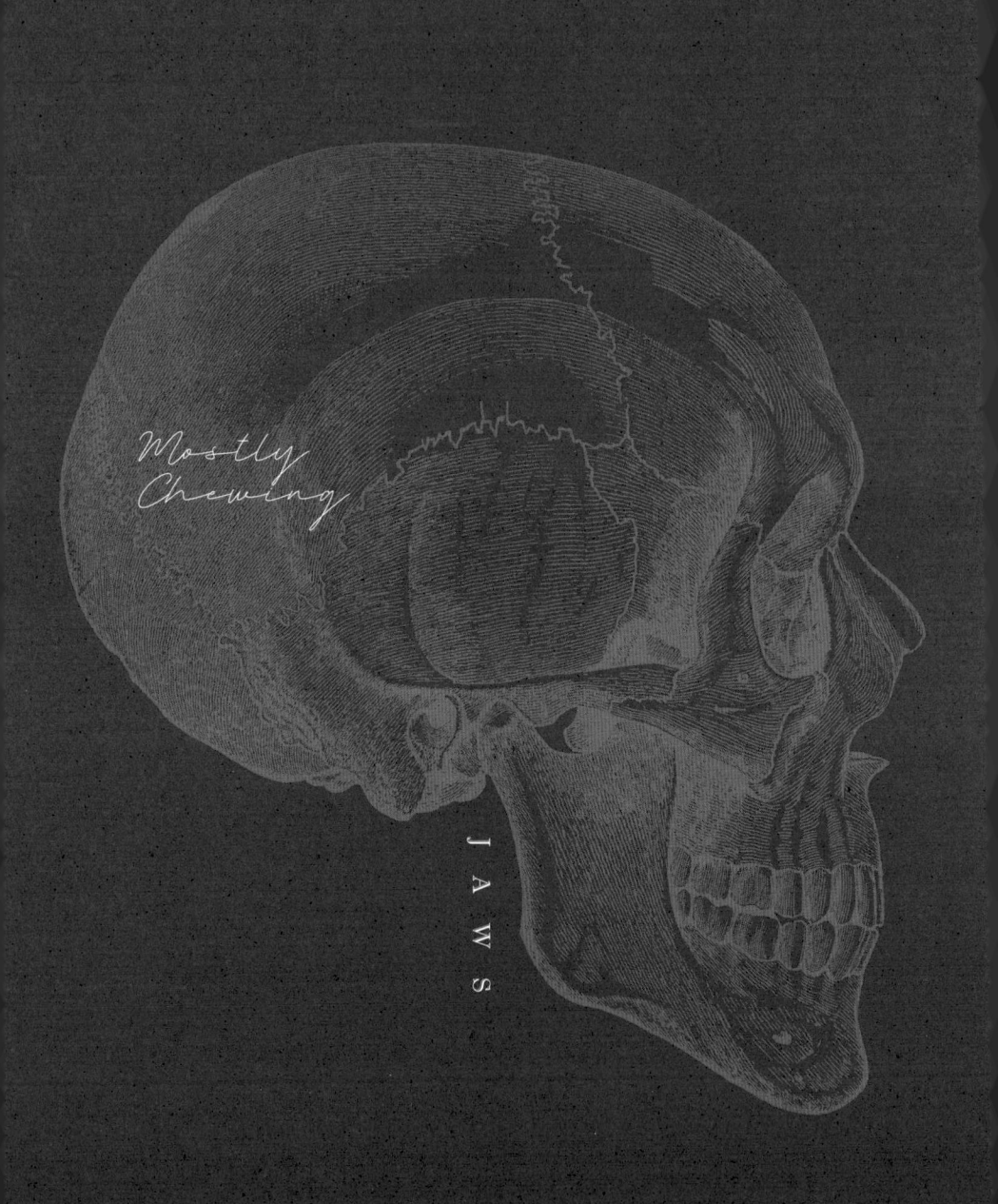

Mostly Chewing

JAWS

　　　　　문장 구조를 가진 언어 덕분에 농업의 발전을 비롯한 인류의 많은 문화적 발전이 가능했는데, 특히 농업은 약 1만 년에서 6,000년 전 세계의 여러 지역에서 나타나 인류의 식습관에 엄청난 변화를 초래했다. 끙끙 앓는 소리나 손짓·발짓만으로는 "저쪽에 심은 씨앗에 물을 댈 수 있게 여기 배수로 파는 것 좀 도와줘요"와 같은 이야기를 전달하기 어려웠던 것이다.

　사람들은 먼저 자신들의 야영지 근처에서 소중한 식물을 키우고(농업) 동물을 길들이는 것(사육)을 권함으로써, 남성은 사냥으로 그리고 여성은 식물 채집으로 획득한 식량에 보태기 시작했다. 이로 인해 일련의 중요한 파급 효과가 발생했다. 농업 덕분에 사람들이 집단을 이뤄 점점 한곳에 정착해 잉여 식량을 생산해낼 수 있게 된 것이다. 그 결과 일부 사람들은 식량 생산 활동 외의 활동에 전념할 수 있게 됐다. 각종 연장을 만들고(제조업자들), 야영지를 지키고, 질서를 유지하며(군인들), 어린아이를 가르치고(교사들), 악령을 내쫓는(성직자들) 등 이른바 문명의 기초를 닦았다. 또한 농업 덕분에 일부 사람들은 식량 획득이라는 매우 중요한 활동에서 해방됐으며, 이후 글쓰기라는 활동이 생겨나면서 모든 정보의 축적을 인간의 뇌에 의존하는 시대가 끝났고, 이 모든 것 덕분에 현대 사회로의 발전으로 향하는 문이 활짝 열렸다. 우리 인류는 그렇게 산업화된 식습관과 실내 생활, 먹는 것에 대한 책, 치과 교정 전문의 그리고 컴퓨터 앞에 앉은 작가의 시대를 향해 나아갈 수 있게 된다.

인류학자들과 고고학자들은 인류 역사에서 식습관의 다양성이 얼마나 중요한지를 기록해 왔는데,[1] 그들의 기록을 보면 농업의 출현에 따라 식습관이 변화하고[2] 새로운 스타일의 식습관이 나타나게 됐다는 것을 알 수 있다. 예를 들어 로렌 코데인(Loren Coradin) 박사와 그의 동료들은 수렵·채집 시대의 전형적인 음식과 초기 농경 시대의 음식 간의 영양분 차이에 대해 깊은 연구를 했으며 그 결과 대부분의 경우 인류에게는 새로운 선택을 해야 하는 압력하에서 유전학적으로 제대로 대응할 시간이 너무 없었다는 것을 알아냈다(낙농업 종사자가 성인이 되면서 유당 소화 능력을 상실하는 쪽으로 진화된 것은 예외[3]). 우리 조상들이 혈당 부하(glycemic load, 특정 음식을 먹은 뒤 혈당 수치를 얼마나 높이는지 추산하는 수치-역자 주), 다른 영양소의 가용성, 섬유질 함량, 식품 가공 등의 측면에 어느 정도 정착한 이후 눈에 띄는 변화가 일어났다.

로렌 코데인은 단백질 섭취를 늘리고 탄수화물 섭취를 줄이는 것이 핵심인, 이른바 '구석기 다이어트(paleolithic diet)'를 널리 알린 인물로도 유명한데, 경험자에 대한 조사 결과 이 다이어트는 어느 정도 효과가 있다고 알려져 있다.[4] 그러나 앞서 언급한 바와 같이 음식의 단단함,

씹는 행위 등이 구강-안면 발달과 턱 크기 축소에 지대한 영향을 미침에도 불구하고 식습관 관련 문헌에서는 이런 내용을 거의 다루고 있지 않다.[5]

　사람들은 원래 칼로 고기 덩어리를 썰어 한 손에 잡고 이빨로 뜯었지만, 정착 생활이 시작된 뒤로 칼은 더 이상 주요 식사 도구가 아니었다.[6] 그리고 먼저 숟가락이 등장한 것으로 믿어지는데, 조개껍질이나 움푹 패인 나무 조각 등 숟가락처럼 생긴 자연 상태의 물건을 간단히 다듬으면 됐기 때문이다. 그 이후에 포크가 등장했는데, 아마 음식을 요리하면서 고기를 다루는 수단으로 등장했을 듯 싶다.

　숟가락과 포크는 고대 이집트와 중국, 젓가락은 중국의 신석기 시대에 처음 등장했다.[7] 전반적으로 식사 도구는 보다 부드럽고 작게 썬 음식과 관련이 있다. 사람들은 주로 질긴 고기를 씹는 대신, 쌀밥 등의 음식을 먹기 시작했으며 보다 단단한 음식을 작게 조각 내 접시에 담아 먹기 시작했다. 또한 과일들도 농부들에 의해 인위적인 선택이 이뤄지면서 보다 부드럽고 달콤한 음식으로 진화됐다.[8]

　아직 요리법을 발견하지 못했던 침팬지를 닮은 우리 조상들은 단단하고 질긴 음식을 씹는 데 반나절씩 걸리기도 했지만, 불을 이용해 음식을 요리하게 되면서 시간이 줄어들었다. 씹는 일은 농경 사회에서, 그 다음에는 산업화된 사회에서 점점 줄어들게 됐다.[9]

　진화생물학자 다니엘 리버만은 이 결과를 다음과 같이 요약했다.

"음식을 씹을 때 발생하는 기계적인 힘은 턱이 적절한 크기와
모양으로 자라는 데 도움이 될 뿐 아니라 치아가 턱 안에서 서로
적절히 들어맞는 데도 도움이 된다."[10]

씹는 행위와 관련된 변화로 인해 인간의 턱과 얼굴도 변하게 된다.
유전학적 진화는 그 속도가 매우 느리며 문화적 진화 덕분에 영양분
섭취를 위해 오래 씹을 필요가 줄어들게 됐음에도 불구하고, 구강-안
면 발달에 필요한 유전자를 적절히 발현하기 위해서는 뭔가를 씹는 환
경이 계속 유지돼야만 했다.

서구 사회가 산업화된 이후 음식의 부드러움과 관련된 정확한 역사
적 사건들의 순서는 알 수 없지만, 우리에게 몇 가지 단서는 있다. 예를
들어, 인간은 오랜 세월 단것을 좋아해 왔지만, 농업혁명 이후 일찍이
벌집을 습격해 단맛을 충족시킬 수 있었다. 물론 벌집은 벌들의 극렬한
저항을 무릅써야만 손에 넣을 수 있는 한정된 자원이었다.

고대 로마 시대의 부유한 사람들은 매우 다양한 음식에 꿀을 광범위
하게 사용했다. 반면, 가난한 로마인은 훨씬 더 단순한 음식, 특히 빵과
진한 스튜를 많이 먹었다.[11] 중세 시대에도 꿀이 사용됐는데, 특히 부유
한 사람들이 매우 다양한 케이크와 커스터드, 타트, 튀김 등 모든 부드
러운 음식에 꿀을 사용했다.[12] 안타깝게도 우리는 중세 시대나 로마 시
대에 부유한 사람들과 가난한 사람들 간에 부정교합 비율이 어떻게 되
는지에 대한 자료는 찾지 못했다. 사탕수수가 나타나기 전, 특히 16세

기에 유럽인들이 카리브해를 점령하기 전까지만 해도 꿀은 부유한 사람들의 감미료였다. 카리브해는 사탕수수 재배에 이상적인 곳이었으며 노동력은 끔찍한 노예 무역을 통해 공급했다. 그렇게 해서 '흰색 금'인 사탕수수는 중요한 교역 상품이 됐다. 사탕수수의 가격은 계속 떨어졌고 결국 유럽에서는 서민들도 부드럽고 달콤한 음식을 맘껏 먹을 수 있게 됐다.

우리는 19세기에 들어오면서 부드러운 음식 섭취가(또 부정교합이) 급증하기 시작했다고 추측한다. 19세기에 접어들면서 고기 분쇄기가 발명됐고 햄버거가 주식이 됐으며 아이스크림이 처음으로 큰 인기를 끌었고[13] 대량 생산된 이유식이 처음 시판됐으며[14] 우연찮게 통조림 식품이 더 인기를 끌었다.

평생 산업화된(보다 부드러운) 음식을 소비하는 계층이 청소년과 성인들에게까지 확대되자 턱은 더 작아지고 치아가 서로 잘 맞지 않아 삐뚤삐뚤해지는 문제가 한층 더 악화됐다. 프랜시스 포텐저(Frances Pottenger) 박사는 1930년대에 사람이 아닌 고양이를 상대로 유명한 실험을 했는데, 어떤 사람은 우리가 이 실험에서 교훈을 얻을 수 있다고 생각한다.[15] 포텐저 박사는 한 무리의 고양이들에게 부드럽게 요리된 음식과 살균된 우유를 먹여 키우면서 그 고양이들의 발달을 전통적인 날고기를 먹여 키운 고양이의 발달과 비교해 봤다. 요리된 음식을 먹여 키운 고양이들은 날고기를 먹여 키운 고양이들에 비해 다 자란 뒤 몸이 더 작았고 이런저런 건강 문제가 생겼으며 번식도 하지 못했다.[16] 그런데 불행하게도 1930년대에 실시된 이 실험에는 피할 수 없는 결함이 많았다. 포텐저에게는 고양이의 영양에 대한 정보가 없었는데, 보다 최근의 경험에 따르면 요즘 고양이는 요리된 고양이 음식을 먹고 잘 자라며 번식도 잘한다.[17] 물론 사람은 고양이와 다르다.

일부 치과 의사는 조지 캐틀린의 선구자적인 전례를 따라 원주민들의 구강-안면 건강과 서구식 식사를 하는 사람들의 구강-안면 건강을 비교해 봤다. 1930년대 미국치과협회에 연구 부서를 설립했고 1914년부터 1928년까지 그 협회의 회장을 지낸 웨스턴 프라이스(Weston Price)는 세계 곳곳을 돌며 원주민들의 치아를 살펴봤다. 그 결과 전통적인 사회에 사는 사람들은 미국인에게서 흔히 볼 수 있는 심한 충치나 잇몸 질환, 치아 과밀 현상이 없다는 사실을 알게 됐다.

그의 접근 방식은 매우 효과적이었지만, 충치의 발생 및 현대인들의 식습관과의 관계와 같은 주제에 대한 그의 연구 결과는 아직도 논란의 여지가 많다.[18] 정제된 밀가루와 설탕, 살균 우유[19]와 같은 것을 많이 먹는 서구식 식단을 도입하면서 충치, 잇몸 질환과 같은 문제가 급증했다는 것이 프라이스의 주장이었는데, 나중에 다시 살펴보겠지만 이는 틀린 주장이 아니다. 특히 무엇보다 전통적인 사회의 사람들과 도시화되고 산업화된 사회의 사람들을 비교했다는 것이 그의 가장 큰 업적이라면 업적이다. 그는 전자의 사람들에게는 부정교합이 없다는 사실도 알아냈다. 정상적인 원주민들의 입은 치열이 고르고 넓기 때문에 서구인들의 골칫덩어리인 사랑니조차 비집고 들어갈 만한 여유가 충분했다.

그러나 그는 이런 차이의 원인을 서로 다른 식단의 영양 성분 탓이라고 하면서 원주민들의 식습관이 서구식으로 바뀌면서 얼굴 모양이 한 세대도 안 돼 바뀌었다고 했지만, 턱 구조와 관련해 가장 중요한 식단 문제는 '어떤 영양분이 함유됐는가?'가 아니라 '얼마나 많이 씹어야 하는가?'라는 사실을 놓쳤다.

이는 산업화된 지역으로 이주한 두 형제의 다음 사진(그림 14)을 보면 알 수 있다. 다니엘 리버만은 이렇게 설명했다. "수백만 년 동안 인류는 사랑니가 나는 데 문제가 없었지만, 음식 조리 기법에 혁신이 일

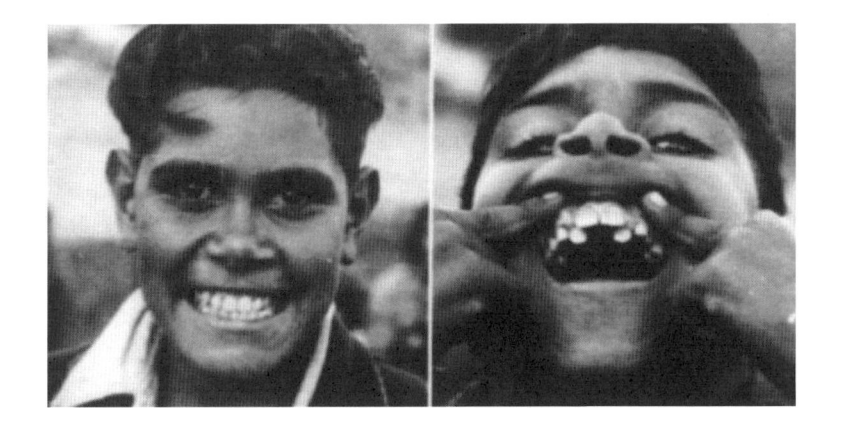

그림 14
전통적인 환경에서 보다 산업화된 음식이 많은 원주민 보호 구역으로 이주한 두 형제의 사진이다. 오른쪽의 동생 사진에서는 부정교합 상태를 볼 수 있는데, 이는 동생이 더 어린 나이에 이주했기 때문이다(사진 제공: 웨스턴 프라이스).

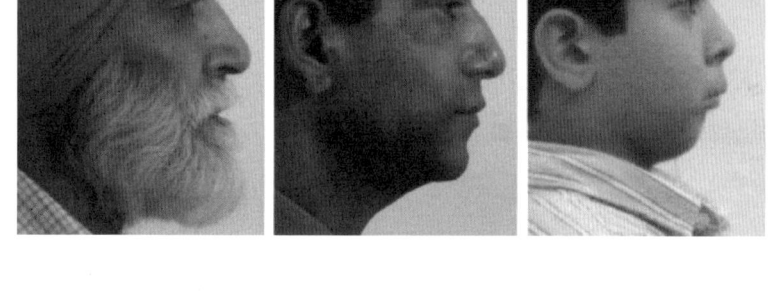

그림 15

젊은 시절에 자식들과 함께 영국으로 이주한 한 할아버지. 그의 손자는 산업화된 사회에서 태어났다. 3세대에 걸쳐 치아-안면 전방 성장이 점차 줄어드는 것이 보일 것이다.

어나면서 예로부터 내려오는 시스템이 엉망이 됐다. 음식을 씹는 행위에 따른 물리적 부담감과 유전자들의 상호작용을 통해 치아와 턱이 제대로 자랄 수 있게 해 주는 시스템에 문제가 생긴 것이다."[20]

오늘날 우리는 전통적인 지역 사회에서 산업화된 지역 사회로 이주한 가정에서 생기는 부정교합을 관찰함으로써 선구적인 과학자가 간 길을 뒤따라갈 수 있다. 그림 15는 인도의 전통적인 지역 사회에서 성장한 할아버지 및 서구 사회인 런던으로 이주한 그의 아들과 손자의 턱을 비교하고 있다. 전통적인 음식을 먹은(아마 아기 때 오랫동안 모유도 먹고 젖을 뗀 후에는 씹어야 하는 성인 음식을 먹었을) 할아버지는 턱이 잘 발달돼 얼굴 앞쪽으로 나와 있지만, 보다 서구화된 음식을 먹었을 아들과 손자는 턱이 할아버지보다 뒤로 처져 있다. 그 결과 아마 아들과 손자는 서구 사회에서 흔히 생기는 기도 및 수면 문제로 인해 건강에 문제가 생길 가능성이 더 높을 것이다.

치과 인류학자 로버트 코루치니는 웨스턴 프라이스의 결론에 대해 다음과 같이 부연 설명했다.

"서구식 음식이나 산업화된 음식의 소비는 서구식 식단을 도입한 사람들 사이에 각종 치아 문제가 유행병처럼 번진 주요 원인 중 하나일 수 있습니다."[21]

20세기 초 현대적인 의학 및 위생 발전이 이뤄지면서 산업화된 세계에서는 만성 질환이 전염병 대신 중요한 공중 보건 문제로 대두되는 변화가 나타났는데, 이와 같은 변화를 '역학적 변화'(epidemiological transition)라고 한다.

로버트 코루치니는 사람들이 산업화 과정을 거치면서 치아가 정상적으로 맞물린 교합 상태에서 부정교합 상태로 바뀌는 것을 기록했다.[22] 세계 곳곳에서 연구를 하며 이와 같은 변화의 여러 측면을 기록한 것이다. 예를 들어 자신의 한 연구에서 유전학적으로 유사한 인도의 두 지역(하나는 시골 지역 또 하나는 도시 지역) 사람들을 유심히 살펴봤으며 보다 단단한 음식으로 이뤄진 전통적인 식단을 유지한 사람들에 비해 보다 정제된 음식을 먹는 사람들이 턱도 더 작고 치아 문제도 더 많다는 사실을 밝혀냈다.[23]

또한 코루치니는 자신의 연구를 통해 1950년대에 유행한 '베그 가설'(Begg hypothesis)[24]에 의구심을 제기했다. 베그 가설의 골자는 '부정교합은 현대적인 식단에 씹을 만한 것이 부족해 치아가 충분히 마모되지 않았으며 치아가 턱에 비해 너무 커졌다는 것'이었다.[25] 또한 자신의 초기 논문 중 하나에서 영양학적으로 동일한 부드러운 음식과 단단한 음식을 먹인 두 집단의 다람쥐원숭이들(인간의 턱 발달 과정을 설명해 줄 좋은 모델로 여겨지는 영장류)을 비교했다. 씹는 양에 따라 턱 발달이 어떻게 달라지는지를 테스트해 보자는 것이 이 실험의 목적이었다. 그 결과 그는 부드러운 음식을 먹어 턱 근육을 덜 쓴 원숭이에게 부정교합이 더 많이 생긴다는 사실을 밝혀냈다. 다음은 그의 말이다.

"부드러운 음식을 먹은 원숭이는 치아가 회전되거나 빠진 경우
가 많았고 작은어금니가 틀어진 경우도 많았으며 치아의 아치형
이 절대적으로 또 상대적으로 더 좁았다."

또한 부드러운 음식을 먹은 원숭이와 단단한 음식을 먹은 원숭이 간
에 치아 마모는 별 차이가 없어 베그 가설에 따른 예측과는 달랐다.[26]
치과 인류학자 제롬 로즈(Jerome Rose)와 리처드 롭리(Richard Roblee)[27]
는 인간의 경우에 대한 로버트 코루치니의 결론이 옳다는 것을 확인해
줬다.

"현대인에게 나타나는 부정교합은 대개 턱 크기와 치아들의 아
치형 길이(모든 치아가 완전히 들어가는 데 필요한 공간)가 다른 데서
비롯된다."

나중에 다시 살펴보겠지만, 고대 이집트 아마르나인과 전 세계의 고
대인 사이에서는 이런 형태의 부정교합이 드물었다.
로버트 코루치니가 실시한 인간에 대한 보다 최근의 연구 역시 씹는
행위는 턱 발달에 꼭 필요하다는 그의 결론이 옳았다는 것을 확인해
줬다. 예를 들어, 치아를 마모시키지 않는 부드러운 음식을 먹은 오스
트레일리아 원주민 1세대 집단에 대한 한 연구에서 그는 다음과 같은
결론을 내렸다.

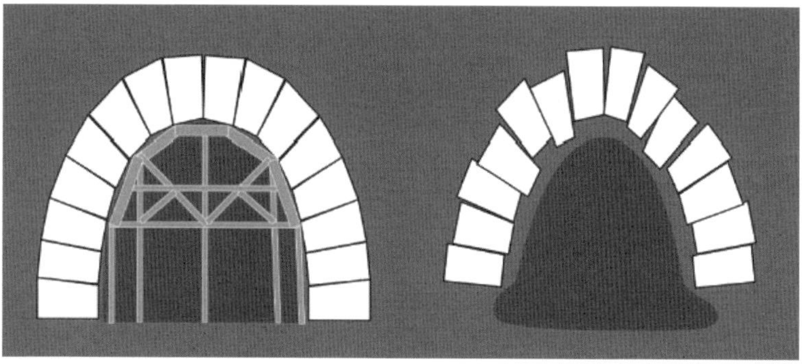

그림 16

혀가 입천장에 닿은 채 원래 쉬어야 할 자리에 놓여 있을 경우, 아치형 치아를 U자 모양 안에 있게 해 주는 비계 역할을 하게 된다(왼쪽). 반면, 혀가 계속 너무 낮게 놓여 있을 경우, 아치형 치아는 좁아지고 그 결과 치아가 과밀해져 기도가 좁아진다.

보다 긴(마모되지 않은) 치아는 전반적으로 치아 과밀 현상과는 관련이 없었고 관련 지역 안에서나 발달 단계에서의 치아 과밀 현상과도 관련이 없었다. 바람직하지 못한 여유 공간(유치가 빠진 후에 남은 공간) 역시 치아 과밀 현상이나 다른 부정교합과 관련이 없었다. 부정교합보다 큰 관련이 있는 것은 상악골(위턱)의 구조와 그 좁음 간의 낮은 상호 관계였다. 이런 결과 때문에 치아, 아치형 간의 차이는 큰 치아보다 작은 턱 때문에 생긴다는 최근의 견해가 계속 유지되고 있다.[28]

역학적 변화의 또 다른 측면이 구강 건강에 영향을 미칠 수도 있다는 유력한 증거가 있다. 인류가 수렵·채집 생활을 하는 수천 년간 우리 입속에 살았던 박테리아는 충치를 피하는 데 없어서는 안 될 존재였다. 그런데 비교적 한곳에 머물며 수렵·채집을 하던 집단이 발효성 탄수화물이 풍부한 야생 식물을 모으기 시작하거나 농경 생활과 관련된 식단의 변화가 일어나면서 입속 박테리아 생태계 역시 큰 변화를 겪게 됐다.[29] 또한 식품 가공을 통해 음식 내 탄수화물 및 설탕 함유량이 극도로 높아지고, 그런 음식을 구하는 것이 쉬워지면서 충치를 유발하는 박테리아가 더 번성하게 돼 결국 우리 입속 생태계를 지배하게 됐다. 변화되는 박테리아 생태계가 턱 크기에 미치는 직접적인 영향은 매우 적거나 전무할 수도 있지만, 빨리 치료하지 않을 경우 발생하는 썩은 치아의 '표류'(drifting, 치아들 간의 상호작용에 따른 자연스러운 움직임)

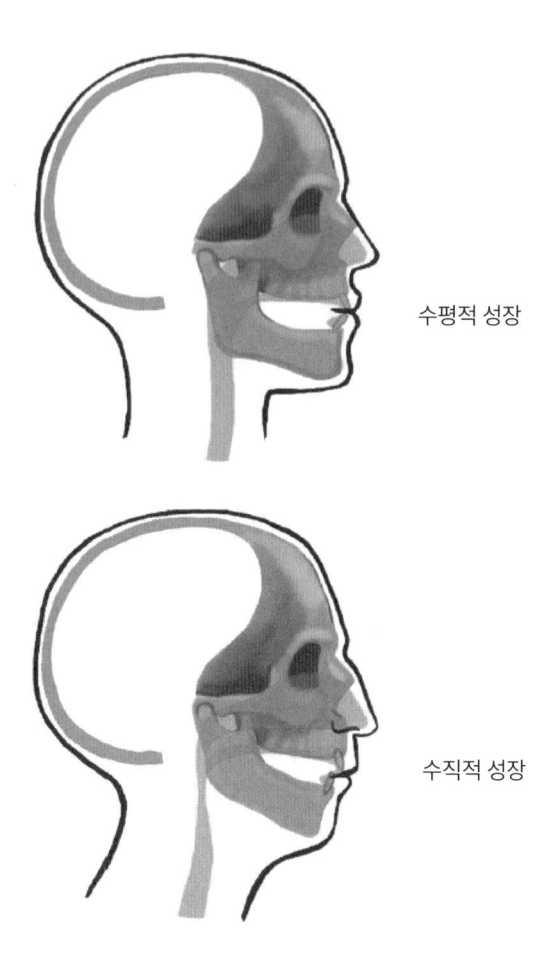

수평적 성장

수직적 성장

그림 17
턱이 덜 분명하고 얼굴이 긴 사람은 기도
가 더 좁으며 폐쇄성 수면무호흡증이 생길
가능성이 있다.

는 음식 씹기와 턱의 발달에 영향을 미친다. 치아에 구멍이 나 통증을 느끼는 아이는 통증을 피하려고 계속 치아가 맞물리지 않게 하려 하기 때문이다.

그리고 계속 치아가 맞물리지 않게 될 경우, 얼굴이 더 길어지게 된다. 그것이 뭔 상관이냐고? 안타깝게도, 얼굴이 더 길어지면 기도가 더 좁아져 아이가 수면무호흡증에 시달리게 된다. 그렇다면 어떻게 이런 일이 일어나는 것일까? 치아가 계속 서로 맞물리지 않게 되면 턱이 비정상적으로 발달하게 된다. 그 이유는 서로 맞물리지 않는 치아는 대개 잇몸 바깥쪽으로 자라게 되기 때문이다. 반대쪽 치아와 맞닿을 때 통증을 느낀다면, 대개 혀는 밑으로 내려가 치아를 가리며 충격 흡수 장치처럼 불편함을 줄이게 된다. 혀가 입천장(위턱)을 완전히 누른 채 쉬는 이상적인 자리에서 물러날 경우, 아치형 치아는 자신들을 받쳐 주던 '비계'를 잃게 되면서 보다 과밀해지게 된다. 또한 위턱의 치아가 아래턱 치아와 정상적으로 맞물리지 못하게 되고, 그 결과 위턱이 아래쪽과 뒤쪽으로 움직이게 되면서 얼굴이 길어진다. 그리고 이처럼 위턱이 뒤쪽으로 움직이게 되면서 치아와 혀에 필요한 공간과 기도의 크기가 전부 제한된다.

이쯤에서 당신은 '그래서 뭐?'라는 생각을 할 수도 있다. 아이의 얼굴이 길어진다는 것은 수면무호흡증과 그에 따른 질병들처럼 정말 심각한 문제가 생길 수 있다는 것을 보여 주는 징후이다. 아이는 이 문제 때문에 숨 쉬는 것이 더 힘들어질 수 있다.

이쯤에서 한 가지 의문이 제기된다. 우리의 조상들이 치아가 깨지거나 썩어 고생하면서도 왜 얼굴이 길어지지 않았고 치아가 삐뚤삐뚤해지지 않았으며 기도가 좁아지지도 않았을까? 그 답은 많이 씹어야 했던 그들의 거친 음식에 있는 것이 분명하다. 치아가 깨지거나 썩은 상태에서 거친 음식을 먹으려면 매우 고통스러울 수도 있었겠지만, 굶어 죽는 것만큼 고통스럽지는 않았으리라. 반면, 오늘날의 아이들은 거친 폭찹 대신 부드러운 밀크셰이크를 먹을 수 있으며 비교적 빨리 치료를 받아 통증을 완화시킬 수도 있다.

따라서 어린 시절에 음식을 많이 씹으면 올바른 구강-안면 발달에 큰 도움이 될 수 있다. 매일 매우 사소해 보이는 활동을 하는 것만으로도 매우 큰 효과를 볼 수 있는데, 이를 깨닫기는 쉽지 않지만, 분명 그렇다.

CHAPTER

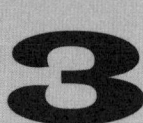

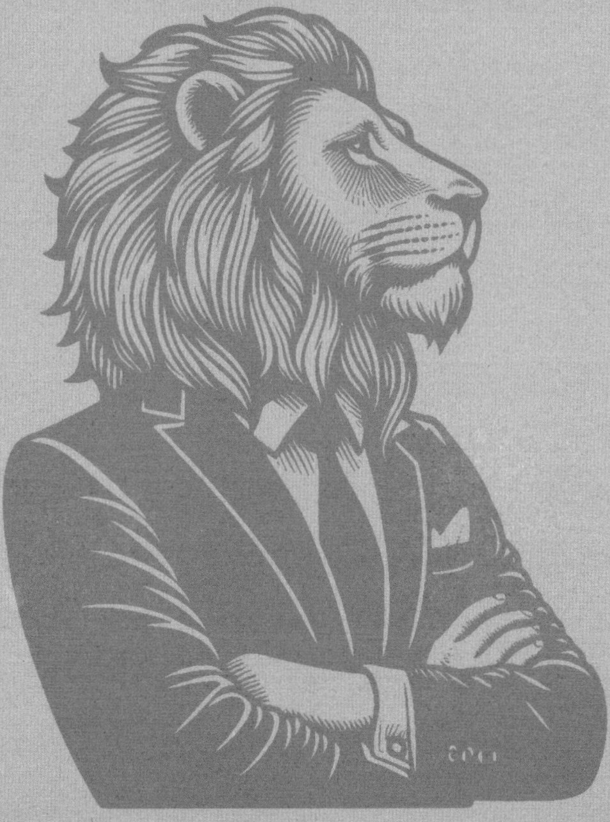

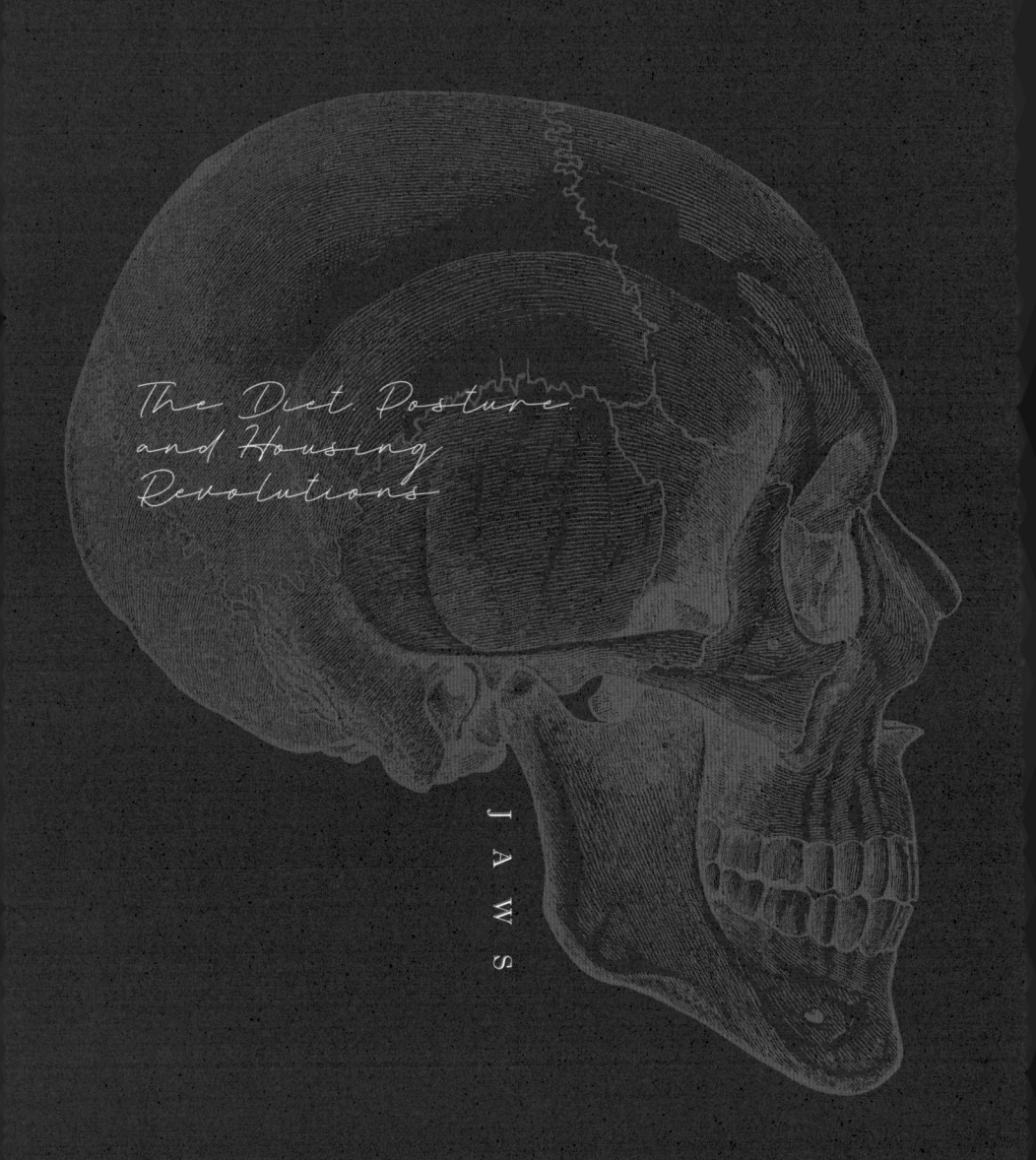

주거 혁명이 식습관과 자세에 미친 영향

The Diet Posture
and Housing
Revolutions

J A W S

인류 역사에서 가장 잘 알려져 있지 않으면서도 가장 중요한 사건은 약 7만 년에서 10만 년 전에 일어난 문화적 진화의 위대한 개화와 복잡한 언어의 발달이다. 미국 작가 재러드 다이아몬드(Jared Diamond)는 이를 '위대한 약진(Great Leap Forward)'[1]이라 불렀다. 갑자기 (지질 연대의 관점에서 볼 때) 사람들은 자신들의 유전자를 변화시킴으로써가 아니라 자신들의 집단이 소유한 비유전학적 정보, 즉 자신들의 문화를 변화시킴으로써 모든 것을 신속하게 해낼 수 있게 됐다. 이런 변화들은 예를 들어 말, 글, 사진과 TV, 컴퓨터 그리고 휴대폰에 의해 대를 이어 전해져 내려올 수 있었다. 인류에게 일어난 중요한 유전학적 변화는 수천 세대, 수만 년이 걸리지만, 중요한 문화적 진화는 한두 세대 이내 또는 이보다 더 짧은 기간 내에 일어날 수 있다.[2]

우주 밖에서 지구를 찍은 최초의 사진을 봤을 때 지구에 대한 인류의 생각에 얼마나 큰 변화가 일어났었는지 생각해 보라. 이와 같은 문화적 변화의 영향은 엄청나서 점점 더 많은 사람이 수렵·채집 유목민들로 살아가는 역사적·진화유전학적 경험으로 무장한 채 전혀 다른 현대적이고 산업화된 문화 환경 속에서 삶을 영위해 오고 있다.

'위대한 약진' 이후 턱 및 얼굴 발달과 관련 있는 인간의 유전자들이 크게 변화됐다는 증거는 없다. 그리고 매우 극소수의 사람들만 대를 이어 물려받은 유전적인 치아 및 얼굴 변형(환경적인 변형과 반대되는) 상태를 경험하고 있다. 가끔 불운하게도 유전적인 턱 변형 상태로 태어나는 사람들도 있다. 따라서 우리의 턱 크기와 기본적인 건강 상태 그리고 그와 관련된 우리의 세세한 얼굴 형태에 영향을 미치는 것은 부모로부터 물려받은 유전자가 아니라 어린 시절 우리의 행동, 우리의 구강 자세, 우리가 먹는 음식의 단단함 등이다. 이 책에서 다루고 있는 구강-안면 건강 문제의 측면에서는 다음 세 가지의 문화적 변화 및 영향이 가장 눈에 띈다.

1. 우리가 먹는 음식과 우리가 그것을 먹는 방식
2. 처진 턱과 지배적인 구강 자세
3. 실내 생활과 우리의 호흡 방식

1 │ 우리가 먹는 음식과 우리가 그것을 먹는 방식

우리의 턱은 원래 석기 시대의 음식에 맞게 만들어졌지만, 현재 우리는 빅맥(Big Mac, 미국 햄버거 체인 맥도날드의 햄버거 브랜드-역자 주) 환경 속에 살고 있다. 오늘날 많은 선진국에서는 후딱 먹어치울 수 있는 '패스트푸드'(fast food, 햄버거, 피자, 닭튀김과 같이 간단한 조리 과정을 거쳐 제공되는 음식-역자 주)가 아이들이 먹는 음식의 상당 부분을 차지하면서 가뜩이나 드물어진 음식을 씹는 일이 더 드물어지게 됐다. 더욱이 과일, 요구르트, 애플소스, 땅콩버터와 같이 부드러운 음식 때문에 아이들은 음식을 씹을 일이 더 줄어들었다. 아이들의 목이 막힐까봐 부모들이 고기나 씹을 만한 다른 음식을 잘게 썰어 주면서 아이들은 다시 음식을 씹을 일이 줄어들었다. 결국 아이들은 음식에서 최대한 많은 영양분을 섭취하기 위해 혀와 기타 입 근육을 어떻게 사용해야 하는지를 배울 기회를 갖지 못하고 있으며 턱의 건강한 발달에 필요한 근육 운동도 하지 못하고 있다.

아직 세세한 연대표까지는 정리되지 않았지만, 수렵·채집 생활을 하던 때로부터 약 1만 년 넘게 우리 인류의 식단에 어떤 변화가 있었는지는 인류학자들에 의해 매우 잘 연구돼 왔다. 인류가 '산업화된 식단'으로 옮겨갔다는 것은 주로 거친 고기와 덩이줄기류, 견과류, 과일 등을 먹다가 오랜 변화를 거쳐 햄버거, 스튜, 수프, 빵, 기타 제과류, 달콤하면서도 즙이 많은 과일 등과 같은 부드러운 음식으로 옮겨갔다는 것을 뜻한다. 그러나 음식 먹는 방식과 아기들에게 영양분을 섭취시키는 방식에 일어난 중요한 변화에 대해서는 알려진 바가 별로 없다. 그런데 이와 같은 변화 가운데 한 가지는 산업화된 현대 사회에서 흔히 보게 되는 턱 관련 문제를 설명하는 데 특히 중요해 보인다. 단단한 음식을 먹게 되면 묘하게도 훨씬 더 많이 씹게 된다. 그리고 특히 어린 시절에 더 많이 씹을수록 턱 근육이 더 튼튼해지며 턱도 더 커지게 된다. 그러나

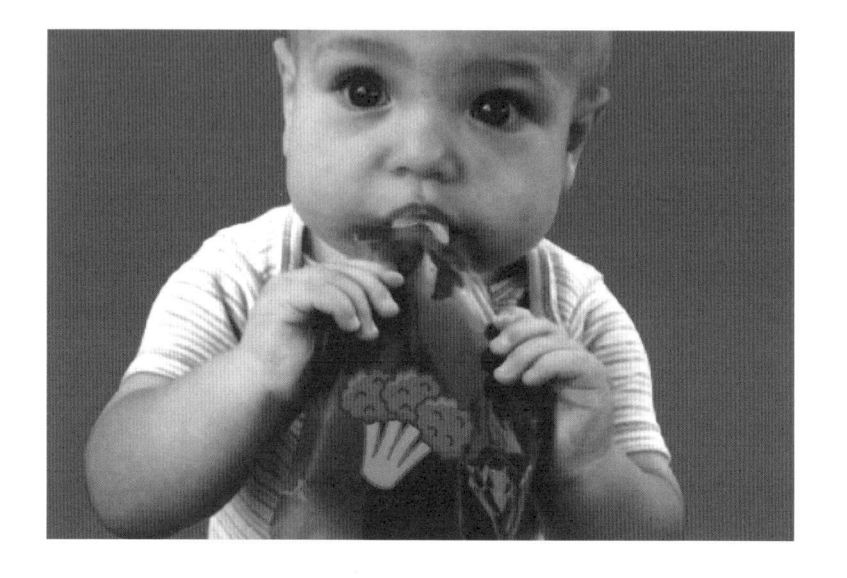

그림 18
부드러운 음식을 먹이는 것은 아이에게 영양분을 공급해 주는 편한 방법이지만, 씹을
수 없게 되면서 턱 및 기도 발달에 문제가 생길 수 있다.

당신이 아직 어려 유아용 높은 의자에 앉아 있을 때나 당신이 즐겨 찾는 식당에 갔을 때는 씹을 일이 거의 없다.[3] 그리고 어린 시절에 씹는 일이 거의 없을 경우, 얼굴 전체와 턱 그리고 기도 발달에 변화가 생길 수 있다.[4]

씹는 일이 드물어지는 추세를 직감적으로 알기 위해 과학자가 될 필요는 없다. 이는 컴퓨터 애니메이션 스튜디오로 유명한 픽사(Pixar)의 반이상향 영화 <월-E(WALL·E)>의 작가와 애니메이터들도 안다. 그들은 그 영화에서 햄버거를 빨대로 빨아 먹을 수 있게 제조하는 등 모든 음식을 어떻게 액체화하는지 보여 줬으며 우주 여행을 하는 인간의 얼굴과 몸이 육체 활동을 하지 않을 경우(유전학적인 이유 때문이 아니라) 어떻게 변화되는지도 보여 줬다.

누누이 강조하지만, 우리가 얼마나 많이 씹는가 하는 것은 어떤 음식을 먹는가 하는 것과 밀접한 관련이 있다. 지금까지 살펴봤듯이 너무 적게 씹는 것은 부정교합 문제를 악화시키는 주요 원인이다.[5] 삐뚤삐뚤한 치아가 점점 흔해지고 있다는 것은 우리 사회에서 구강-안면 건강 문제가 그만큼 심각해졌다는 것을 보여 주는 징후이다. 각종 연구에 따르면, 전통적인 지역 사회에서 도시화된 현대 사회[6]로 옮겨온 원주민은 한 세대도 넘기기 전에 삐뚤삐뚤한 치아가 나타날 수도 있다.[7] 나이지리아와 인도에서는 각 도시에서 식단이 보다 부드러운 음식들로 바뀌면서 도시 사람들의 턱이 시골 사람들에 비해 더 작아진 것으로 나타났다.[8] 동물 연구에서도 단단한 음식을 먹느냐, 부드러운 음식을 먹느냐에 따라 턱 발달에 비슷한 차이가 나타났다.[9] 다시 한번 말하지만, 기본적인 결론은 분명하다. 음식이 단단할수록 더 많이 씹게 되고 더 많이 씹을수록(특히, 어린 시절에) 턱은 더 정상이 된다(널찍해진다).

우리는 모두 우리 아이들이 건강하고 매력 있고 성공하기를 바라는데, 음식과의 관계를 적절히 잘 유지한다면 그렇게 될 가능성이 매우 커질 수 있다. 음식과의 관계란, '무엇을 먹느냐' 하는 것이고 '어떻게 먹느냐' 하는 것이기도 하며 그리고 또 이상하게 들릴지 모르지만 '뭔가를 먹고 있지 않을 때 우리의 턱을 어떻게 하느냐' 하는 것과도 관련이 있다. 그런데 사실 우리는 뭔가를 먹고 있지 않을 때 우리의 턱을 어떻게 해야 하느냐 하는 것과 관련된 글은 본 적이 없다. 그 대신 매스미디어에서는 우리가 먹는 음식의 잠재적인 문제들에 대한 뉴스만 잔뜩 쏟아낸다. 매일 얼마나 많은 포화 지방을 소비하는 것이 안전한지, 너무 많은 설탕을 섭취하면 심장병에 걸리게 되는지 등에 대한 혼란스런 뉴스, 비만과 2형 당뇨병에 대한 뉴스, 중국에서 들여온 식품에 독성 물질이 들어 있다는 뉴스, 대장균 오염 때문에 햄버거나 샐러드용 채소가 전량 회수됐다는 뉴스, 아이스크림에 치명적인 리스테리아균이 득실거린다는 뉴스, 캘리포니아산 와인과 아이들 규정식용 쌀에서 비소가 검출됐다는 뉴스,[10] 참치에 수은이 다량 함유됐다는 뉴스, 설탕이 들어 있는 소다수 병이 지나치게 크다는 뉴스도 나온다. 물론 비타민 보충제 광고와 속 쓰림 및 변비 치료제 광고를 비롯한 각종 광고도 나온다.

이처럼 우리는 우리와 우리 아이들이 먹는(또는 멀리하는) 음식의 영양 및 위생 상태 등에 대해서는 관심이 많지만, 우리 아이들이 그런 음식을 올바른 방식으로, 말하자면 적절히 씹고 삼켜 턱 발달에 도움이 되게 먹고 있는지에 대한 논의는 전혀 하지 않는다. 아이들이 음식을 먹거나 말을 하지 않을 때 입을 어떻게 하고 있는지가 건강에 중요한데, 그에 대한 관심도 거의 또는 전혀 없다.

2 │ 처진 턱과 지배적인 구강 자세

호흡 및 수면 문제는 우리 아이들이 어떤 음식을 먹어야 하는지에 대한 여러 골치 아픈 의문과는 약간의 관련밖에 없지만, 그 음식이 얼마나 거칠어야 하는지와는 밀접한 관련이 있다. 또한 지금까지 살펴봤듯이 호흡 및 수면 문제는 아이들이 얼마나 자주 또 얼마나 세게 씹어야 하는지와 관련이 있다는 증거도 있다. 직관에 반하는 일이지만, 호흡 문제는 아이들이 입과 얼굴을 어떻게 쉬게 해 주는지와도 관련이 있다. 당신이 먹는 음식과 그것을 먹는 방식만 중요한 것이 아니라 뭔가를 먹고 있지 않을 때, 즉 입을 쉬고 있을 때 그 입이 무엇을 하고 있는지도 중요하다.

올바른 구강 자세, 다시 말해 턱 발달에 가장 도움이 되는 것으로 알려진 구강 자세는 (말을 하거나 뭔가를 먹고 있지 않을 때) 위아래 치아가 살짝 맞닿고 혀가 입천장에 가 있는 상태로 입을 다물고 있는 것이다 (1장의 그림 10 참조). 여기서 중요한 점은 '이 모든 습관은 그 효과가 누

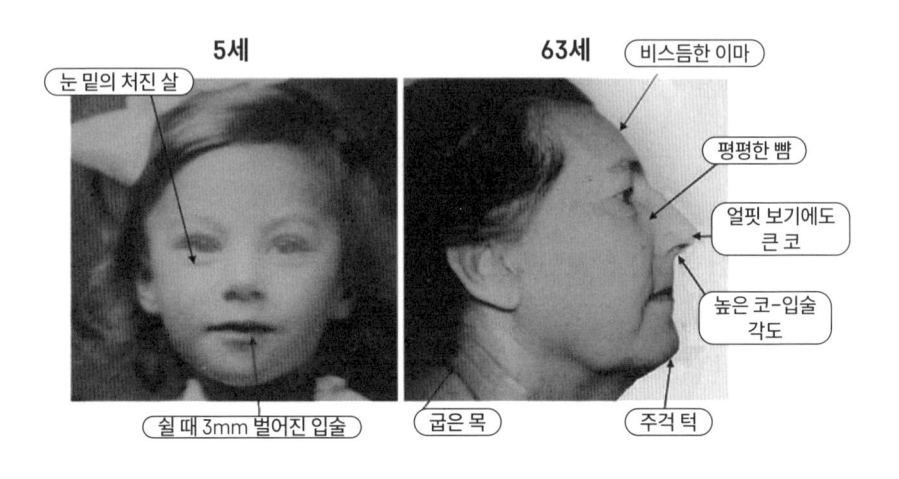

5세

63세

눈 밑의 처진 살

비스듬한 이마

평평한 뺨

얼핏 보기에도 큰 코

높은 코-입술 각도

쉴 때 3mm 벌어진 입술

굽은 목

주걱 턱

그림 19

이 아이는 다섯 살 때 입이 늘 벌어져 있었는데, 이처럼 쉴 때의 잘못된 구강 자세의 효과는 58년 후에 관찰해 볼 수 있다. 기도가 늘 열려 있도록 머리가 뒤로 젖혀져 있고 시력은 평면 평행을 유지하고 있으며, 그 결과 온갖 해로운 해부학적(그리고 필히 생리학적) 변화가 나타났다(사진 제공: 존 뮤).

적돼 나타나며 대체로 서로 관련이 있다'라는 것이다. 따라서 단단한 음식을 덜 씹을 경우, 당신의 턱 근육은 처지게 되며 그 결과 운동 부족으로 약해진 턱 근육 때문에 입이 벌어진 채 밑으로 처지게 된다.

아이의 구강 자세에 따라 얼굴의 성장 방향과 그에 따른 최종적인 얼굴 모양 및 매력이 결정된다. 얼굴에서 턱이 작으면 기도가 좁을 가능성이 있다. 건강 전문가들은 기도가 '좁은 환자는 기도를 열기 위해 대개 머리가 뒤로 젖혀지게 된다'라는 것을 인정한다. 작은 턱은 외모의 한 측면에 불과하지만, 부적절한 기도는 건강의 한 측면이다.[11]

3 | 실내 생활과 우리의 호흡 방식

이 책을 읽고 있는 지금, 당신의 위아래 치아는 살짝 맞닿아 있고 당신의 혀는 입천장에 닿아 있으며 당신의 위아래 입술은 닫혀 있는가? 다시 말해서 지금 우리가 말하는 '적절한 구강 자세'를 취하고 있는가? 만일 그렇지 않다면, 당신은 지금 아래턱이 밑으로 처진 상태에서 구강 호흡을 하고 있을 가능성이 있다. 당신의 입이 벌어져 있고 특히 알레르기 증상 때문에 코가 막혀 있다면, 입으로 숨을 쉬는 것이 더 편할 것이다. 그리고 당신의 턱은 더 많은 공기를 들이마시기 위해 더 아래로 처지게 되며 그러면서 문제가 더 악화된다. 턱의 건강한 발달을 위해서는 습관적으로 코로 숨 쉬는 올바른 구강 자세가 꼭 필요하지만, 입으로 숨 쉬는 구강 호흡이 워낙 흔해졌다. 어쩌면 당신이 머릿속에 떠올리는 아이들의 50퍼센트 이상이 구강 호흡을 하고 있을 수도 있다. 산드라는 처음 구강 호흡 문제에 눈을 떴을 때의 일을 다음과 같이 회상한다.

그녀는 자신의 아이 일란과 아리엘라를 데리고 플로리다 주 올랜도에 있는 한 테마 파크에 갔다. 산드라의 아이들은 이런저런 놀이 기구를 타느라 정신없이 바빴지만, 산드라는 아이폰을 꺼내 들고 주변을 지나가는 거의 모든 아이의 사진을 찍기 시작했다. 그 아이들은 입을 크게 벌린 채 '구강 호흡'을 하고 있었다. 산드라는 남편과 아이들을 붙잡고(그럴 수만 있다면 아마 옆에 서 있는 낯선 사람까지 붙잡았을 것이다) 다음과 같이 말했다.

> "저 애들 좀 봐! 입을 크게 벌린 채 구강 호흡을 하며 걸어가고 있어. 모든 사람이 입을 벌린 채 호흡하는 좀비 국가 같아."

쇼핑몰이나 게임장 또는 사람들이 많이 모이는 장소에 갔을 때 구강 호흡을 하는 사람을 찾아보라. 그리고 그들의 얼굴과 턱, 턱과 함께 자라는 치아들, 눈 주변의 다크서클을 보라. 꼭 이런 식으로 할 필요는 없다. 그냥 주변을 둘러보라. 얼마나 많은 사람이 입을 벌린 채 코가 아닌 입으로 숨을 쉬고 있는가?

계속 입으로 호흡을 하다 보면 당신의 입은 '씹는 도구'에서 '호흡하는 도구'로 바뀌게 된다. 씹는 도구를 두 손으로 힘차게 박수치는 것으

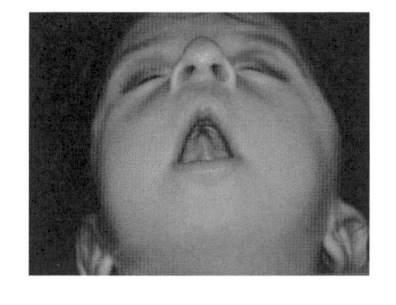

그림 20
부모가 경각심을 갖고 지켜봐야 할 기도 문제 징후 중 하나는 입천장이 좁아지고 깊어지는 것이다(사진 제공: 존 뮤).

로 묘사할 수 있다면, 호흡하는 도구는 공기가 관을 통해 흐르는 공간을 만들기 위해 두 손을 모아 구부리는 것으로 묘사될 수 있다. 구강 호흡에서는 상악골(그리고 단단한 입천장)이 더 좁아져 관처럼 생긴 깊은 틈새가 만들어진다. 입을 벌린 채 수백만 번 호흡을 하고 나면 당신의 얼굴 모양이 어떻게 바뀌는지 간단히 설명하면 그렇다.

물론 구강 호흡을 하지 않는 것이 힘들 때가 많다. 특히, 우리가 대부분의 시간을 실내에서 보내기 시작한 이후에는 더더욱 그렇다. 농업혁명이 일어난 후 사람들은 먹을 것을 찾아 자주 이동을 하지 않게 됐고 그러면서 점점 더 살기 편한 건물을 짓기 시작했다. 그런데 밀폐된 공간들이야말로 알레르겐(allergen, 알레르기를 유발하는 물질-역자 주)이 집중적으로 모여 있는 지역이다.[12] 알레르겐을 만들어 내는 많은 생명체, 즉 털 많은 반려동물과 바퀴벌레,[13] 곰팡이,[14] 집먼지진드기 그리고 기타 다양한 미생물[15]이 사람과 함께 건물 안으로 들어온 것이다. 결국 알레르기가 생기기 쉬운 환경 때문에 아이들에게 일찌감치 상기도

101

감염 등의 문제가 생길 가능성이 높아지는데,[16] 오늘날 미국에서는 약 6,000만 명이 상기도 감염 등의 문제로 고생하고 있는 것으로 알려져 있다.[17]

　교실 같이 밀폐된 공간 역시 바이러스 감염을 증가시키는 한 요인으로, 이에 따라 코 막힘을 동반한 일반 감기로 이어지곤 한다. 더욱이 미국 아이들의 약 10퍼센트는 소아 천식을 앓고 있으며 이로 인해 오랜 기간 바이러스성 상기도 감염과 관련된 코 막힘 증상을 보이기도 한다.[18] 그리고 코 막힘 증상에 대한 자연스러운, 그리고 때로는 불가피한 반응이 바로 입으로 호흡하는 것이다. 많은 부모가 알고 있는 사실이지만, 보육 시설 안에서 퍼지는 감기 바이러스와 관련된 코 막힘의 경우도 마찬가지이다. 형태가 기능을 충족시키며 결국 시간이 지나면서 턱이 더 작아진다. 이와 같은 변화는 유전자 변형 때문이 아니라 생활 근거지를 실내로 옮김으로써 생긴 인류 환경의 대도약 때문이다. 이에 따라 인류의 호흡 방식이 코 환경을 거치지 않게 될 가능성이 높아졌다.

　나중에 다시 살펴보겠지만, 구강 호흡이 급증한 것은 산업화된 사회에서 부정교합이 늘어난 것과 관련이 있다.[19] 입으로 호흡하는 아이들의 얼굴 및 턱 발달은 코로 호흡하는 아이들의 경우와 다르며[20] 이는 수면 장애에 따른 스트레스를 통해 심각한 건강 문제로 이어질 수도 있다.[21] 그리고 또 이는 입을 쉬게 하는 아이들의 방식, 즉 아이들의 구강 자세가 아이들의 미래 건강과 외모를 결정짓는 핵심 요소라는 결론을 내리게 되는 중요한 증거이기도 하다. 아이들이 얼마나 자주 그리고 얼마나 세게 씹느냐 하는 것 역시 더없이 중요하다.

간단히 말해, 구강 호흡과 관련 문제가 왜 생기게 되는지를 알아내는 것은 '닭이 먼저냐, 달걀이 먼저냐'를 알아내는 것과 비슷하다. 분명 일부 알레르기 증상이나 다른 코 막힘 증상(염증)은 어린 시절에 시작돼 코에서 폐로 이어지는 기도를 좁힌다. 그리고 이에 따라 구강 호흡을 하게 될 수도 있으며 기도를 열기 위해 입이 처진 채 벌어지고 머리가 뒤로 젖혀지며[22] 목이 앞으로 밀려나게 될 수도 있다. 구강 호흡과 입이 처진 채 벌어지는 것은 턱[23]과 치아와 얼굴[24]의 성장 및 발달에 부정적인 영향을 미친다. 그리고 습관적으로 구강 호흡을 하는 아이들은 대개 턱이 작으며 그 결과 치과 교정 전문의도 바로잡기 어려운 치아 과밀 현상과 불규칙한 치열 상태를 보이게 된다.[25] 또한 구강 호흡을 하는 아이들은 폐고혈압(pulmonary hypertensio) 증상을 보이게 될 수도 있다. 폐고혈압은 심장에서 폐로 피를 보내는 동맥 내 혈압이 높아지는 것으로, 그로 인해 폐동맥과 우심실에 문제가 생길 수 있다. 폐고혈압은 죽음에 이를 수도 있는 심각한 문제이다.[26]

아이들이 무엇을 먹느냐, 어떻게 먹느냐, 아이들의 입과 얼굴과 호흡 관이 어떻게 발달되느냐 하는 것은 간단히 말해 아이들의 구강-안면 건강 문제는 특히 어린 시절에 당신이 절대적인 영향을 미칠 수 있는 아이들의 발달 측면이다. 알레르기 증상, 특히 코 막힘으로 발전될 수 있는 알레르기 증상에 세심한 관심을 기울이고 또 부모 입장에서 아이들의 알레르기 증상이 오래 지속되지 않게 최대한 노력하는 것이 바람직하다. 구강-안면 건강 문제는 대개 어린 시절에 시작된 나쁜 습관에서 비롯된다.[27] 아이들의 구강 자세를 바로잡는 치과 교정 전문의 산드라의 오랜 임상 경험을 바탕으로 이런 습관을 고칠 수 있는 방법은 나중에 살펴본다.

이 시점에서 당신은 다음과 같은 질문을 할 수도 있다.

"두 사람, 지금 너무 암담한 그림을 그리고 있는 거 아니에요?"

어쨌든 전통적인 농경 사회의 사람들보다 산업화된 현대 사회의 사람들이 더 오래 살고 더 건강한 편이니 말이다. 더욱이 우리가 살펴보고 있는 구강-안면 건강의 추세 가운데 일부는 안 좋을 수도 있지만, 그렇다고 해서 이런 추세 때문에 인간의 행복이 크게 줄어든 것은 아니다.[28] 그러나 우리가 제기한 문제를 개인적 차원과 사회적 차원에서 잘 처리한다면 많은 사람이 보다 행복하고 건강한 삶을 영위할 수 있을 것이라고 확신한다. 만약, 턱 발달과 관련된 문제에 보다 많은 관심을 기울인다면 우리 세대의 아이들은 적어도 자기 부모보다 더 오래 그리고 더 건강한 삶을 살게 될 것이다. 만일 그렇게 되지 못한다면, 그 결과는 암울할 수도 있다.[29]

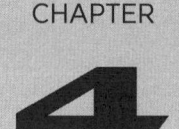

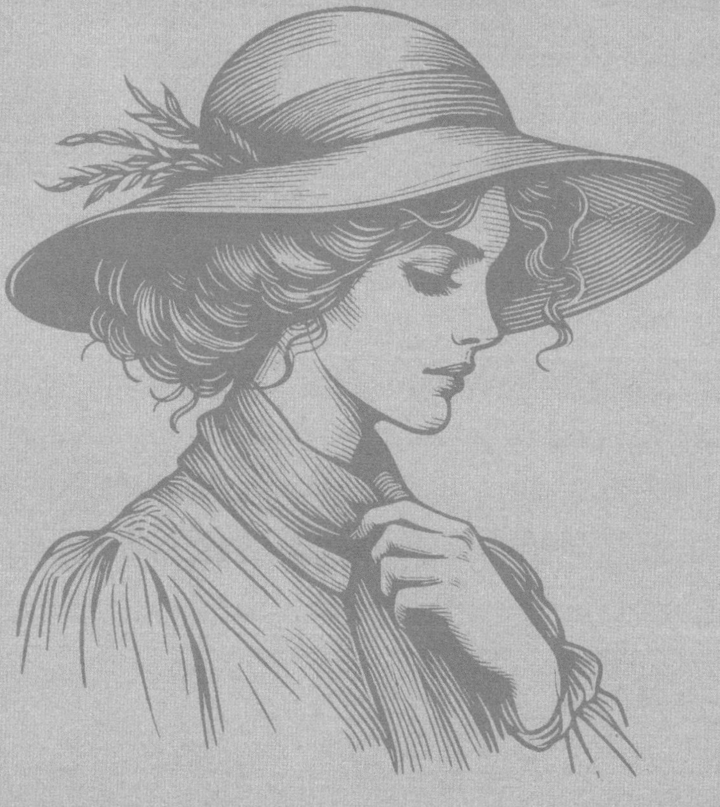

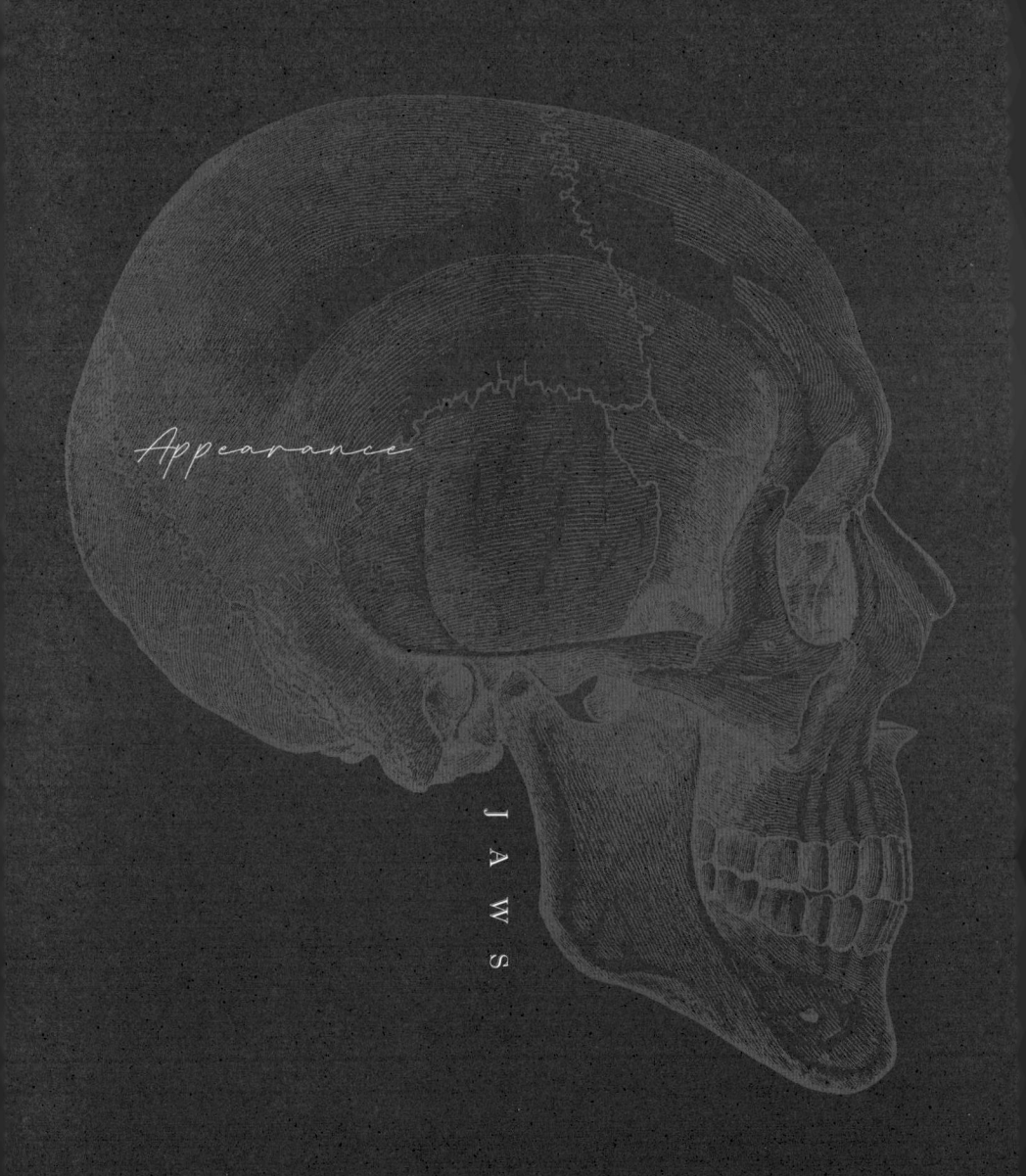

습관이 ——————
—————— 외모에 주는 영향

Appearance

J A W S

지난 1만 년 동안 인류의 환경에는 많은 변화가 있었고, 그 결과 지구상에는 지금 고대 농업혁명 시대처럼 단지 수백만 명이 아닌 거의 80억 명의 사람이 살고 있다. 그리고 농업혁명 시대의 평균 수명은 20~25세 정도였던 데 반해, 오늘날 전 세계의 평균 수명은 72세이며 많은 선진국 사람들은 평균 80대 초반까지 살고 있다.[1] 그러나 이 놀라운 발전에도 불구하고 그 부유한 국가에 살고 있는 대부분의 사람들은 기대만큼 건강하지 못하다. 우리는 늘 이를 기억해야 한다.

기대 수명은 행복의 유일한 척도가 아니며 기대 수명이 높다고 해도 그것을 훨씬 더 높일 수도 있다. 지금까지 살펴봤듯이 현재 우리가 갖고 있는 증거에 따르면, 일부 건강 문제는 사람들이 충분히 씹지 않고, 쉴 때 입을 다문 채 위아래 치아가 살짝 맞닿게 하는 등 올바른 구강 자세를 취하지 않는 데서 비롯된다.[2] 계속 강조하지만, 입을 올바르게 쉬게 해 주는 것만으로도 산업화된 사회의 사람들, 즉 형성기의 아이는 물론 성인까지 괴롭히는 각종 건강 문제가 줄어들게 된다. 물론 이런 건강 문제에는 다른 요소와도 관련이 있으며 그런 요소가 사람의 삶과

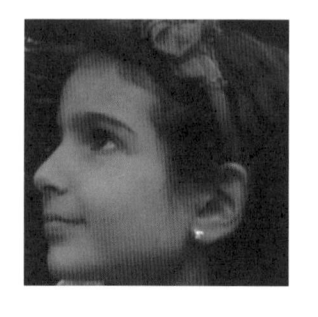

그림 21
구강 자세가 좋은 소녀. 자라서
건강한 미인이 될 가능성이 높다.

외모에 직·간접적인 영향을 미칠 수
있다.

사람들의 얼굴은 턱 관련 질환을 반
영하는 경우가 많다. 물론 외모는 단순
히 우리의 건강 상태를 보여 주는 일종
의 시각 온도계 역할만 하는 것이 아니
다. 설사 우리 외모의 거의 모든 측면,
즉 크기와 자세, 건강, 아름다움 등이
우리 인간의 핵심적인 특징, 즉 용기와
지능, 연민, 공감 능력, 유머 감각 등을
반영하지는 않는다고 해도 우리의 외모, 즉 우리의 매력은 사회생활에
엄청난 영향을 미친다.

영장류 사이에서는 시각적인 생물학적 신호가 사회적 지표로 쓰이
는 경우가 흔한데, 발정기 때 암컷 침팬지의 생식기가 부풀어 오르는
것이 그 대표적인 예이다. 그러나 어떤 수컷 침팬지가 '더 나은 외모'
를 갖고 있다고 해서 다른 수컷 침팬지보다 경쟁 우위에 서게 된다는
징후는 거의 없다. 수컷 침팬지가 경쟁 우위에 서는 이유는 몸집이 크
고 멋진데다 다른 수컷과의 연대에 능하기 때문이다. 이와 마찬가지로,
100만 년 전 우리 조상들 역시 미적 감각을 바탕으로 배우자를 선택했
을 것이라고는 생각하지 않는다. 우리 문화에서 외모를 중시하기 시작
한 것은 아마 그보다는 '위대한 약진' 때문인지도 모른다. 건강의 지표

로서보다는 인간 미적 취향의 문화적 진화의 일환으로 외모가 중시되기 시작한 것이다. 그렇게 처음으로 사람들이 서로의 외모에 대해 이러쿵저러쿵 말을 하기 시작한 것이다. 결국 사람들이 매력적인 외모에 대해 암묵적인 사회적 합의에 도달하게 된 것으로, 오늘날과 마찬가지로 그런 사회적 합의는 유명 인사들의 외모에 따라 변할 수도 있다. 다시 말해 아름다움 및 매력에 대한 인간의 취향은 시간이 지나면서 변화되고 문화에 따라 달라지는 것이다.

고대 기록은 말할 것도 없고 문서화된 기록도 거의 없지만, 우리가 보기에는 약 2만 년 전에 외모가 문화적 진화에서 매우 중요한 요소가 되기 시작했던 것 같다. 선사 시대에 우리 조상들이 프랑스 라스코 동굴에 남긴 암각화와 그 이전 작품[3]에서 미적 감각이 보인다는 것이 그 한 가지 증거이다.

물론 예술가의 작품 동기에 대해서는 다양한 해석이 가능하다. 라스코 동굴의 암각화는 원래 샤머니즘과 관련이 있을 가능성이 매우 높아 무아지경 속에서 상상 속 영적 세계[4]와 교감을 나누려 한 것으로 보이는데, 이는 중세 시대의 미술 작품과 성직자의 인상적인 의상들이 보는 이들로 하여금 기독교인들의 상상 속 영적 세계와 교감을 나누게 할 의도로 제작된 것과 유사하다. 오늘날에도 사람들은 종종 자신의 옷을 통해, 특히 의사의 흰색 가운과 같은 제복을 통해 자신들이 보다 거대한 그 뭔가와 연결돼 있다는 것을 보여 주고 싶어한다.

외모의 중요성이 매우 오래전부터 부각됐다는 또 다른 증거로는 약

7만 5,000년 전에서 10만 년 전 사이에 제작된 껍질 구슬 형태를 띤 최초의 신체 장식[5]을 들 수 있다. 따라서 우리는 결국 석기 시대의 미적 감각을 세상 모든 곳에 존재하는 디지털 그림의 세계로 끌고 와서 고대부터 시작된 외모의 중요성을 대거 증폭시키고 있는 것이다.

시각적인 것을 중시하는 문화에서는 어린 시절부터 많은 사람들이 우리의 외모와 우리 아이들의 외모에 관심을 보이고 때로는 집착까지 하는 것이 당연하다.

현재 우리에게는 아름다움과 멋짐에 대한 문화적 기준과 같은 것이 제시 또는 강요되고 있다. 물론 외모에 대한 개념들, 즉 아름답다거나 귀엽다거나 하는 개념은 상당히 주관적이다. 그럼에도 불구하고 이 책의 주요 관심사인 얼굴에 관한 한 우리 문화에서는 대체로 몇 가지 특징이 매력적이거나(예를 들어, 입술과 비교해 '너무 크지' 않고 균형 잡힌 코 등) 매력적이지 않다고(예를 들어, 뒤로 밀린 턱 등) 여겨진다.

더욱이 이런 문화적 기준은 점점 더 전 세계적인 기준이 되고 있는 듯하다. 예를 들어 현재 각종 연구에서는 서구 백인들(특히, 미국인들)의 기준이 '주류'로 여겨지고 있으며, 그 바람에 아시아 여성들 사이에서는 아름다움에 대한 서구의 기준들에 자극을 받아 몸매에 신경 쓰는 경향이 점점 커지고 있다.[6] 이런 충동은 워낙 강해 일부 아시아 여성들은 섭식 장애는 물론 '자기 몸에 대한 불만족'까지 겪고 있을 정도이다.[7]

우리는 앞으로 얼굴 구조와 턱 위치 등 외모와 관련된 현재의 지배적인 문화적 개념에 대해 이야기할 때 매력적이라거나 매력적이지 못하다는 식의 말을 자주 사용할 것이다. 매력적이라거나 매력적이지 못하다는 것이 한 인간의 전인적 매력을 나타내기 위한 말은 분명 아닌 것이다. 다시 한번 말하지만, 한 인간의 전인적 매력은 신체적 외모뿐 아니라 개성과 윤리성, 지능, 음성, 운동 능력 등에 따라서도 결정된다. 종종 기본적인 얼굴 구조는 그야말로 유전자들의 작품으로, 성장 과정에서 환경의 영향을 받을 가능성은 거의 없다고 생각된다. 그러나 얼굴 및 턱 구조의 특정 측면은 특히 발달 과정 중에는 놀라울 정도로 가변적이며 음식을 어떻게 먹는가, 코 또는 입 가운데 주로 어디로 호흡하는가, 뭔가를 먹거나 말을 하지 않을 때 턱과 혀를 어떻게 하는가 하는 문화적 습관에 따라서도 많은 영향을 받는다. 이 모든 것이 합쳐져 우리의 얼굴 모습에 큰 영향을 미치는 것이다.

우리의 아래턱과 혀가 하는 일 중 하나는 위턱이 아래쪽과 뒤쪽으로 처지지 않고 위쪽과 앞쪽으로 점진적인 성장을 할 수 있게 해 주는 것이다. 만약 아이가 습관적으로 입을 아래쪽으로 처지게 벌리고 주로 부드러운 음식을 씹는다면, 턱이 제대로 발달되지 못하면서 너무 뒤로 처지게 될 것이며 그 결과 턱이 뒤로 밀리게 되고 잠재적으로 기도까지 좁아지게 된다.

따라서 아이가 충분히 단단한 음식을 씹지 않고[8] 습관적으로 구강 호흡을 하거나 쉴 때 입을 아래로 처지게 벌린다면, 살아가는 내내 신체적 외모와 전반적인 건강에 드라마틱한 영향을 미칠 수도 있다.

이런 습관이 부정적인 영향을 미칠 수 있다는 증거는 얼마든지 있

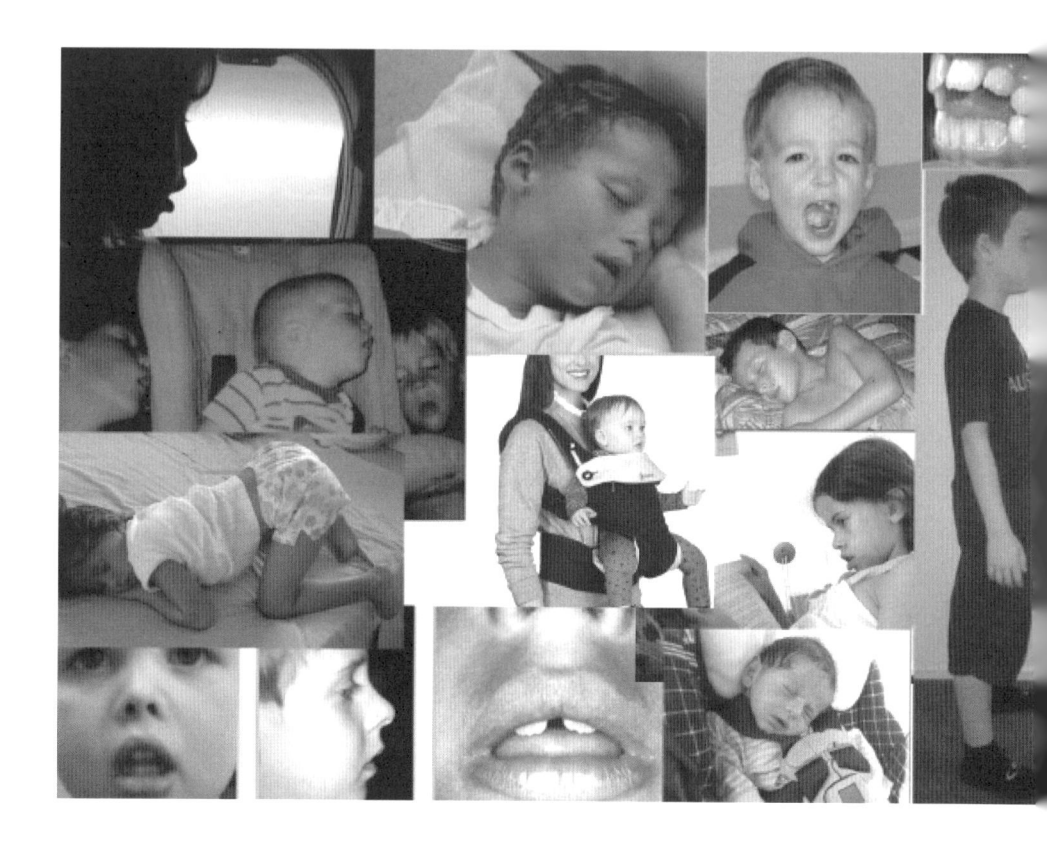

그림 22

현대적인 자세들. 이 아이들은 몸도 치아도 바르게 성장하지 못할 것이다.

다.[9] 당신의 다섯 살 난 귀여운 아이가 구강 호흡을 한다면, 50세쯤 됐을 때 치아가 삐뚤삐뚤해질 수 있으며 수면 중에 산소를 너무 적게 들이마셔 만성 피로를 느끼게 될 수도 있다.

구강 호흡을 하면 아이의 얼굴 모양은 물론 전체 외모까지 바뀔 수 있는데, 그 이유는 아이의 턱이 아직 성장 중이기 때문이다. 그 결과 얼굴과 입 모양이 길고 좁아질 수 있고 광대뼈의 윤곽이 약해지거나 아래턱이 상대적으로 작아질 수 있으며 턱 전체가 약해질 수도 있다. 얼굴에 나타나는 다른 증상으로는 웃을 때 많이 드러나는 잇몸과 삐뚤삐뚤한 치아 등을 들 수 있다.

산업화된 사회에서는 전반적인 자세 불량이 일반화되고 있다.[10] 세계적인 통계 수치는 얻기 어렵지만, 체코에서 7~15세까지의 어린 학생 3,520명을 상대로 실시한 한 세밀한 조사에서는 38퍼센트의 학생이 자세 불량으로 진단받았다.[11] 약 1세기 전부터 의사와 교사, 부모 그리고 패션 전문가가 '올바른 자세'에 많은 관심을 기울였는데도[12] 지금 사람들의 자세가 거의 모두 구부정하며 대부분의 사람이 쉬고 있을 때 구강 호흡을 하는 추세이다. 또한 많은 사람이 몸 근육을 제대로 유지하지 못하고 있다. 근육의 부분적인 수축이 정상적인 골격근 휴식 상태가 돼야 하며 그래야만 언제든지 행동에 나설 수 있고 자세를 유지하는 데도 도움이 된다.[13] 근육을 제대로 유지하지 못하는 사람은 나이가 들었을 때 허리 통증, 무릎 통증과 같은 만성 질환에 시달릴 가능성이 높다.

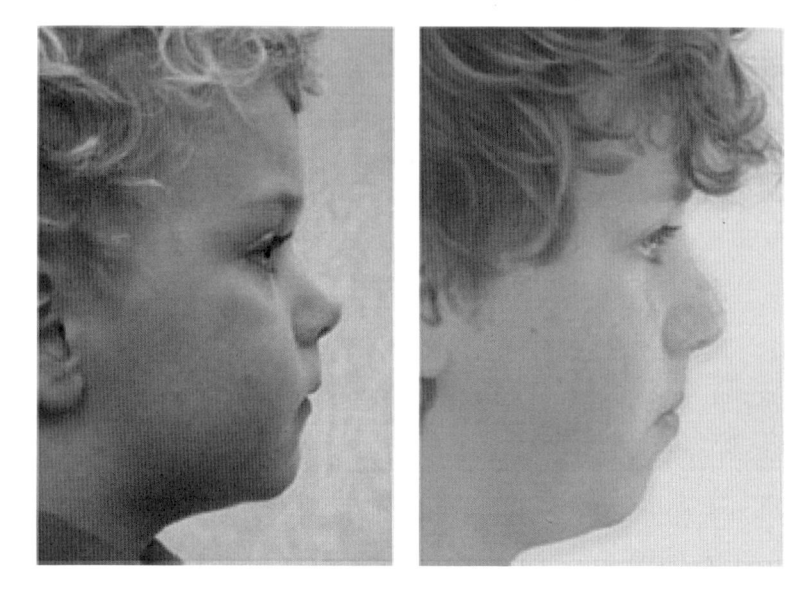

그림 23

잘못된 구강 자세로 인해 이전에는 '귀여워' 보였던 아이들이 자라면서 덜 매력적으로 보이기도 한다(사진 제공: 존 뮤).

오늘날 잘못된 몸자세로 인해 잘못된 근육 긴장 문제가 더 악화되고 있다. 이와 마찬가지로 아이의 성장 기간 중 쉴 때 턱 근육 긴장이 부족해 턱 성장이 저해되고 그 결과 많은 사람이 덜 매력적이라고 여겨지는 얼굴로 자라게 된다. 전반적인 자세와 머리를 들고 있는 방식[14]과 구강-안면 건강 간의 정확한 관계는 아직 불확실하지만, 자세가 구부정하면 턱 발달에도 부정적인 영향을 미칠 가능성이 높은 것으로 믿어진다.[15]

쓸모는 많지만 뭐라 정의하기 힘든 말 중 하나인 '귀여움'은 성인들이 매력적이라고 생각하는 특성, 즉 비례적으로 작은 코, 큰 눈, 넓은 이마 등을 가진 어린아이에게 흔히 쓰는 말이다. 이는 인간이 다른 어린 포유 동물(예를 들어, '귀여운' 강아지나 고양이 또는 미키 마우스 등)에게서 매력적이라고 느끼는 외모의 특성과 비슷하지만, 우리 인간의 경우 매력적이라고 느끼는 외모의 특성과 그에 대한 반응은 계속 변화되며 그 패턴 또한 매우 다양하다.[16]

대다수의 인간 아이가 그렇듯이 인간 외의 동물은 대개 커가면서 인간들이 느끼는 외모상의 매력을 잃게 된다. 그림 24에서 알 수 있듯이 잘못된 구강 자세를 취한 채 구강 호흡을 하게 되면, 이전에는 '귀여워' 보였을지 모를 아이의 외모가 나이가 들면서 점점 눈에 띄게 덜 매력적으로 보이게 된다. 이런 습관으로 인해 얼굴이 지나치게 길어지는 경우가 많은데,[17] 이와 같은 외모상의 변화는 워낙 드라마틱해서[18] 치과 의사는 '긴 얼굴 증후군'(long face syndrome)이라 부르기도 한다.[19]

그러나 동시에 긴 얼굴 증후군은 장점이 될 수도 있었다. 1815년 위

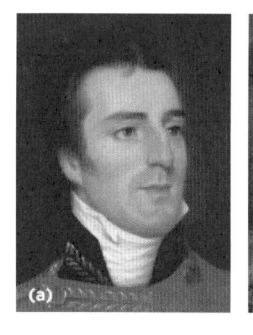
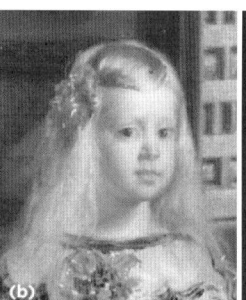

그림 24

아이의 잘못된 구강 자세와 구강 호흡으로 인해 자라면서 외모가 변하기도 한다. 치과 의사들 사이에서 긴 얼굴 증후군의 예로 잘 알려진 사진(사진 제공: 존 뮤)

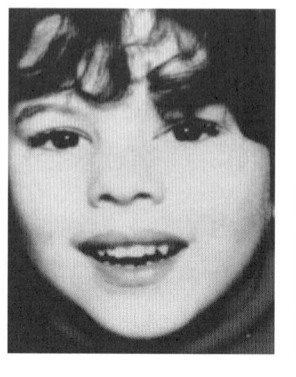
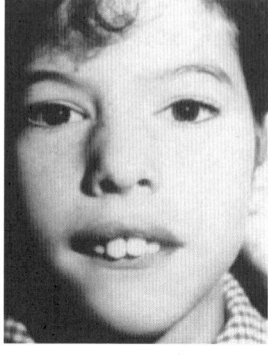

그림 25

역사적으로 유명한 많은 인물이 긴 얼굴 증후군을 갖고 있었다. 예를 들어, 1804년 로버트 홈(Robert Home)이 그린 초상화 속 웰린턴 공작(a)은 치아와 턱이 뒤로 처져 코와 턱이 더 두드러져 보인다. 또한 1656년 디에고 벨라즈쿠에즈(Diego Velazquez)(b)의 왼쪽)가 그린 초상화 〈라스 매니나스(Las Meninas)〉 속 다섯 살 난 스페인 왕녀 마르가리타 테레사는 평범한 얼굴 발달을 보여 준다. 그러나 어린 소녀가 된 1662~1664년 사이에 익명의 화가가 그린 초상화 속 마르가리타는 긴 얼굴 증후군을 갖고 있다((b)의 오른쪽).

털루 전투에서 승리하며 나폴레옹의 연전연승에 종지부를 찍은 그 유명한 영국 장군 웰링턴 공작(Duke of Wellington)의 초상화를 보라. 웰링턴은 영국의 위대한 영웅이었으며 그의 초상화에서 보듯이 긴 얼굴 증후군을 가진 상류층 남자의 전형이었다. 그는 '로마코'(Roman nose, 흔히 '메부리코'라고 함-역자 주) 덕분에 인기가 높았다. 그의 턱과 치아는 얼굴 뒤쪽으로 처졌고 그 때문에 코와 턱이 더 두드러져 보였다. 그 시대의 초상화에 대한 한 조사에 따르면, 부유한 사람들 가운데 유독 긴 얼굴 증후군을 가진 사람이 많았다. 이는 스페인 왕녀 마르가리타 테레사(Margarita Theresa)의 두 초상화, 즉 어린 시절의 초상화와 얼굴이 긴 성인 시절의 초상화에서 확연히 드러난다.

몇 세기 전만 해도 도드라진 코, 즉 메부리코는 큰 자산일 수 있었는데, 이는 그런 코가 유럽에서는 귀족 혈통 및 성격과 연관 지어졌기 때문이다. 웰링턴의 경우를 보면, 그 시절에는 잘못된 턱-얼굴 발달이 나쁘기만 한 것이 아니었다. 어쨌든 그는 많은 전투에서 승리했고 총리가 됐으며 숙녀들 사이에서 인기가 있었고 자기 수명대로 살다 83세의 나이에 세상을 떠났으니까….

아름다움에 대한 영구적인 기준을 정립하려는 시도[20]는 주기적으로 있었지만, 웰링턴 공작의 예에서 알 수 있는 바와 같이 어떤 시대에서든 외모의 아름다움에 대한 기준은 다소 주관적이다. 한 사람에게는 '잘생긴 것'이 다른 사람에게는 '못생긴 것'이 될 수 있으며 아름다움에 대한 문화적 기준은 수시로 변할 수 있는 것으로 유명하다. 대표적인 예는 문화에 따라 다른 '비만'에 대한 관점을 들 수 있다. 현재 서구 사회에서 비만은 매력 없고 자제력도 없는 사람의 특징처럼 여겨지지만, 여러 문화권에서 아름다움의 상징처럼 여겨져 태평양 지역 사회에서는 전통적으로 체형을 늘리기 위해 특별한 노력까지 한다. 서구인들이 처음 타히티를 방문했을 때 현지인이 남녀 젊은이를 선발해 특별한 장소로 데려간 후 엄청난 양의 음식을 대접해 살을 찌우려 하는 것을 봤다고 한다. 그 사회에서는 살찐 것이 성적으로 보다 매력 있다고 여겨졌기 때문이다.[21] 이들의 사회가 문화적 적응을 통해 서구적인 사고방식들을 도입하고 있다고는 해도 태평양 지역에서는 아직도 비만한 사람이 자신의 체형을 부정적으로 보지 않는다.[22]

타히티인에게는 피부색이 얼굴의 두드러진 특징이며 타히티의 의식에는 피부색을 밝게 하려는 의도도 있었다. 또한 아이러니컬하게도 폴리네시아와 일본에서는 그리고 불행했던 과거에 일부 아프리카계 미국인들 사이에서는[23] 얼굴 피부색이 보다 밝은 것이 보다 매력적인 것으로 여겨진 데 반해, 서구에서는 피부색이 밝은 사람이 종종 수명이 줄어들 위험을 무릅쓰면서까지 1년 내내 햇볕에 그을린 피부색을 가지려 애쓰고 있다.

이와 같은 차이에도 불구하고 몇 가지 얼굴 특징은 여전히 사실상 모든 사회에서 매력을 늘리거나 줄이는 것으로 여겨지기도 한다.[24] 보편적인 요소가 있는지 알아내기 위해 매력을 평가한다는 것은 매우 힘든 일이며 매력의 진화학적 의의 또한 여전히 논란의 여지가 많다.[25] 예를 들어 과학자들은 '이성의 관심을 더 끌어 번식 성공 가능성을 더 높여 주는 특정 외모에 대한 진화학적 자연 선택이 있는가?'라는 문제를 놓고 논쟁을 벌여왔다.[26]

물론 매력에 대한 우리의 인식에 어느 정도 진화가 있었던 것은 분명하다. 평균적인 매력과 거리가 먼 것으로 보이는 사람은 매력이 없다는 인식이 있으며, 사실상 모든 곳에서 남성보다 여성의 외모에 더 관심이 많다.[27] 각종 연구에서 한결같이 동일한 결과가 나오는데, 그것은 평균적인 특징, 젊음, 대칭성, 얼굴의 남성다움 또는 여성다움 등이 모두 매력 평가에 포함된다는 것이다.[28] 그리고 사람의 얼굴을 알아보는 일을 하는 뇌 부위와 달리, 매력을 평가하는 일에 관여하는 특별한 뇌 부위도 있다.[29] 따라서 턱이 그 구조를 변화시키는 특이한 환경에서 발달될 경우, 외모까지 변하면서 삶의 많은 측면에 영향을 미칠 수 있다.

그러나 진화된 신호들은 훨씬 덜 명료한 수준에서 기능할 수도 있다. 예를 들어 매력적인 여성 얼굴의 특징에 미묘한 변화가 생길 경우, 생식 주기상 가임 기간을 뜻할 수도 있다.[30] 또한 연구 결과에 따르면, 사람들은 종종 얼굴 매력에 대한 자신들의 관점을 비롯한 신체적 특징을 바탕으로 배우자를 선택한다.[31] 그래서 우리 모두 매력적인 배우자를 맞이하는 축복을 누리는 것이다.

'매력'의 다양한 측면에 대한 자연 선택의 통제력에 대한 각종 논란과 매우 어리석은 생각에도 불구하고,[32] 얼굴의 아름다움에 대한 판단은 산업화된 사회에 살고 있는 우리들의 삶에서 여전히 중요한 역할을 하고 있다. 매력은 시간과 문화에 따라 달라지지만, 오늘날은 그런 현상이 특히 더 심한 것 같다. 사진·삽화가 많은 출판물, 상업 TV와 TV 광고, 유튜브, 동영상, 셀카, 페이스타임(FaceTime, 애플이 아이폰 4에 탑재한 기능으로, 와이파이를 통해 무료로 영상 통화를 즐길 수 있음-역자 주) 등 시각적인 정보가 차고 넘치는 사회에서 우리는 보기 좋은 전신 모습뿐 아니라 얼굴 모습에 대한 각종 인식을 접하며 살고 있는 것이다. 남성이든 여성이든, 그리고 영화배우든 모델이든 뉴스 앵커든 매력적인 사람의 표본처럼 여겨지는 사람들 가운데 상당수는 강한 턱 선을 갖고 있고 비교적 늘씬하다. 점점 보편화돼가는 매력에 대한 인식이 어쩌면 결국 구강-안면 유행병을 끝내는 데 도움이 되는 수단이 될 수도 있다.[33]

서구 사회와 서구화된 사회에서(그리고 그 사회의 기준으로 봤을 때) 잘생겼다거나 아름답다고 여겨지는 사람이 덜 매력적이라고 여겨지는 사람들보다 사회생활을 더 잘한다는(그리고 건강도 더 잘 유지한다는) 상당한 증거가 있다.[34] 이런 사람들은 어린 시절에도 다른 아이와 다르게 취급받을 뿐 아니라 따돌림을 당할 가능성도 적다.[35] 또한 선거에서 더 많은 표를 얻고[36] 돈도 더 많이 벌며[37] 더 건강하거나 다른 이점이 있을 수도 있다.[38] 배심원들에게 더 관대한 평결을 받을 가능성도 더 크다.[39] 잘 생겼다거나 아름답다고 여겨지는 사람은 서로 다른 평가자에게는 물론[40] 서로 다른 문화에서도[41] 일관되게 매력적이라는 평가를 받는다는 증거도 있다. 그리고 생후 6개월밖에 안 된 아기조차 매력과 관련된 성인의 문화적 기준들을 알아본다는 증거도 있다.[42] 아기가 성인들이 더 매력적이라고 여기는 사람의 사진을 더 오래 쳐다본 것이다. 성인들과 마찬가지로 아기의 경우에도 '평균적인 것'을 매력의 주요 요소로 보는 것은 바로 이 때문이다.[43]

우리는 대개 우리가 속한 사회의 사람들이 '매력적'이라고 여기는 것을 매우 빨리 알아본다. 불거진 광대뼈, 강한 턱 선, 뚜렷한 뼈 구조, 고른 치아, 함박웃음, 깨끗한 피부 등 몇 가지 특징이 더 눈에 띄는 것이다. 그리고 번식은 우리가 무의식적으로 큰 관심을 갖는 부분이며 남녀는 건강하면서도 '잘 생겼다'거나 '예쁘다'고 판단되는 번식 상대를 선택하려 한다. 진화론에서 이런 현상을 설명할 때 흔히 하는 이야기는 우리에게는 무의식적으로 그런 번식 상대를 찾게 만드는 유전자가 있다는 것이다. 그런 상대여야만 건강하면서도 매력적인 자손을 볼 가능성이 높고 그 자손도 번식에 성공할 수 있을 것이기 때문이다. 논리적인 이야기같지만, 이를 뒷받침해 줄 과학적인 증거는 거의 없다. 오히려 정상적인 턱 구조와 성적 매력으로 설명하는 것이 더 설득력이 있다.

일반적으로 매력적이라고 여겨지는 얼굴 구조는 대개 눈, 코, 입 등 모든 것이 있어야 할 위치에 있고 자신이 노출돼 온 평균적인 얼굴에서 그리 동떨어지지 않는 얼굴 구조였다.[44] 그런데 최근 들어 사람들은 각종 시각 매체를 통해 어디서나 볼 수 있는 일부 유명인, 특히 영화배우나 모델의 외모에 지나친 관심을 보이는 경향이 있어, 서구 사회에서 현재 나타나고 있는 일반적인 매력의 거의 전 사회적인 관심 저하 현

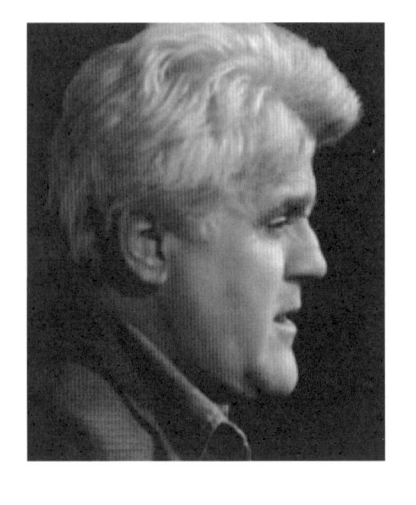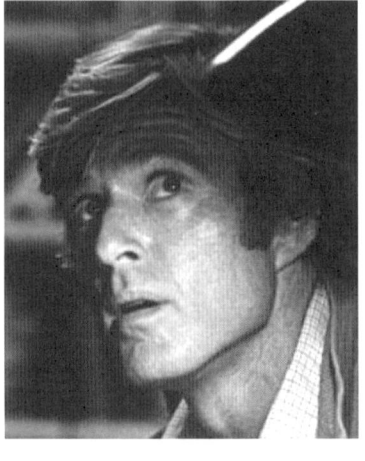

그림 26
미국 토크쇼 진행자 제이 레노(Jay Leno, 왼쪽)와 미국 영화배우 로버트 레드포드(Robert Redford, 오른쪽)의 차이를 눈여겨보라. 레노의 옆얼굴은 접시형인데, 이는 치아와 혀의 과밀 현상 때문인 것으로 추정된다. 반면, 레드포드의 얼굴은 중앙 부분이 보다 앞으로 나와 있는데, 이는 입안에 여유 공간이 더 많기 때문인 것으로 추정된다.

상을 무력화시키고 있다.

이런 현상은 특히 유행병과 같은 비만 문제에서 가장 눈에 띈다. 비만 문제에 관해서는 매력과 건강이 서로 관련이 있는 경우가 많으며 극도로 날씬한 것이 가장 이상적인 여성의 매력으로 여겨지는 경우가 많다. 산드라와 같이 구강-안면 발달상의 문제를 찾아내는 교육을 받은 사람들의 관점에서는 체중이 줄어드는 경우와 마찬가지로 얼굴 매력(전통적인 의미에서의)이 줄어드는 것 역시 유행병과 같은 건강 문제가 있다는 증거이다. 이는 유행병과 같은 구강-안면 건강 문제가 계속된다면 매력적이라고 여겨지는 특성에 상당한 변화가 있게 될 것이라는 의미인데, 그 변화는 비전문가의 눈에도 뻔히 보일 정도로 심해질 것이다.

치아 과밀 현상이 일어나면, 얼굴의 기본적인 윤곽이 뒤로 처지고 매력적이라고 여겨지는 구조 역시 변하는 등 얼굴 전체의 균형이 무너지게 된다. 우리는 지금 광대뼈가 뒤로 처지고 턱 선이 무뎌지며 치아가 삐뚤삐뚤해지고 코 대신 입으로 호흡을 하고 있는데, 그 이유는 우리의 얼굴이 산업화된 새로운 환경 속에 발달되면서 턱이 작아지고 그 바람에 치아들과 혀를 위한 공간이 너무 부족해졌기 때문이다.

그런데 현재 사회적으로 건강에 해로운 습관이 널리 받아들여지는 정도가 아니라 권장까지 되고 있어서 그런 습관을 바꾸는 것이 결코 쉽지 않다. 예를 들어 한때 흡연이 워낙 '정상적인 일'이 돼버린 데다 담배 광고까지 많아져서 제2차 세계대전 중 군인들의 전투 식량(K-ration, 전투 중인 군인에게 지급되는 휴대용 음식-역자 주)에는 담배 10개들이 한 갑이 포함될 정도였다. 1930년대에 폴(Paul)과 그의 친구는 '어른스러워' 보이려고(그리고 니코틴 중독의 쾌락을 맛보려고) 거리에서 담배꽁초를 주워 피웠다. 그 당시 이미 7~8세쯤 된 아이들도 담배를 '관에 박는 못'(coffin nail, 수명을 단축시키는 것-역자 주)이라 불렀지만, 청소년에게 흡연을 권하는 사회적 분위기가 워낙 심했다. 반면, 오늘날 미국과 다른 많은 나라에서는 흡연이 경멸시되고 있다. 미국은 1980년대에 이르러 유행병처럼 퍼지는 흡연이 공중 보건에 미치는 심대한 영향을 깨닫고 점진적으로 담배 사용 및 판매와 관련된 법령과 규제를 마련했으며 흡연 문제를 해결하기 위해 사회적 규범을 고치는 등 많은 조치를 취했다.

우리 사회는 비만 유행병을 둘러싼 심각한 건강 문제를 깨닫기 시작했지만, 원인은 그리 잘 깨닫지 못하고 있으며, 사람들은 여전히 비만 문제를 개인적인 결함으로, 즉 '자기 통제력 결여'로 생각하는 경향이 있다. 비만 때문에 생기는 건강 문제가 매우 중대함에도 불구하고 설탕이 많이 함유된 청량음료 병의 크기를 제한하려는 목적으로 제정된 입법조차 제대로 통과되지 못하는 경우가 많다.[45] 산업화된 특정 음식에 중독된 사람에게 주어지는 쾌락과 그런 음식을 제공하는 사람에게 주어지는 금전적 이득이 워낙 커서, 비만이 어느 정도 인식된 유행병임에도 불구하고 아직 의미 있는 조치를 제대로 취하기 어렵기 때문이다. 따라서 유행병과 같은 구강-안면 건강 문제가 여전히 해결되지 못하고 있는 것도 그리 놀랄 만한 일이 못된다.

지금까지 살펴봤듯이 부정교합으로 알 수 있는 얼굴 기형은 워낙 흔한 현상이지만, 웰링턴 공작 시대에도 그랬듯이 지금 역시 그리 널리 알려져 있지 않다. 치료 비용은 비교적 높으며 분명하고 즉각적인 이점들은 비교적 적다. 기본적으로 삐뚤삐뚤한 치아와 중한 질병과의 긴밀한 관계는 일반 대중에게는 알려진 바가 없다. 또한 식품 산업, 특히 이

유식 산업이 담배 산업과 같은 사악한 괴물로 인식되고 있지도 않다.[46]

　만일 사람들이 씹는 것이 구강-안면 발달에 미치는 중요성에 대한 지식을 쉽게 구할 수 있다면, 이유식 조달업자들은 씹는 것을 촉진시키는 제품을 보다 쉽게 제공할 수 있게 될 것이다. 그리고 대부분의 사람들은 자신의 얼굴이 태어날 때부터 기형이 아니라 원래는 모든 부위가 균형 잡히고 기도도 넓으며 매력적인 외모로 태어났다는 사실을 금방 알게 될 것이다. 계속 이야기했듯이 유행병과 같은 구강-안면 문제는 그 뿌리가 수렵·채집 생활을 한 우리 조상들의 유전자까지 거슬러 올라가지만, 그 유전자가 현재는 우리 조상들의 환경과는 전혀 다른 산업화된 사회에서 발현되고 있는 실정이다. 사람들이 잘못된 구강-안면 발달로 고생하는 것을 볼 경우, 우리는 구체적으로 어쩌다 그렇게 됐는지, 어떤 도움을 줄 수 있을지는 생각지 않고 그냥 어쩌다 일어난 일 정도로 받아들이는 경우가 많다.

　얼굴 기형 문제가 예방 가능한 문제라는 것을 깨닫게 되면 환경을 바꾸는 사회·정치 운동을 벌여 그 문제를 예방할 수 있을 것이다. 우리는 특히 건강 전문가와 간병인들이 이런 구강-안면 건강 문제에 대해 훨씬 더 폭넓은 지식을 갖기를 바라며 의료 및 치과 전문가들이 구강-안면 건강 문제와 관련된 교육을 수정해 그 문제를 언제든지 잘 예방하고 치료할 수 있기를 바란다. 가장 중요한 것은 예방이며 이를 위해서는 의료인뿐 아니라 사회 구성원 전체의 마음자세도 중요하다. 만일 구강-안면 건강 문제를 치료해야 할 필요성이 보다 많은 사람들 사이에 알려진다면, 그 치료는 가장 치료 효과가 좋은 5~7세 정도부터 보다 많은 아이를 상대로 시작될 수 있을 것이다.

어떤 의미에서는 매력이 그 뒤에 숨겨진 심각한 질환을 알려 주는 바로미터가 될 수 있다는 것이 축복일 수 있다. 극심한 부정교합은 큰 관심을 기울여야 할 증상으로 여겨져야 하지만, 잘못된 턱 발달과 분명한 구강 호흡에 의해 생기는 보다 미묘한 구강-안면 문제의 경우도(만일 일반 대중에 의해 구강-안면 문제 뒤에 숨겨진 문제를 보여 주는 증상으로 널리 받아들여진다면) 보다 많은 아이가 제때 치료를 받을 수 있어야 한다. 실제로 이런 일은 매우 흔히 일어나기 때문에 사회적 관행에 광범위한 변화를 야기할 수 있다.

CHAPTER

5

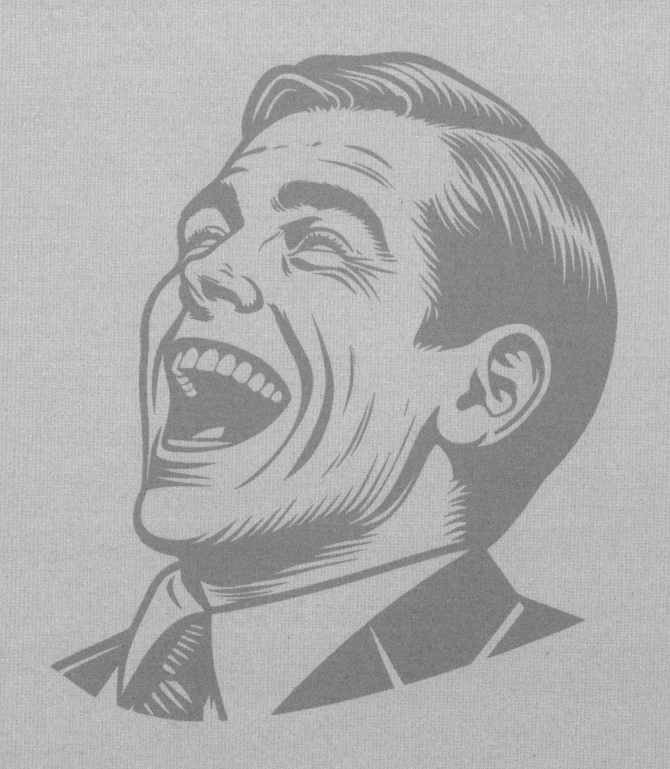

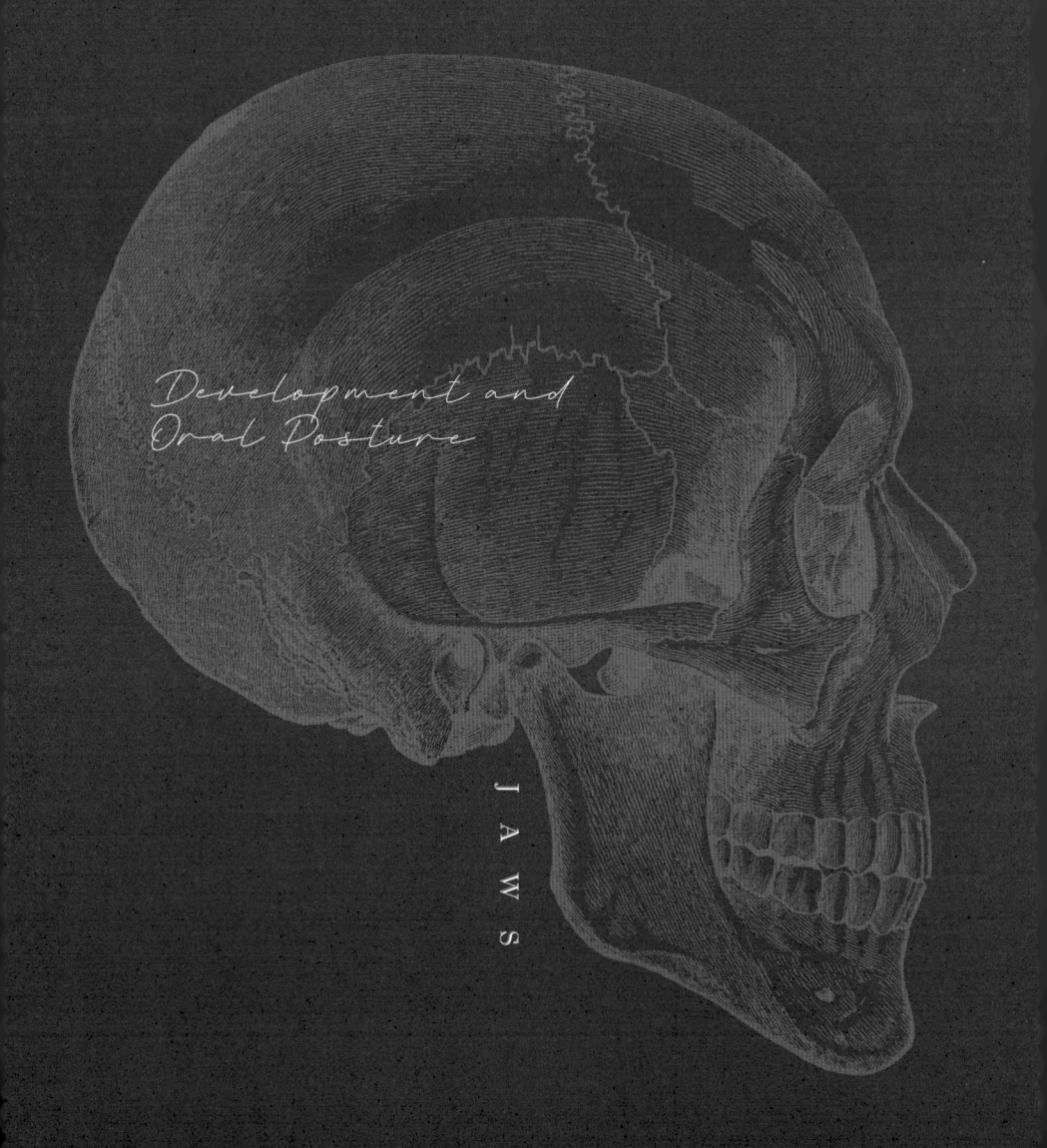

구강 자세가 ──────
────── 얼굴형을 만든다

Development and
Oral Posture

J A W S

지금 우리 상황은 어떤가? 산업화된 사회 환경 속에서 지금 많은(대부분은 아니더라도) 사람들의 경우 턱이 완전히 제 크기까지, 즉 32개의 치아가 모두 가지런히 제자리를 차지할 수 있을 정도의 크기까지 발달되지 못하고 있다. 또한 사람들은 대개 자기 아이들에게 턱이 제대로 발달되게 해 줄 만한,[1] 또는 턱 발달에 가장 적합한 구강 자세를 취하게 해 줄 만한 식생활 환경을 제공해 주지 못하고 있다.

그 결과, 턱이 모든 치아를 충분히 수용할 만큼 발달되지 못하게 되고 혀는 입안에서 보다 아래쪽에 위치하게 된다. 그런 다음 아래턱은 쉴 때 밑으로 처진 채 벌어지게 되고 기도 또한 좁아지게 된다. 다시 한번 강조하지만, 최적의 구강 자세는 입이 쉬고 있을 때 입술과 턱이 닫혀 있고 위아래 치아는 살짝 맞닿아 있으며 혀는 입천장에 닿아 있는 상태이다.[2] 그러나 잘못된 구강 자세는 호흡 곤란의 결과일 수 있다. 만일 알레르기 증상으로 인해 코가 막히거나 편도선이 붓거나 아데노이드(adenoid, 인두의 보호 기관인 인두 편도가 장애를 일으키는 질환-역자 주) 증상으로 인해 기도가 막힐 경우, 대개 구강 호흡을 더 자주 하게 되고 그 결과 기도는 물론 구강의 발달도 더 더뎌지게 되며[3] 부정교합이 생길 가능성은 더 커지게 된다.[4] 이를 잘 보여 주는 예 중 하나로, 7~12세 까지의 스웨덴 아이들이 아데노이드 증상을 치유해 다시 코로 호흡하게 되자 턱의 '수평적'(자연스러운) 성장이 촉진된 것을 들 수 있다.[5]

그렇다면 이와 같은 턱 발달 문제를 일으키는 구강 자세의 근원은 무엇일까? 턱 발달 문제가 존재한다는 것 자체가 그 어떤 지적인 존재도 애초에 우리 턱을 치아와 혀도 제대로 들어가지 못할 만큼 작게 디자인하지는 않았으리라는 것을 말해 준다. 반면, 진화론적 관점은 이와 같은 '지적인 디자인' 관점보다 훨씬 더 합리적이며 우리 자신에 대해 그리고 우리가 과거에 이룬 업적이 어떻게 지금 거론 중인 문제를 설명하는 데 도움이 되는지에 대해 많은 것을 시사해 준다.

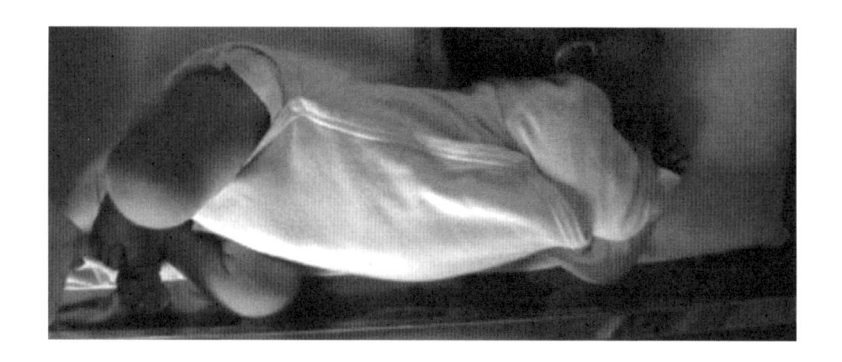

그림 27
부적절한 기도를 가진 아이가 안고 있는 심각한 문제는 잘못하면 '영아 돌연사 증후군'(sudden infant death syndrome)에 이를 수도 있다는 것이다. 이 아기의 부모는 아기가 묘한 포즈를 취하는 것을 보고 이 사진을 찍었지만, 이 아기가 기도를 열려고 애쓰고 있는 중이라는 사실은 전혀 몰랐다. 그래서 아기가 비극적인 죽음을 맞이한 후에야 이 사진을 의사에게 보여 줬다(사진 제공: 크리스티안 길레미뇨).

복잡한 구어체 언어의 출현은 우리 '호모 사피엔스(Homo sapiens)'를 오늘날 지구를 지배하는 동물[6]로 만들어 준 중대한 사건이다. 이는 진화론적 측면에서 위대한 위업이었지만, 불행하게도 그로 인해 우리 조상들의 얼굴-기도 구조에 중대한 변화가 나타나게 됐으며 사람들은 구강-안면 발달 문제를 비롯한 여러 심각한 문제에 더 취약해지게 됐다. 결정적인 변화는 지난 15만 년 사이 그리고 최근 들어 약 5만 년 전에[7] 일어났으며, 그로 인해 3장에서 언급한 바 있는 '위대한 약진'[8]이 촉발된 것으로 믿어진다. 구문(단어를 의미 있는 순서대로 배열해 문장을 만드는 것)을 가진 언어의 발달 덕분에 우리 조상들은 복잡한 전략을 계획하고 실행에 옮기는 것은 물론 가상의 상황을 놓고 머리를 맞댈 수도 있게 됐다.

진화론상 인간과 가장 가까운 친척인 침팬지는 복잡한 사냥 전략을 짤 수는 있지만, 다음과 같은 의사소통까지는 하지 못한다.

"헤르만, 넌 언덕 왼쪽으로 돌아가. 나는 왼쪽으로 갈게. 만일 우리 사이에 곰이 있다면, 확실한 탈출로가 있다는 것이 확신될 때만 공격해."

또한 그 어떤 고릴라도 "내가 만일 저 다른 수컷을 두드려패려 하지 않았다면 어찌 됐을까?"식으로 사실에 반하는 가정법 서술은 하지 못한다. 따라서 이런 능력의 진화에 따르는 해부학적 어려움은 분명 새로운 의사소통 능력보다 덜 중요했다.

해부학적 진화에 따라 복잡한 언어를 구사할 수 있게 해 주는(그에 따른 엄청난 진화론적 이점과 함께) DNA 변화가 일어나면서 동시에 기도도 좁아졌다(비교적 작은 단점).[9] 따라서 적어도 우리가 안고 있는 치아-기도 문제의 일부는 그 뿌리가 우리의 먼 조상들이 손짓, 발짓을 해대다가 서로 말을 하고[10] 의사소통을 하는 능력을 발전시킨 시절까지 거슬러 올라가게 된다. 그러면서 인간의 목 안에서도 복잡한 변화가 일어났다. 폐로 이어지는 기관의 꼭대기에 위치한 후두(larynx, 흔히 voice box라고도 함-역자 주)가 아래쪽으로 처지고 후두 위쪽과 혀 뒤쪽에 보다 큰 공기 공간(전문 용어로는 '성대'라고 함)이 생겨났다. 그리고 그 공간 덕분에 공기를 내뱉을 때 내는 소리를 크게 변화시킬 수 있게 됐다.

모음과 자음을 명확하게 발음할 수 있게 된 것은 엄청난 이점이었지만, 진화론상의 다른 많은 이점과 마찬가지로 그 이점에도 단점이 있었다. 그리고 뒷다리로 걷게 된 것은 큰 이점이었지만 허리 통증과 탈장이라는 대가가 따랐듯이, 장래의 연인에게 달콤한 말을 속삭일 수 있게 된 것은 이점이었지만 질식사할 확률이 더 높아지는 대가가 따랐다. 그 이유는 후두가 아래로 처지면서 공기와 음식이 목 안에서 같은 관을 따라 내려가게 됐기 때문이다. 덮개와 밸브들로 이뤄진 시스템을 통해 공기는 폐로 향하고 음식은 위로 향하게 되는데, 때로는 이 시스템이 제대로 작동되지 않아 음식이 폐로 향하면서 기도가 막히게 되는 것이다(미국의 흉부외과 의사 헨리 주다 하임리히(Henry Judah Heimlich)는 이물질로 기도가 막혔을 때 사용할 수 있는 응급 처치법을 만들었는데, 이를 흔히 '하임리히 법'이라고 한다). 유아들은 이런 위협으로부터 안전한 이유는 후두가 아래로 처지면서 음식과 공기가 한 관을 따라 내려가는 현상은 생후 2년쯤 되면 사라지기 때문이다. 관들이 분리돼 젖먹이 아기가 질식되는 일 없이 동시에 빨고 호흡할 수 있게 되는 것이다. 그러나 진화 과정에서 턱이 짧아지고 두개골 아래 부분과의 관계에 변화가 생기는 등말을 하는 데 필요한 복잡한 공기 흡입 구조상들의 변화가 없었다면, 성인들은 수면 중의 호흡에 상당한 어려움을 겪게 될 수 있다. 따라서 폐쇄성 수면무호흡증의 뿌리를 따라가면 우리 인간의 뛰어난 의사소통 능력 발달 시기까지 거슬러 올라가게 될지도 모른다.[11] 물론 수면무호흡증이 유행병처럼 번진 것은 말의 발달 시기보다 훨씬 나중의 일이다. 따라서 말을 통한 의사소통을 가능하게 해 준 해부학적인 변화로 모든 것을 설명할 수는 없다.

우리의 근육이 얼마나 많이 움직이고 어떤 종류의 움직임을 하는가 하는 것 역시 말의 발달에 결정적인 기여를 한 환경 요인 중 하나이다. 수젤리 모이마즈(Suzely Moimaz)와 그녀의 동료 소아 치과 전문의들은 다음과 같이 설명했다.

"모유 수유가 적절한 두개 및 안면 발달에 가장 결정적인 요인으로 보이는데, 이는 모유 수유를 통해 강도 높은 구강-안면 근육

운동이 촉진되고 호흡하고 삼키고 씹고 말을 하는 기능도 활성화
되기 때문이다."[12]

 다른 학술 논문에 따르면, 모유 수유를 하지 않을 경우 턱이 제대로
발달하지 못해 구강 호흡이 늘어나게 되고 그 결과 부정교합이 더 심
해지게 된다.[13] 다시 한번 강조하지만, 모유는 면역 반응을 강화시켜 줄
뿐 아니라 구강 호흡을 유발하는 콧물도 줄여 주고 턱 발달에 도움을
주어 치아가 삐뚤삐뚤해지는 것을 완화시켜 주기도 한다. 결국 모유 수
유를 하면 부정교합을 피하는 데 도움이 되지만 고무젖꼭지를 사용하
면 부정교합이 생기게 되는데,[14] 그 이유는 아기가 고무젖꼭지를 물면

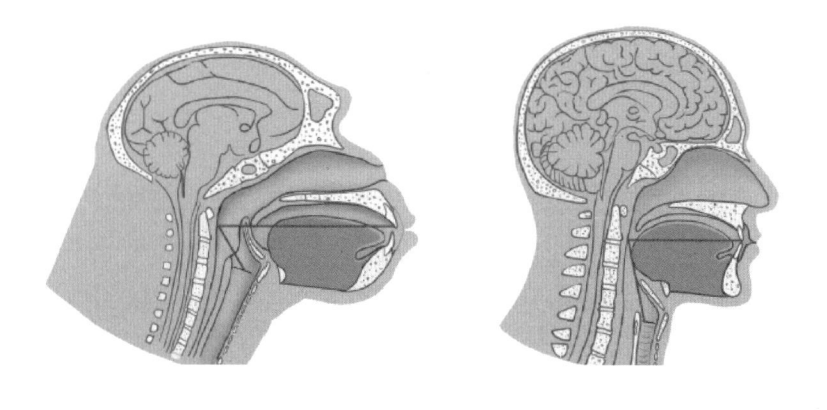

그림 28
왼쪽 그림 속 말을 못하는 침팬지의 경우, 혀가 공기가 폐로 넘어가야 하는 턱 안 저 뒤
쪽에서 완전히 쉬고 있다. 반면, 오른쪽 그림 속 인간의 경우, 말을 하면서 혀의 뒤쪽이
쉽게 기도를 막게 돼 폐쇄성 수면무호흡증에 더 취약하다.

서 모유 수유를 덜하게 되기 때문으로 보인다.[15] 젖병을 사용할 때도 그 결과는 비슷하지만, 이탈리아에서 1,000명 이상의 취학 전 아동을 대상으로 수유 패턴을 조사해 본 결과, 부정적인 효과가 덜했다고 한다.[16]

젖병 수유 문제는 18세기 중엽 이후 서유럽, 특히 영국과 프랑스에서 급증하기 시작했다. 시카고 루리아 동병원의 소아치과 의사 케빈 보이드(Kevin Boyd)가 여성들이 대거 직물 공장 노동 인구로 유입되기 시작했다는 이야기를 한 것도 바로 그 무렵이었다.

처음 몇 십 년간 직물 공장에서 일하는 여성들은 어린아이들이나 독

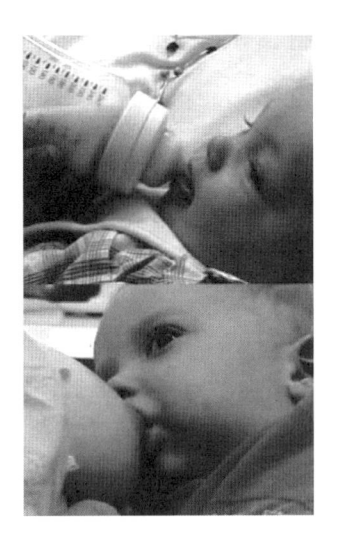

그림 29
젖을 젖병으로 먹는 아기들은 수동적으로 젖을 받아들이지만(위 사진), 직접 모유 수유를 하는 아기들은 제대로 젖을 먹기 위해 근육을 써야 한다(아래 사진).(사진 제공: 존 플루터).

신이었지만 산업화가 진행되면서 오랜 세월 이어져 내려온 젖 먹이기 및 젖떼기 패턴이 폐기된다. 가내 공업 분야에 취업해 집에서 일하며 수년 간 원할 때는 언제든지 젖을 먹일 수 있었지만, 젖병 수유 시대가 열리면서 인공 젖꼭지, 펌프질해 빼낸 모유, 유아용 분유, 고무젖꼭지 등을 활용할 수 있게 됐다.[17] 그리고 그 바람에 앞쪽으로 나오는 정상적

인 턱 발달에 꼭 필요한 수유 환경이 사라지게 됐다. 젖병으로 수유하는 아기와 달리, 직접 모유 수유를 하는 아기들은 젖을 빠느라 격한 근육 운동을 하게 되며 곧 지쳐 잠이 들어 고무젖꼭지나 손가락 같은 것을 입에 물릴 필요가 없다. 중요한 것은 젖도 안 나오는데 고무젖꼭지나 손가락 같은 것을 빠는 행동으로 인해 부정교합이 생길 수도 있다는 것이다.[18]

오늘날의 아이들은 음식을 꼭꼭(한 입당 20번) 씹는 것을 거의 배우지 못하며 뭔가를 먹거나 말을 하지 않을 때 계속 입을 다물고 있는 것도 뭔가를 먹거나 말을 할 때 코로 숨 쉬는 것도 거의 배우지 못한다. 단단한 음식을 씹기 위해 필요한 강한 근육 압력은 턱 발달 환경에서 매우 중요한 부분으로, 턱과 얼굴의 형성 과정에 큰 영향을 미친다.[19] 그러나 쉬면서 입술과 턱을 다물고 혀를 입천장에 닿게 할 때 생기는 보다 약하지만 보다 지속적인 근육 압력 또한 중요하다. 이 약한 근육 압력으로 혀와 치아와 입천장이 서로 상호작용하게 되며 살아 있는 뼈가 수백만 년간의 유전학적 진화에 따라 생긴 패턴으로 그 모양이 형성된다. 간단히 말해, 음식을 꼭꼭 씹지 않는 등 잘못된 구강 자세를 취할 경우, 환경-유전자 상호작용에 문제가 생겨 턱과 기도가 최적의 크기 및 구조로 발달하지 못하게 된다.

약한 근육 압력을 지속적으로 받을 때의 영향은 직관에 반하는 것처럼 느껴질 수도 있지만, 약한 근육 압력도 오랜 기간 계속되다 보면 치아들과 뼈에 큰 영향을 미칠 수 있다. 이는 사람에 대한 관찰과 원숭이에 대한 실험으로 이미 입증된 바 있다.

입을 벌리는 습관이 최근 들어 인간의 턱을 드라마틱하게 작아지게 만든 근본 원인이라는 것은 붉은털원숭이들에 대한 실험 결과에서도 미루어 짐작할 수 있다. 인간에 대한 실험은 과학 윤리에 의해 제한되고 있으며 다행스럽게 실험에 영장류를 사용하는 것에 대한 윤리적 검토의 필요성 또한 점점 더 커지고 있다.[20] 그러나 구강 호흡이 붉은털원숭이들의 턱 크기에 미치는 영향에 대한 이전 연구에서 우리는 배울 것이 많다. 붉은털원숭이들의 발달 시스템이 우리 인간의 발달 시스템과 지극히 비슷하다고 믿을 이유는 얼마든지 있어, 이 연구들을 통해 인간에게 일어나는 일에 대해 많은 것을 알 수 있는데, 구강 호흡이 턱 구조[21] 및 수면 관련 건강 문제에 영향을 미친다는 것을 보여 주는 증거 또한 상당히 많다.[22]

1970년대에 선구적인 해부학자 에길 하볼드(Egil Harvold)는 붉은털원숭이들을 상대로 일련의 실험을 실시했다. 이 실험에서는[23] 생후 2~6년 정도 된 붉은털원숭이들의 콧구멍을 실리콘 플러그로 막아 어쩔 수 없이 구강 호흡을 하게 만들었다. 그러자 원숭이들은 구강 호흡에 적응하는 과정에서 혀와 입술과 턱으로 다양한 행동을 하는 등 '변덕스러운' 모습을 보였다. 그리고 구강 호흡을 한 원숭이들은 아래턱이 밑으로 처지면서 얼굴이 더 길어졌다. 이 원숭이들은 결국 부정교합 상태가 됐는데, 개체에 따라 차이가 심했다. 인간의 경우도 그렇지만, 새로운 구강 호흡에 대한 대처가 서로 달라 유연한 턱 발달 시스템에 가해진 압력 또한 서로 달랐던 것으로 보인다.[24] 그러나 모든 원숭이가 아치형으로 생긴 아래턱 치열이 좁아졌고 위턱의 치열은 짧아졌다. 그 결과, 아래턱 앞니가 위턱 앞니 앞에 위치하는 일종의 부정교합인 '앞니 교차교합' 상태가 됐다. 18개월 후 원숭이들의 콧구멍에서 플러그를 제거하자 모든 것이 거의 원위치로 되돌아가는 변화가 나타났다.

하볼드는 원숭이들의 입천장에 가해지는 혀의 약한 압력으로 인해 입천장이 넓어지고 아치형 치열이 정상으로 돌아가는 쪽으로 얼굴 뼈대가 자라게 된다는 사실도 확인했다.[25] 물론 붉은털원숭이와 인간의 입 구조 및 얼굴 구조는 다르지만, 하볼드의 실험 결과는 호흡 패턴에

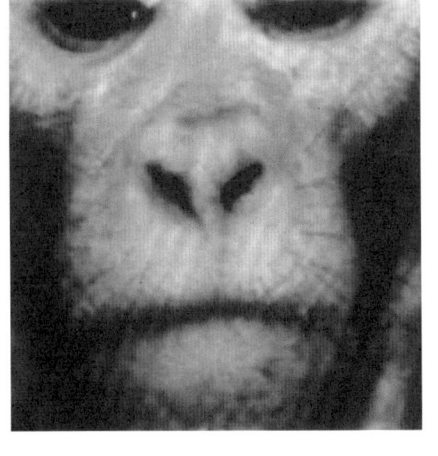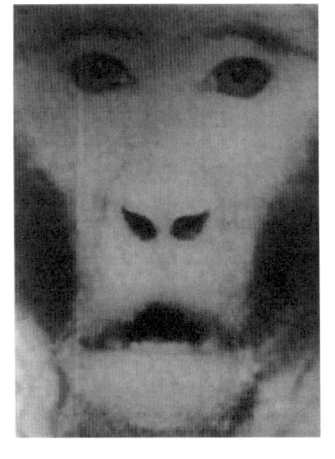

그림 30
에길 하볼드의 실험에서, 왼쪽의 원숭이는 비교하기 위한 통제 집단에 속해 있었고 오른쪽 원숭이는 콧구멍을 막은 집단에 속해 있었다. 오른쪽 사진에서 알 수 있듯이 콧구멍이 막혀 입이 아래로 처지면서 벌어지자 턱이 좁아지고 긴 얼굴 증후군이 나타났다.

따라 인간의 얼굴 발달이 달라질 수 있고 구강 호흡을 하면 많은 사람에 의해 문화적으로 매력적이지 못하다고 여겨지는 '긴 얼굴 증후군'[26]을 갖게 될 수도 있다는 강력한 증거가 되고 있다.[27] 긴 얼굴 증후군은 위턱 치아와 아래턱 치아 사이가 계속 2밀리미터 정도 떨어진 상태를 유지하는 것과 관련이 있다.[28]

하볼드의 연구를 통해 우리는 우리 조상들이 생활 근거지를 실내로 옮긴 것이 구강-얼굴 건강 문제가 생긴 주요 원인 중 하나일 수 있다는 사실을 알 수 있다. 사람들이 생활 근거지를 실내로 옮기면서 하볼드의 원숭이가 콧구멍이 막히면서 겪은 상황을 연상케 하는 상황을 겪게 된 것이다. 알레르기 유발 항원이 득실대는 환경이 조성되면서 코가 막히기 딱 좋은 상황이 된 것이다. 결국 우리의 먼 조상들이 생활 근거지를 실내로 옮기고 그에 따라 알레르기 유발 항원들에 노출된 것이 보다 부드러운 음식을 만들어 먹는 법을 알게 된 것과 함께 오늘날의 아이들이 알레르기 증상에 더 취약해지고 각종 턱 문제를 갖게 되는 또 다른 원인 중 하나가 된 것이다.[29]

갓 태어난 아기들은 울 때 빼놓고는 대개 코로 호흡을 하며 일부 아기들은 심지어 입으로 호흡하는 것이 적절한 상황에서도 입으로 호흡을 하지 못한다. 드문 일이기는 하지만, 선천적으로 코가 막힌 신생아들은 입으로 호흡을 하지 못해 질식사하기도 한다.[30] 이른바 '위생 가설'(hygiene hypothesis)에 따르면, 유아 시절의 코 막힘은 종종 단순한 일반 감기 때문에 발생할 뿐 아니라 알레르기 유발 항원이 득실대는 밀폐된 공간 안에 살기 때문에도 발생한다.[31] 가축이나 세균 감염 또는 '먼지'와의 밀접한 접촉을 통해 면역 체계가 제대로 '단련되지 못한' 상태이기 때문이다.[32] 아이러니한 일 같지만, 오늘날의 '깨끗한' 환경[33]이 오히려 면역 체계 능력[34]에 악영향을 미쳐 한편으로는 알레르기 증상이나 천식을 예방하지 못하고[35] 다른 한편으로는 알레르기 유발 항원(집먼지진드기, 배설물과 같은)을 실내로 끌어 모아 새로운 알레르기 유발 항원(포름알데히드와 같은)을 만들어 내기도 하는 것이다.[36] 오늘날 아기들이 모유 수유를 거의 하지 않는 것도 그런 환경에 포함될 수 있으며,[37] 그로 인해 엄마에게서 아기에게 전해지는 면역력 보호 효과도 기대하지 못하게 된다. 그리고 아이들의 코 막힘은 오늘날 구강 호흡과 부정교합이 그렇게 널리 퍼지고 흔해진 한 가지 이유일 수 있다.[38] 또한 오늘날의 실내 환경은 사람들이 생각하는 것만큼 무해하지 않을 수 있으며 실제로 온갖 만성 질환의 원인이 되기도 한다.[39]

이것이 얼마나 심각한 일인지 알고 싶다면, 자신의 애완용 게르빌루스쥐에 알레르기 반응을 보인 한 운 없는 소년의 사진을 보라(그림 31). 밀폐된 주거지는 많은 이점이 있지만, 환경 변화에 따른 부작용으로 적절한 구강-안면 발달을 저해하기도 한다.

특히, 어린 시절에 적절한 구강-안면 환경을 유지하는 일의 중요성은 아무리 강조해도 지나치지 않다. 흥미로운 사실이지만, 골격 기형을 고치기 위해 턱 수술을 받은 인간 환자의 경우, 적절한 구강 자세를 취하고 코로 호흡하는 등 적절한 환경을 유지하는 훈련을 받지 않으면

골격 기형이 재발되기도 한다.[40] 이는 살아 있는 뼈의 가소성(plasticity, 외력에 의해 변한 형태가 외력이 없어져도 원래의 형태로 돌아가지 않는 물체의 성질–역자 주)을 입증해 주는 일로, 뼈를 통해 치아를 움직이는 치과 교정술은 바로 이와 같은 뼈의 가소성을 이용한 것이다.

과학자들은 아직도 특정한 환경적 요인이 척추 동물, 특히 인간의 턱과 얼굴 발달에 얼마나 큰 역할을 하는지를 배우고 있는 중이다.[41] 우리는 이제 과학자들도 유아 시절의 아이들에게 영향을 미치는 환경적 요인에 문화적인 변화를 주면 유행병처럼 번지는 구강–안면 문제를 해결하는 데 최선의 결과를 보게 된다는 사실을 알게 될 것이라 생각한다.

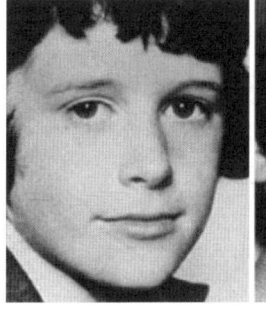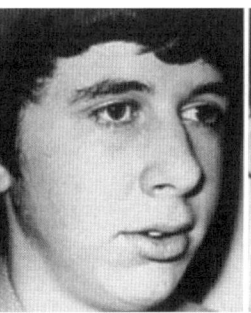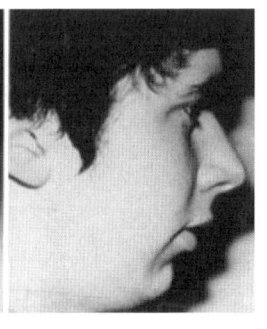

그림 31
플라스틱 플러그가 붉은털원숭이의 콧구멍을 완전히 막아버리듯 알레르기도 어린아이의 콧구멍을 막을 수 있다. 애완용 게르빌루스쥐를 기르던 매력적인 한 아이(왼쪽)가 어찌 됐는지를 보라. 이 아이는 게르빌루스쥐에 알레르기 반응을 보였고, 그게 코 막힘과 구강 호흡으로 이어지면서 턱 성장이 잘못되는 슬픈 결과를 맞게 됐다(오른쪽).(사진 제공: 존 뮤).

이는 인간의 다른 발달과 관련해 잘 알려진 사실, 즉 정상적인 발달이 이뤄지기 위해서는 어린 시절 '결정적으로 중요한 시기'에 적절한 환경이 조성돼야 한다는 사실이 그대로 반영된 것이라 할 수 있다. 아이들이 매우 어려서 정상적인 시각 환경에 노출되지 않을 경우, 출생 이후 다른 사람들처럼 제대로 보는 법을 배우지 못할 수도 있는데, 그게 그 전형적인 사례이다. 그래서 눈이 먼 상태로 태어난 아이들이 결정적인 시기 이후에 수술로 시력을 회복할 경우, 정상적으로 보지 못하게 된다. 예를 들어 그런 아이는 밝은 배경을 등지고 있는 어두운 물체는 인지할 수 있지만, 십자가와 원을 구분하지 못해 시력을 이용해 세상에 적응하지 못한 채 다시 맹인의 삶으로 되돌아가게 된다.[42]

또 다른 연구에서 3세 이후 46세까지 앞을 볼 수 없었던 한 사람은 수술을 통해 시력을 되찾은 지 2년 후에도 정상적으로 보지를 못했다.[43] 그러나 이는 개인차가 있다. 시력을 회복한 또 다른 사람은 충분히 정확히 볼 수 있게 돼 적어도 사회생활을 제대로 할 수 있었다.[44]

이와 마찬가지로, 이상적인 턱-얼굴-기도 발달의 경우도 태어나서 처음 10년(그리고 어쩌면 처음 1~2년)이 결정적으로 중요한 시기로, 그 시기에 적절한 구강 자세(입을 늘 다물고 있는)를 취하고 이유기 때 또는 그 후에 '꼭꼭 씹어야 하는' 음식을 먹어야 하며 앞서 이야기한 다른 요소들도 충족시켜야 한다.

그 중요한 시기에 잘못된 구강 자세를 취할 경우, 정상적인 턱 발달로 되돌아갈 가능성이 얼마나 되는지 개인차는 어떤지에 대한 과학적인 연구는 아직 없었지만, 어쨌든 다시 정상적인 턱 발달을 기대하기는 매우 어렵다. 태어나서 처음 몇 년간이 언어 습득에 결정적으로 중요한 시기이듯이 턱-얼굴-기도 발달의 경우도 이와 대략 비슷한 것 같다.[45] 물론 소수이긴 하지만, 성인이 된 후에도 별 어려움 없이 새로운 언어를 습득할 수 있는 사람들도 있기는 하다.[46]

구강-안면 건강에 결정적으로 중요한 시기에 대해 존 뮤 박사는 다음과 같이 적었다.

> 유아기 때 충분한 교합(아랫니와 윗니의 접촉)이 없거나 혀의 적절한 지지를 받지 못할 경우 상악골, 즉 위턱은 대개 아래로 처지게 된다. 8세가 결정적으로 중요한 나이로 보이는데, 그건 8세가 넘으면 위턱이 점점 더 두개골 아랫부분에 단단히 고착되기 때문이다. 위턱은 사춘기쯤 되면 기기를 이용해 억지로 움직이지 않는 한 거의 움직이지 않지만 하악골, 즉 아래턱은 특히 사내아이들의 경우[47] 그 몇 년 후에도 움직일 수 있다.

어쨌든 임상 경험과 기본 원칙에 따르면(그 어떤 복잡한 발달 시스템에서도 뒤늦게 개입하는 것보다 일찍 개입하는 것이 큰 변화를 일으킬 가능성이 더 높음), 턱 발달에 관한 한 나이 들었을 때보다 어렸을 때 더 쉽게 외부의 영향을 받는 것이 분명하다.

수천 년 동안 원시 수렵·채집 시대의 여성들은 몇 년간 자기 아이에

게 모유 수유를 했으며 젖을 뗀 후에
는 자신이 먹는 꼭꼭 씹어야 하는 거
친 음식을 먹었다(아직 '이유식'이 발
명되지 않았기 때문에). 그리고 인간의
발달 시스템은 그런 식이법이 건강
한 패턴의 두개골 및 턱 형성에 도움
이 되게 하는 쪽으로 진화됐다. 1장
에서 살펴봤듯이 턱은 원래 비교적
크고 여유 공간이 충분해 치아가 서
로 겹치거나 이상한 방향으로 향하
지 않으면서도 반듯하고 고르게 자
리 잡을 수 있게 돼 있다. 따라서 오
늘날 모유 수유를 하는 것이 부정교
합이 줄어드는 것과 관련 있는 것도
결코 우연의 일치는 아닐 것이다.[48]

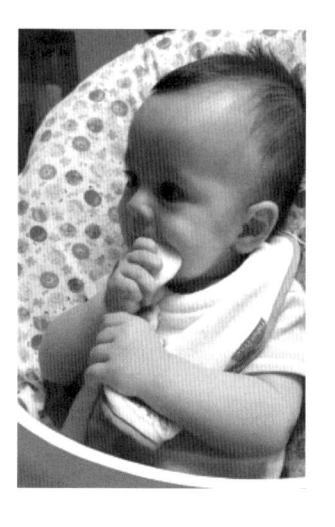

그림 32
젖을 떼고 꼭꼭 씹어야 하는 단단
한 음식을 먹고 있는 남자아이. 생
후 6개월 된 이 아이가 처음 입에
문 음식은 배이다.

　식량 생산 및 소비의 문화적 패턴은 농업혁명이 시작되면서 변하기
시작했는데,[49] 아마 처음에는 소비되는 음식의 종류보다 음식을 구하
는 데 사용되는 기법(채집 대 곡물 재배)에서 더 많은 변화가 있었을 것
으로 추정된다.[50] 그리고 해양 자원에 심하게 의존하는 수렵·채집 방식
에서부터 재배 식물에 주로 의존하는 방식과 음식 준비 과정(깍둑썰기,
빻기, 발효, 굽기, 끓이기)에 이르는 일부 분야에서의 변화 패턴은 아마 매

우 복잡하면서도 강력했을 것이다.[51] 그러나 오늘날 부정교합이 유행병처럼 늘고 있는 것은 음식 씹는 것이 줄어들고 코 막힘이 늘어난 일과 관련이 있는데, 이런 일은 그보다 훨씬 늦게 그리고 점진적으로 일어났다. 농업 발달 이후의 치아 변화에 대한 문헌은 대개 충치의 증가를 집중적으로 다루고 있는데, 충치가 증가한 것은 고탄수화물 음식 섭취가 늘어나고, 입안에 충치 유발 박테리아가 훨씬 더 많아지고, 절구로 갈아 낸 곡물에 돌 조각이 들어가 마모가 심해진 것과 관련이 있다. 문헌에는 부정교합의 발생에 대한 언급은 거의 없다.[52]

보다 정착된 생활 방식이 도입되면서 요리할 시간도 많아졌고 아이들은 많이 씹지 않고 쉽게 먹을 수 있는 보다 부드러운 음식들을 접하

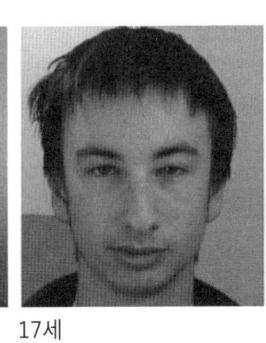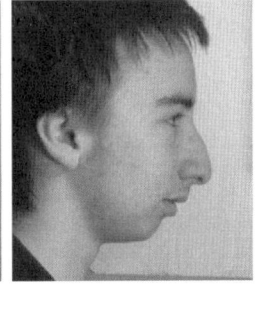

5세   17세

그림 33
부모들은 늘 극도로 귀여운 어린아이를 갖지만, 아이가 어릴 때 방향이 잘못된 성장 징후를 알아채는 법을 배워야 한다. 왼쪽 사진의 아이는 보기 좋지만, 입이 처진 채 벌어져 있다. 그리고 그 결과가 오른쪽이다(사진 제공: 존 뮤).

게 됐다. 그렇게 수십만 년이 흐르면서 다양한 요리법이 등장하자 요리하지 않은 음식에서 영양분을 섭취하기 위해 꼭꼭 씹어야 하거나 긴 턱이 있어야 할 필요도 줄어들었다.[53] 언어의 진화를 위해 그 이전에 먼저 기도가 보다 복잡하게 발달됐고 농업혁명으로 인해 보다 부드럽게 요리된 음식이 풍부해지면서 젖 떼는 시기도 빨라졌다. 또한 모유를 빨기 위해 필요했던 복잡한 근육 운동이 훨씬 더 단순한 운동으로 바뀌면서 근육 사용 자체가 줄어들었다. 그 결과, 구강 발달의 기본적인 패턴이 변화됐다. 점차 다양한 식기가 도입된 것도 아마 그 변화에 한몫했을 것이다. 그리고 사람들이 끊임없이 이동하던 것을 멈추고 더 이상 모든 소지품을 갖고 다니지 않아도 되면서 숟가락, 포크, 젓가락 등을 사용하는 것이 일반적인 문화적 관행이 됐을 것이다.[54]

결국 지난 몇 세기 동안 이 모든 새로운 요인이 구강 발달에 영향을 미쳤고 급격한 속도로 턱이 너무 작아지면서 치아가 서로 제대로 들어맞지 않게 됐다. 한 마디로 말해, 이 모든 요인으로 인해 사랑니를 뽑아야 할 필요성이 늘어났고 구강 호흡이 늘고 음식 삼키는 것과 관련된 문제가 늘어났으며 수면무호흡증이 늘었을 뿐 아니라 말하는 것(말을 하기 위해서는 혀와 입의 다른 근육을 적절히 통제해야 함)과 관련된 문제도 늘어난 것으로 보인다.[55]

이 모든 것은 부드러운 음식과 관련이 있다. 특히, 산업혁명 이후 '이유식' 산업이 생겨나면서 어린 유아가 결정적으로 중요한 발달 시기[56]에 젖을 떼는 일이 점점 더 많아졌다. 실제로 중세와 현대 사이에 식습관

이 빠른 속도로 산업화된 식습관으로 바뀌면서 인간의 턱이 점점 작아졌다는 증거는 얼마든지 있다.[57]

흥미로운 사실이지만, 웰링턴 공작의 경우(4장, 그림 25의 (a) 참조)도 그랬지만, 너무 부드러운 이유식과 그 소비로 인한 결과는 몇 세기 전에 살았던 부유한 서구인들과 가난한 서구인들의 얼굴 구조(그리고 그와 관련된 기도의 열림 정도)를 비교해 보면 알 수 있다. 부유한 사람들과 그들의 아기는 훨씬 더 '섬세한' 음식을 먹었고 그 결과 어린아이들만큼이나 씹을 일이 없었을 것으로 추정된다. 초상화만 봐도 짐작할 수 있겠지만, 부유한 사람의 턱은 대체로 제대로 발달되지 못했고 입천장은 좁아지고 기도도 좁아졌다. 코가 아래쪽으로 구부러지고 이마는 뒤로 젖혀지며 코끝과 턱 사이의 공간이 길어져 보이는 등의 현상은 부유한 사람의 초상화에서 흔히 볼 수 있다. 반면, 그 시절에 살았던 가난한 사람의 경우, 자기 자신의 문제와는 별개로 너무 부드러운 음식으로 인해 얼굴과 턱이 변형될 가능성이 훨씬 낮았다.

오늘날 적어도 서구 사회에서는 거의 모든 사람이 한때 부유한 사람이나 먹을 수 있었던 음식을 먹고 있다. 말을 하기 위해 후두가 아래로 처지고 구강이 좁아지고 혀의 뒤쪽이 기도 근처에 위치하게 된데다 현대에 이르러 아이들이 단단한 음식을 별로 먹지 않게 되면서 두개골 아랫부분 전체와 턱의 발달에 변화가 생겨 혀 뒤쪽이 기도 안으로 말려들어가면서 부분적으로 기도를 가리게 됐다. 그리고 그에 대한 보상 메커니즘으로 구강 호흡을 하게 됐다. 입이 벌어지면 혀가 호흡관으로부터 벗어나 앞쪽으로 움직일 수 있게 되고 호흡하기도 더 쉬워지지만, 코로 공기가 지나갈 때의 이점들은 사라지게 된다. 또한 이미 앞서 살펴봤듯이 그 결과 턱이 제대로 발달되지 못하고 얼굴이 수직적으로 성장하게 된다.

다시 한번 강조하지만, 패스트푸드를 즐겨 먹고 집먼지진드기들이 득실대는 실내에서 생활하는 등 환경의 변화로 인해 우리의 턱과 얼굴 발달에 여러 문제가 생기게 됐다. 그리고 지금까지 살펴봤듯이 우리 턱의 성장 패턴은 우리가 턱을 어떻게 사용하는지에 따라서는 물론 우리가 턱을 어떻게 쉬게 하는지에 따라서도 달라진다. 우리 할머니들은 성장에 휴식이 꼭 필요하다는 사실을 직감적으로 알았기 때문에 "잘 자라려면 잘 자야 한다."라는 말을 자주 했다. 실제로 현재 성장 호르몬은 오후 11시부터 오전 2시 사이에 가장 효율적으로 분비된다는 사실이 과학적으로 입증되고 있다.[58]

이와 같은 성장 호르몬 분비는 생체 리듬 주기, 즉 낮과 밤의 변화에 반응해 우리 몸의 각종 과정에서 생겨나는 약 24시간 주기에 좌지우지된다.[59] 민간 지식에 따르면, 우리는 원기를 회복하고 몸과 마음과 정신의 잠재력을 100퍼센트 활용하기 위해 적절한 수면을 취해야 한다. 특히, 아이들의 경우 적절한 수면은 다른 그 어떤 활동보다 중요시된다. 그런데 사람들은 수면 시간, 즉 수면의 양이 중요하다는 것을 알고 있지만 수면의 질에는 별 신경을 쓰지 않으며, 지금도 대부분의 사람들이 수면의 질에는 별 신경을 쓰지 않고 있다.

CHAPTER

6

호흡 및 수면 장애

Disorders of Breathing and Sleep

J A W S

수면 중에 나타나는 호흡 장애는 건강에 부정적인 영
향을 미쳐[1] 심장병과 당뇨병, 뇌졸중[2]은 물론 각종 정신 장애[3]를 일으킬
수 있다. 또한 폐쇄 수면무호흡증이 있는 아이들은 다른 아이들에 비
해 학습 능력이 떨어지고 각종 행동 문제와 주의력결핍 과잉행동장애
(ADHD), 뇌 손상, 우울증 등에 걸릴 가능성이 더 높다.[4] 그리고 아이가
그런 일을 겪게 될 가능성이 있다는 것을 보여 주는 주요 징후 중 하나
가 바로 '구강 호흡'이다.

구강 호흡과 턱 처지기

잘못된 구강 자세를 취할 경우, 대개 무엇보다 어린 시절 바로 치료
를 해 줘야 하는 구강 호흡 문제로 발전하게 된다.[5] 산업화된 사회에서
살아가는 사람들 가운데 상당수가 구강 호흡 문제를 안고 있다.[6] 예를
들어 브라질 도시 헤시피에 사는 8세부터 10세까지의 초등학생 150명
을 상대로 실시된 한 연구에서는 무려 80명(53퍼센트)이 구강 호흡을

하고 있었다.[7] 연구진은 그 아이들을 몰래 유심히 관찰했고 거울을 향해 호흡을 할 때 생기는 입김 패턴을 관찰하는 테스트도 했다. 또한 아이들이 입안에 물을 머금고 3분간 버틸 수 있는지를 보는 테스트(구강 호흡을 하는 사람들은 버티지 못함)도 병행했다. 입을 벌리는 구강 자세를 취하지만, 여전히 코로 호흡하는 사람들은 이 테스트에서 제외됐다.[8] 평소 계속 입을 벌리고 있는 사람 중에도 일부는 여전히 코로 호흡을 한다. 그런 이유로 존 뮤 박사는 보다 정확한 '열린 입 자세'를 통해 구강 호흡 문제를 설명하려 하지만, 우리는 계속 보다 익숙한 구강 호흡 문제를 파고들 것이다.[9]

코는 많은 기능을 갖고 있는 복잡한 기관이다.[10] 코를 통해 들어온 공기는 따뜻하며 촉촉하고 여과돼 있다. 그리고 소량의 살균성 산화질소[11]는 폐 건강을 유지하는 데 도움이 될 수도 있는데,[12] 공기가 폐에 도달하기 전에 그런 산화질소가 공기와 합쳐진다. 그런데 입으로 호흡을 할 경우, 이런 이점은 전혀 누릴 수 없게 되며 턱이 적절한 크기로 발달되는 것을 가로막아[13] 치아가 삐뚤삐뚤해지는 등 불행한 결말을 맞게 될 수도 있다. 하볼드의 붉은털원숭이를 떠올려보라! 브라질 페르남부쿠 대학교의 소아치과 의사들이 말하는 구강 호흡과 관련된 문제를 간단히 정리해 보면 다음과 같다.

구강 호흡을 하는 사람들이 가장 자주 토로하는 증상은 숨이 참 또는 호흡부전, 신체 활동 중 쉽게 지침, 등 또는 목 통증, 후각 또

는 미각 장애, 구취, 구강 건조증, 밤에 숨 막혀 잠이 깸, 잠을 잘 못
잠, 주간 졸림증, 눈 밑에 암점이 생김, 재채기, 말할 때 침을 많이
흘림 등이다. 또한 구강 호흡을 하는 아이는 긴 얼굴, 눈 처짐, 눈
밑의 암점들, 벌어진 입, (처짐) 그리고 마른 입술, 좁은 콧구멍, (약
한) 뺨 근육, 높은 입천장, 아치형 위쪽 치아 좁아짐, 부정교합 등
과 같은 여러 신체적 특징을 갖고 있다. 또한 구강 호흡을 하면 구
강 자세는 물론 음성 기관의 형태와 탄력성(음성 기관들의 힘)도 바
뀐다.[14]

구강 호흡은 구강 건강에 부정적인 영향을 미치므로 잠재적 위험성
을 갖고 있는 구강 호흡 습관의 징후나 증상을 주의 깊게 살필 필요가
있다. 이 책의 저자도 그랬지만, 사실 구강 호흡을 하는 사람들 중 상당
수는 자신이 구강 호흡을 하고 있다는 사실조차 깨닫지 못한다. 구강
호흡을 하고 있다는 걸 보여 주는 다음 증상을 잘 관찰해 보도록 하라.

☐ 마른 입술	☐ 마른 입
☐ 수면 중 코를 골고 입을 벌림	☐ 만성적인 입 냄새
☐ 부비강 및 귀 감염, 감기와 같은 많은 기도 관련 질환	☐ 잇몸이 빨갛게 붓고 쉽게 피가 남

구강 호흡을 하면 입이 빨리 마르고 침 분비가 줄어든다. 침은 입안의 산을 중성화하는 데 매우 중요하며 세균들을 씻어내는 데도 도움이 되므로 침이 없으면 충치가 생기기 쉬워진다.[15] 마른 입은 각종 잇몸 질환과 충치, 잇몸에 염증이 생기는 치은염의 원인 중 하나이다. 그리고 치은염이 악화되면 치주염이 되며 그 경우 미생물이 치아 주변에 구멍을 내서 잇몸 속 치아가 느슨해진다. 치주염을 치료하지 않고 내버려 둘 경우, 세균이 혈류 속으로 파고들게 되며 심장 판막 같은 곳에 대량 서식해 심내막염이라는 심각한 질환을 일으킬 수도 있다.

또한 충치의 원인을 찾아 올라가다 보면 결국 구강 호흡과 마른 입에 이르게 된다.[16] 우리는 입안 감염이 사소한 문제가 아니라는 것을 강조하고 싶다. 많은 사례에서 볼 수 있듯이 충치 때문에 죽음에까지 이를 수 있다. 그렇게 비극적인 이야기의 주인공 중 하나가 바로 미국 메릴랜드 주에 살던 12세 소년 데몬테 드라이버(Deamonte Driver)였다. 최근에 낸 자신의 책『치아들(Teeth)』에서 메리 오토(Mary Otto)는 그 소년의 이야기를 들려 주고 있다. 우리는 입을 계속 벌리고 있으면 입이 마르고 침이 적어져 충치가 더 많아지게 된다는 것을 안다. 데몬테의 이야기를 간단히 회상하다 보면, 인명 손실 측면에서는 물론 사회가 치러야 하는 경제적 비용 측면에서도 그 심각성을 깨달아 예방책을 세워야 한다는 것을 알게 될 것이다.

데몬테는 어느 날 학교에서 집으로 돌아와 두통을 호소했다. 별일은 아니었다. 그 애의 할머니는 그 애를 데리고 써던메릴랜드호스피털

센터를 찾아갔고 의사들은 그 애에게 두통과 부비강염 그리고 치성농
양 약들을 처방해 줬다. 그다음 날인 목요일에 데몬테는 다시 학교로
갔다. "금요일에는 더 악화됐어요." 그 애의 엄마 앨리스(Alyce)의 말이
다. "말도 제대로 못했죠." 앨리스는 데몬테를 프린스조지스카운티호
스피털센터로 데려갔고 그곳에서 그 아이는 뇌척수액 검사와 CT 스캔
을 받았고 뇌수막염에 걸렸다는 판정을 받았다. 결국 데몬테는 워싱턴
D.C.에 있는 국립아동병원에서 좌뇌 감염을 치료하기 위한 뇌수술을
받았다. 토요일 날 데몬테는 발작을 일으키기 시작했고 재수술을 받았
다. 그리고 그 수술에서는 농양이 생긴 치아, 즉 위턱 왼쪽 어금니가 제
거됐다. 그 치아는 뿌리까지 감염돼 있었으며 농양에서 나온 세균들이
뇌까지 올라갔던 것이다. 의사들은 "아이가 사투를 벌이고 있다"라고
말했다.

데몬테는 이틀 동안 잠을 잤고 가족들은 침대 주변에 모여 기도를 했
다. 그러다 마침내 깨어나 2주 이상을 국립아동병원에서 보냈으며 그
런 다음 근처에 있는 아동 병원인 'Hospital for Sick Children'으로 옮
겨 6주 동안 물리 치료와 작업 치료(occupational therapy, 환자가 치료 목적
으로 일상생활의 활동을 하는 것-역자 주)를 받았고 학교 공부도 했으며 친
척들과 학교 선생님들의 방문도 즐겼다. 그러나 눈빛은 여전히 흐릿해
보였으며, 2월 24일에는 먹는 것을 거부했지만 얼굴은 행복해 보였고,
병실을 나서는 앨리스에게 잠자리에 들기 전 기도를 해 달라고 말하기
도 했다. 그다음 날 아침 앨리스는 데몬테가 아무 반응도 보이지 않는

다는 연락을 받았다. 그녀는 다시 병원으로 달려갔지만, 그녀가 도착했을 때는 이미 아이가 세상을 떠난 뒤였다. "내가 도착했을 때 내 아기는 이미 떠나 있었어요." 앨리스의 말이다. 데몬테의 집은 가난했고 앨리스는 아이에게 치과 치료를 해 줘야 하는 문제에 맞닥뜨렸다. 그리고 그런 치료를 해 주지 못해 아이는 농양이 생긴 치아 때문에 결국 목숨까지 잃었다.

데몬테의 사례는 가끔은 사소해 보이는 문제들이 목숨까지 위협하는 심각한 질환으로 발전될 수 있다

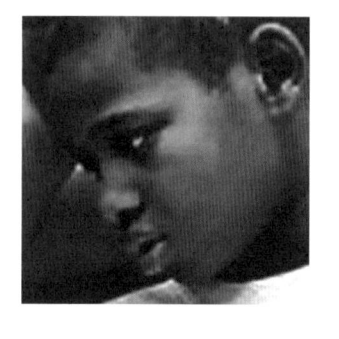

그림 34

농양이 생긴 치아에서 나온 세균이 뇌까지 퍼져 2007년 13세의 나이로 세상을 떠난 데몬테 드라이버. 이런 사진들만 보고서도 결론을 내릴 수 있겠지만, 데몬테는 구강 호흡을 했거나 아니면 계속 입을 벌리고 있는 습관이 있었다(사진 제공: 「워싱턴 포스트」).

는 것을 보여 주는 좋은 사례이다. 코가 막히면 턱이 제대로 발달하지 못해 구강 호흡을 하게 될 수 있다. 구강 호흡을 하다 보면 충치와 치은염 그리고 치주염을 앓게 될 수 있고 치주염은 심내막염으로 이어질 수 있다. 그리고 심내막염은 심장마비나 뇌졸중으로 이어질 수 있다.

아이나 성인 모두 구강 호흡을 하다 보면 잠을 제대로 못 자게 되고 혈액 내 산소 농도가 낮아지게 되며 기도를 넓히기 위해 습관적으로 머리를 뒤로 젖히게 된다. 더욱이 발달 과정에 있는 아이가 구강 호흡

을 할 경우, 얼굴이 길어지거나 좁아지게 되고 코가 더 납작해지며 콧구멍이 더 작아지고 윗입술은 더 얇아지고 아랫입술은 더 볼록해지게 된다. 또한 구강 호흡을 하다 보면 과호흡증후군(hyperventilation, 비정상적으로 깊게 또는 빨리 호흡하는 증상-역자 주)과 저산소증(hypoxia, 세포 조직에 필요한 산소를 공급하는 능력이 줄어드는 증상-역자 주)에 걸릴 수도 있으며 천식이 생기거나 천식이 더 악화될 수도 있다.[17] 정확한 통계 수치는 얻기 어렵지만, 2016년에 미국소비자협회에서 발행하는 소비자 잡지 「컨슈머 리포트(Comsumer Reports)」에는 다음과 같은 글이 실렸다.

"무려 7,000만 명의 미국인들이 수면 장애를 갖고 있어 계속 수면을 제대로 취하지 못하며 그 결과 낮에 제 기능을 다 못하고 있다."[18]

대중적인 과학 잡지 「뉴 사이언티스트(New Scientist)」에도 이와 비슷한 취지의 글이 실렸다. "수면 부족은 비만, 당뇨병, 기분 장애, 면역 기능 저하 등의 주요 위험 요소이다. 간단히 말해, 수면이 부족하면 수명이 단축될 수 있다."[19] 수면 장애는 형태가 다양하며 그중 일부는 우리의 호흡 및 기도, 턱 구조와 거의 또는 전혀 상관이 없다. 그리고 우울증이나 불안, 통증, 과도한 카페인 섭취에 의해서는 물론 늦게까지 태블릿 작업을 하는 등의 일로도 수면 교란이 발생할 수 있다. 그러나 호흡 습관 및 기도의 크기는 그 모든 장애의 상당 부분과 관련이 있으며 호흡 습관 및 기도의 크기는 우리의 턱 구조 및 구강 자세와 관련이 있는 경우가 많다.

수면 장애를 야기하는 호흡 문제, 코골이 그리고 수면무호흡증

호흡은 생명을 유지하기 위해 최우선적으로 필요한 일이다. 호흡은 또 당신의 뇌가 끊임없이 관심을 기울이는 일이기도 하다. 호흡이 중단되면 당신의 모든 에너지와 노력은 호흡을 잇는 일에 집중된다. 어떤 수면 장애는 단지 그런 장애만 촉발하기도 한다. 우리가 이미 알고 있는 수면 장애 중 가장 심각한 것은 '폐쇄성 수면무호흡증'이다. 수면무호흡증의 일부 사례는 그 뿌리를 중추성 수면무호흡증이라는 신경계 질환에서 찾을 수 있는데, 그 질환에서는 뇌가 바로 계속 호흡을 하라고 말하지 않아 호흡이 중단되지만, 폐쇄성 수면무호흡증에 비하면 드문 질환이다. 폐쇄성 수면무호흡증에서는 대개 목 그 자체가 막히며 미국에서만 약 1,200만 명이 이 질환을 앓고 있는 것으로 추정된다. 공통된 원인은 구강-안면 발달에 문제가 생겨 턱이 작아지고 혀가 그 안에서 편히 쉴 수 없게 되는 데 있다. 그렇게 되면 혀 뒤쪽이 목구멍 안으로 말려들어가 공기의 흐름을 방해하게 될 수도 있다. 하버드대학교에서 교육을 받은 내과 의사로, 'obstructive sleep apnea', 즉 '폐쇄성 수면무호흡증'[20]이라는 용어를 만들어 낸 존 레머스(John Remmers)는 다음과 같이 말했다.

"대부분(전부는 아니더라도)의 폐쇄성 수면무호흡증에서는 인두
(pharynx, 구강과 식도 사이에 있는 소화 기관-역자 주)가 구조적으로
좁아진 것이 결정적으로 중요한 역할을 한다. 그리고 인두가 좁아
진 것은 얼굴에서 위턱과 아래턱이 뒤로 처졌기 때문이다. 만일
위턱과 아래턱이 얼굴에서 이상적인 위치에 있다면 폐쇄성 수면
무호흡증이라는 질환은 존재하지도 않게 될 것이다."

물론 비만이나 알코올 과다 섭취, 흡연과 같은 요인도 폐쇄성 수면
무호흡증이 생기는 데 일조할 수 있지만(코골이가 생기는 데 일조하듯이),
우리는 가장 공통된 원인은 구조적인 데 있다는 레머스의 말에 동의한
다. 레머스는 폐쇄성 수면무호흡증이 산업화된 국가들에서 가장 흔한
만성 질환이 될 것이라는 예측을 하기도 했다.[21] 물론 비만과 2형 당뇨
병과 같은 질환도 폐쇄성 수면무호흡증 못지않게 흔한 만성 질환이지
만, 폐쇄성 수면무호흡증의 경우, 환자가 수백만 명에 달하는데도 불구
하고 그 질환을 제대로 이해하거나 예방하기 위한 조치가 거의 취해지
지 않고 있다. 우리를 괴롭히는 다른 여러 만성 질환의 경우와 마찬가
지로, 폐쇄성 수면무호흡증은 냉장고에 밀려 푸대접받는 또 다른 얼음
덩어리에 지나지 않는다.

구강 호흡은 그 자체만으로도 질병의 중요한 한 원인일 수 있다. 당

신의 호흡을 심하게 방해하는 문제가 있다면 당신의 자율신경계(굳이 당신의 생각을 거치지 않고도 행동에 나서는 신경계)에 의해 해결될 것이다. 호흡 교란 증상이 나타나면 자율신경계의 '교감' 반응이 '투쟁 또는 도주' 반응으로 바뀌게 된다. 자율신경계 반응은 굶주린 호랑이의 으르렁대는 소리가 가까워져올 때만 나타나는 것이 아니라 기말고사가 다가오고 있거나 사장이 올해에 승진을 시켜 주지 않을 것이라는 두려움이 있을 때도 나타날 수 있는 것이다. 호흡하는 데 어려움이 생기는 순간, 당신은 숨을 헐떡대며 다시 산소를 폐로 보내려 애쓰게 되며 교감신경계는 심장 뛰는 속도를 높이고 혈압을 올리며 입을 통해 공기를 들이마시고 각종 장기와 생존에 당장 필요한 것이 아닌 일(소화관 기능, 번식, 성장 등)에 쓰던 혈액을 다리 근육으로 보내게 된다.

뭔가에 쫓기는 상황에서라면 구강 호흡을 하는 것이 매우 유리한 것이 분명하다. 폐와 혈류에 더 많은 산소가 공급돼 근육이 매우 열심히 일할 수 있는 힘을 얻을 수 있기 때문이다. 모든 에너지를 당신 자신의 목숨을 구하는 일에 쏟을 때면 성장은 잠시 멈추게 된다. 성장은 다음 날 해도 되니까…. 스트레스 전문가 로버트 새폴스키(Robert Sapolsky)[22]는 이를 다음과 같이 설명한다.

"사자를 피해 도망가는 영양의 입장에서는 에너지를 뿔을 키우는 데 쓸 여유가 없다."

새폴스키는 구강 호흡이 그 자체만으로 또는 수면무호흡증과 함께 '호랑이로부터의 도주' 반응과 어느 정도 관계가 있다는 것을 아는 사람이 거의 없는 것 같다고 생각한다.[23] 그러나 밤에 습관적으로 잠을 편히 자지 못하는 것은 중요한 스트레스 요인으로, 시간이 지나면서 건강을 심각하게 해칠 수 있으며 독감[24]과 같은 전염병이나 장 문제, 심장병 등의 질환[25]에 더 취약해지게 된다. 또한 실제로 구강 호흡을 하다 보면 코 호흡과 관련된 정상적인 성장 및 발달이 어려워질 수도 있다. 이와 관련해 스웨덴 과학자로 이뤄진 한 연구진은 다음과 같은 말을 했다.

"코를 고는 사람들이 코로 호흡하는 것을 개선하면 밤에 성장 호르몬 분비가 더 활발해진다."[26]

구강 호흡을 하는 당신의 아이들에게 코 호흡을 하게 해 줄 수 있다면, 그 아이들의 성장 또한 개선될 것이다. 호흡에 문제가 생길 경우, 우리 몸이 외부에서 침입한 세균 등에 맞서 싸울 준비를 하게 해 줄 때와 같은 스트레스 반응이 일어나며 다시 잠을 제대로 잘 수 있게 된다.[27] 당신은 편히 쉬려고 애쓰면서 동시에 뇌에 필요한 산소를 공급하려고 애쓰게 된다. 산소 흡입이 간헐적으로 제한되거나 아예 중단되는 수면무호흡증이 있을 경우, 뇌는 생존에 꼭 필요하지 않은 모든 프로그램을 중단하는 반응을 한다. 스트레스 반응은 비단 뇌 안에서만 일어나는 것이 아니라 신경 자극과 호르몬 메신저를 통해 몸의 모든 부위에서 일어난다. 이렇게 중요한 조정 작업을 반복함으로써 뇌는 큰 타격을 입게 되며 기억과 관련된 주요 부위인 해마가 손상돼 영영 회복되지 못할 수도 있다.[28]

오늘날의 삶이 주는 각종 스트레스들 속에 수면 중 호흡 장애까지 겪을 경우, 우리는 교감 신경계 과잉 반응 상태에 빠질 수 있으며 우리 몸은 장기적으로 심장 및 혈관 질환과 같은 심각한 질환에 걸릴 수 있다.[29] 이 모든 것은 수면무호흡증으로 인해 혈압이 오르면서 발생하게 되는데, 수면무호흡증을 치유할 경우 혈압이 내려가는 것이 그 좋은 증거이다.[30] 그리고 만일 산소의 흐름이 중단되는 일 없이 구강 호흡만으로도 이런 교감 신경계 반응이 일어날 수 있는 것이라면, 구강 호흡이라는 습관이 얼마나 부정적인 결과를 초래할 수 있는지 확실히 알 수 있을 것이다.

수면 중 호흡 패턴은 어린 시절부터 잘 관찰해야 한다. 정상적인 호흡은 조용하며 입을 다문 채 코를 통해 이뤄진다. 규칙적인 호흡은 곧 평화로운 수면이므로 잠을 못 이뤄 과도하게 엎치락뒤치락하는 일도 있을 수 없다. 이런 패턴들에서 눈에 띄게 벗어날 경우, 건강이 위협받고 있다고 생각해 최대한 빨리 치료를 받아야 한다.

코를 곤다는 것은 기도가 좁아져 수면무호흡증으로 발전될 수도 있고 심장병에 걸릴 수도 있다는 뜻이지만,[31] 코를 고는 사람이 전부 수면무호흡증 환자들을 괴롭히는 전면적인 호흡 문제를 겪는 것은 아니다. 그리고 수면무호흡증의 경우와 마찬가지로, 오늘날의 세계에서는 코를 고는 것이 워낙 흔한 일이어서 30세 이상의 사람들 가운데 약 30퍼센트, 50세 이상의 사람들 가운데는 약 40퍼센트가 코를 고는 것으로 추정된다.[32] 영국의 경우에도 코 고는 사람들이 워낙 많아 약 25~40퍼센트의 사람들이 코를 고는 것으로 추정되며,[33] 영국의 한 도시 경우에는 중년 남성의 절반 이상이 코를 고는 것으로 추정됐다.[34] 또한 여성보다는 남성이 코를 더 많이 고는데, 일부 조사에서는 그 차이가 거의 두 배였다.[35]

오늘날의 사회에서는 많은 사람이 코골이를 정상으로 보지만, 실은 그 반대이다.[36] 매우 오래전에는 인간들 사이에 코골이가 매우 드물었다(아예 없지는 않더라도). 실제로 원시 수렵·채집인의 입장에서 코를 고는 것은 잠이 들어 무력하다는 신호를 내보내 포식 동물의(그리고 적의) 관심을 끄는 위험한 일일 수 있었다. 이후 코골이는 적어도 다른 사람의 수면을 방해하는 행위로 잘 알려졌다. 그러나 코골이 증상은 그 과정이 매우 복잡하며 수면무호흡증과 같은 심각한 질환과의 관계는 아직까지도 제대로 이해되지 못하고 있다.[37] 그리고 턱 발달상의 변화로 인해 코골이는 이제 모든 연령대의 사람들 사이에 더 널리 퍼지게 된 듯하다. 코를 고는 사람들이 잠이 들면, 혀가 뒤쪽으로 말려들어감으로써 코에서 폐에 이르는 통로가 부분적으로 좁아져 드르렁거리는 요란한 소리가 나게 된다. 코골이는 특히 나이 든 사람들 사이에서 더 흔한데, 그 이유는 근육 긴장도가 약해져 계속 기도를 열어 두는 것이 더 어려워지기 때문이다. 술을 자주 마시거나 담배를 피거나 다른 약물을 복용하거나 비만하다면[38] 코를 골게 되거나 코골이가 더 심해질 수 있다.

이제 코골이는 심지어 취학 전 아동들 사이에서도 매우 흔한 일이 됐다.[39] 시카고대학교의 수면 과학자 데이비드 고잘(David Gozal)은 모든 취학 전 아동들 가운데 7~13퍼센트가 코를 고는 것으로 추정한다.[40] 코골이는 한때 무해한 것으로 여겨졌지만, 오늘날의 연구 결과에 따르면, 어린 시절에 '단순 코골이'(primary snoring, 폐쇄성 수면무호흡증이 없는 코골이-역자 주) 증상이 있을 경우, 주의력과 기억력[41]에 문제가 생길 수 있고 간질 발작[42]이 일어날 가능성이 매우 높아지며 보다 더 심각한 문제[43]가 생길 수 있다는 적신호가 될 수도 있다. 많은 과학자는 만성 코골이를 수면무호흡증으로 발전될 수 있는 징후로 보고 있다.[44] 그러나 안타깝게도 많은 의사는 아이들의 코골이가 편도선이나 아데노이드 또는 알레르기에서 비롯된다고 보고 있으며 잘못된 구강-안면 건강에서 비롯될 수도 있다는 사실은 간과하고 있다.[45]

구강 호흡[46]과 만성 코골이의 결과로 생기는 폐쇄성 수면무호흡증은 지금 어린아이들 사이에서 점점 더 흔해지고 있다.[47] 이와 관련해 수면 전문가 제임스 오브라이언(James O'Brien) 박사는 다음과 같은 말을 했다.

"코를 고는 사람들은 충분히 오래 살기만 한다면 폐쇄성 수면무호흡증에 걸리게 돼 있다."[48]

기도 전문 치과 교정 전문의(주로 호흡관이 좁아지지 않게 하는 데 큰 관심이 있는 치과 교정 전문의-역자 주) 빌 항(Bill Hang)은 다음과 말을 했다.

"한때는 주로 성인이 걸리던 폐쇄성 수면무호흡증을 요즘은 아이들도 많이 걸리고 있다."[49]

몇몇 연구에서는 아이들이 겪는 수면 중 호흡 곤란 문제가 과다 활동, 집중력 저하, 다른 행동에 대한 통제의 어려움 등과 같은 특징을 보이는 주의력결핍 과잉행동장애(ADHD)와도 관련이 있다고 봤다.[50] 시카고에 있는 루리에아동병원(Lourie's Children Hospital)의 수면 전문의이자 『소아 수면학의 원칙들과 관행(Principles and Practice of Pediatric Sleep Medicine)』의 저자인 스티븐 셸든(Stephen Sheldon)은 주의력결핍 과잉행동장애가 있는 아이들의 약 75퍼센트가 그 근본 원인을 수면 장애 호흡 문제에서 찾을 수 있다고 했다.[51] 수면 중 비정상적인 호흡 패턴은 나이 든 사람의 심혈관 건강은 물론 아이들의 심장 건강에도 안 좋은 영향을 미칠 수 있다. 수면 전문의 크리스티앙 길레미뇨(Christian Guilleminault)와 심장병 전문의 존 슈뢰더(John Schroeder)는 다음과 같이 말한다.

"어린 시절에 폐쇄성 수면무호흡증 문제를 해결하지 않는다면 나중에 생길 심혈관 문제를 해결할 수 없다."[52]

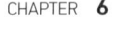
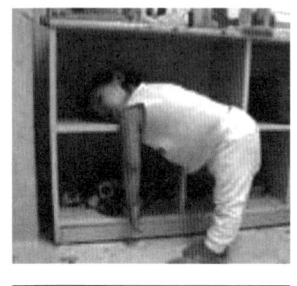

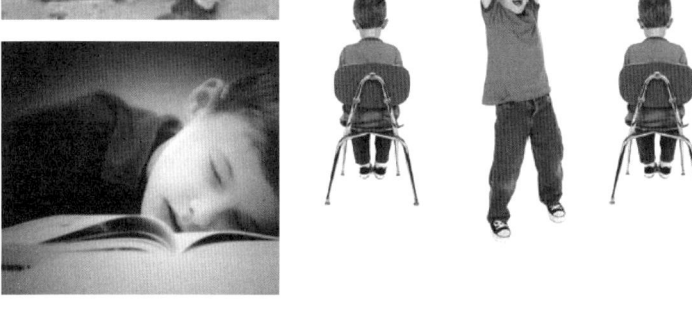

그림 35

아이들의 수면 호흡 장애(SBD) 증상으로는 코골이, 일시적인 호흡 중단, 수면 부족 또는 비정상적인 수면 위치(왼쪽 사진) 등을 들 수 있다. 주의력결핍 과잉행동장애(ADHD)와 같은 행동 문제가 생길 수도 있다(오른쪽 사진). 입을 벌리고 있는 것에 주목하라.

심혈관 문제에는 부정맥과 고혈압이 포함된다. 이들은 수면과 주의력결핍 과잉행동장애 그리고 심장병이 서로 관련이 있다고 주장하지만[53], 몇몇 연구에 따르면 이 밖에 야뇨증(밤에 이불에 오줌 싸기)[54]과 이갈이(**박스 1** 참조)와 같은 어린 시절의 문제 역시 수면 장애를 야기하는 호흡과 관련이 있다고 한다.[55] 물론 이런 연구들은 각 문제 간의 상호연관성만 보여 줄 뿐이며 각 문제의 원인은 보다 복잡할 수 있다.

폐쇄성 수면무호흡증의 영향보다 확인하기 더 어려운 것이 일부 폐쇄성 수면무호흡증과 수면 교란에서 찾을 수 있는 스트레스 관련 질환의 영향이다.[56] 가장 중요한 사실은 구강 호흡은 폐쇄성 수면무호흡증과 스트레스의 근원인 수면 교란으로 이어질 수 있다는 것이다.[57] 앞서 살펴봤듯이 이런 스트레스가 지속되면 훗날 고혈압과 심장병으로 발전될 수 있으며[58], 시력에 문제가 생기거나[59] 만성 폐질환(COPD), 알레르기, 암[60], 알츠하이머병과 같은 질환이 생기기도 한다.[61]

최근의 연구에 따르면, 수면무호흡증이 있으면 혈액-뇌 장벽이 약화될 수도 있다. 혈액-뇌 장벽은 대개 유해한 세균과 유독성 화학 물질이 뇌로 들어가는 것을 막고 세균 감염이 뇌까지 번지는 것을 막는 역할도 한다. 혈액-뇌 장벽의 약화는 알츠하이머병, 뇌졸중, 뇌전증, 뇌수막염, 다발성 경화증과 같은 심각한 뇌 손상과 상호연관성이 있는 것으로 알려져 있다.[62] 그렇다고 해서 이런 상호연관성을 과도하게 해석할 필요는 없다. 이런 상호연관성이 실제로 존재한다는 것을 확인하기 위해서는 훨씬 더 많은 연구가 이뤄져야 하기 때문이다.

안타깝게도 폐쇄성 수면무호흡증은 종종 환자가 미처 알지도 못하는 사이에 생겨나며 어린 시절부터 한 사람의 행복에 좋지 않은 영향을 미칠 수 있다. 예를 들어 수면 장애를 야기하는 호흡을 하다 보면 아이의 정신 기능이 심각하게 저하될 수 있다. 비단 졸음이 많아지기 때문만은 아니다.

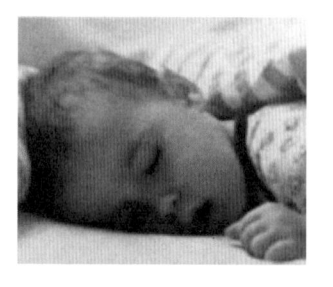

그림 37

수면 중에 입이 벌어지고 침구가 헝클어지는 것은 앞으로 각종 문제가 생기게 될 것이라는 경고 신호이다.

수면 전문 과학자인 딘 비비(Dean Beebe)와 데이비드 고잘(David Gozal)은 예상 가능한 메커니즘 모델을 개발했다.[63] 그러니까 수면을 제대로 취하지 못하면 뇌의 사고 및 행동 통제 능력이 저하되는데, 수면무호흡증이 얼마나 심한지에 따라 문제의 유형도 달라진다는 것이다.[64] 흥미로운 점은 지능이 높은 사람은 수면무호흡증 환자에게서 흔히 보이는 인지 문제에 더 강하다는 증거들이 있다는 것이다. 이는 그들이 지적 능력 면에서 다른 사람보다 더 여유가 있기 때문인 것으로 짐작된다 (우리는 그렇게 생각하지 않지만).[65]

또한 데이비드 고잘과 그의 동료들은 취학 전 아동의 약 2~3퍼센트가 이미 폐쇄성 수면무호흡증을 갖고 있을 것으로 추산한다.[66] 앞서 살펴봤듯이 코골이와 행동 문제는 폐쇄성 수면무호흡증과 다른 위험한 호흡 장애[67]가 생길 수 있다는 것을 보여 주는 조기 경고 신호일 수도 있다. 코골이와 행동 문제는 산업화된 사회에서 흔히 볼 수 있는 문제인데다 수면 및 호흡과 관련 있다고 여겨지지도 않기 때문에 이런 증상은 간과되는 경우가 많다. 다행히 부모는 자기 아이를 의료인에게 데려가 수면 상태를 검사하고 있다. 단순히 '얼마나 많이' 자는지가 아니라 '얼마나 잘' 자는지, 즉 수면의 '질'이 중시되기 시작한 것이다.

이쯤에서 중요한 경고를 해야 할 듯하다. 어떤 질환이 구강 호흡과 폐쇄성 수면무호흡증 '~ 때문에 생길 수도 있다고 여긴다'는 것은 '~ 때문에 생기는 것이다'라는 의미는 아니며, '~과 관련이 있다'는 것은 '~의 원인이다'라는 것과 같은 것은 아니다. 예를 들어 폐암이 흡연과 관련이 있다는 것을 입증하는 비교적 간단한 일도 수십 년간의 조사가 필요했다. 하루에 담배 몇 개피를 피웠는지 그리고 또 얼마나 오래 담배를 피웠는지를 알아내는 것은 누군가의 엄마가 임신 기간 중에 폐쇄성 수면무호흡증이 있었는지를 알아내는 것보다 훨씬 쉬운 일인데도 그렇다. 우리의 목표는 당신으로 하여금 잘못된 구강-안면 건강 때문에 생길 수 있는 많은 결과를 제대로 알게 하려는 것일 뿐, 구강 호흡을 하는 아이는 비참하고 짧은 삶을 살게 된다거나 잘못된 턱 발달 상태를 바로잡으면 건강하고 행복한 삶을 오래 살게 된다는 것을 알려 주려는 것이 아니다.

박스 1: 이 악물기와 이 갈기

　이를 악물거나 이를 가는 행위, 즉 먹거나 말하는 것과 직접적인 관련이 없는 활동인 '이갈이'(bruxism)는 치과 의사에게는 불구대천의 원수와 같다. 왜 아니겠는가? 어쨌든 이갈이는 치아를 마모시키는 행위이니 말이다. 이를 악물거나 이를 가는 사람들은 대개 치아가 고르게 발달되지 않은 상태로, 한쪽 턱의 일부 치아가 반대쪽 턱의 치아들과 먼저 맞닿는다. 이런 치아를 '조기 접촉 치아들'(premature contacts)이라고 부른다. 턱이 이렇게 발달된 데는 앞서 살펴본 대로 많은 이유가 있을 수 있지만, 이를 가는 사람들의 경우, 하루에 최소 8시간 동안 위아래의 치아가 쉴 때 살짝 맞닿지 않는다.

　이를 악물고 가는 것은 치아가 조기 접촉되면서 제대로 들어맞지 않게 된 데 대한 우리 몸의 반응이다. 하루에 최소 8시간 동안 올바른 구강 자세를 유지해 치아가 살짝 맞닿게 된다면, 위아래 턱의 치아가 모두 서로 잘 들어맞게 돼 이갈이를 하지 않게 될 것이다. 종종 이갈이의 원인으로 스트레스가 지목되는데, 스트레스는 이갈이의 최초 원인은 아닐지 몰라도 이갈이와 어느 정도 관련은 있을 수 있다.

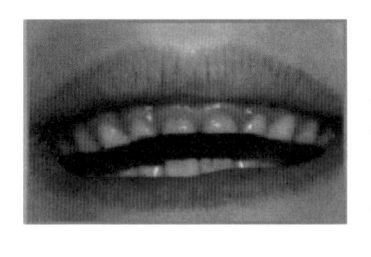

그림 36
아이가 기도를 열기 위해 이를 갈게 되면 치아가 마모될 뿐 아니라 그 소리 때문에 부모들도 그 사실을 알게 된다.

구강 자세라는 개념을 잘 알지 못하는 치과 의사는 '소중한' 에나멜질(enamel, 치아의 표면을 덮고 있는 물질-역자 주)의 손상을 막기 위해 환자에게 위아래 치아가 서로 맞닿지 않게 하라고 가르친다. 그런데 이갈이는 치료해야 할 필요가 있기 때문에 문제는 영영 해결되지 못하게 된다. 치아가 계속 서로 맞닿지 않게 됨으로써 문제만 점점 더 악화될 뿐이다. 치과 의사는 치아 교정용 아크릴판을 처방해 치아가 계속 서로 맞닿지 않게 함으로써 에나멜질을 보호하기도 하는데, 그 결과 위아래 치아가 고르게 맞닿는 균형 상태를 영영 누리지 못하게 된다. 만일 환자에게 조기 접촉 치아가 있고 치과 의사가 하루의 모든 시간 가운데 3분의 1 시간 정도만 치아가 살짝 맞닿게 하라는 처방을 내린다면(거의 내내 치과용 교정 장치가 필요함), 이갈이 문제는 영영 사라지지 않게 될 것이라는 것이 산드라의 의견이다.[i] 물론 그런다고 해서 보다 근본적인 문제(기도 공간이 좁아지는 것과 같은)가 사라지지도 않을 것이다.

뭐라 설명하기 힘든 이유로, 세계 각지의 모든 치과 프로그램에서 치과 의사들은 쉴 때 위아래 치아가 서로 맞닿지 않게 하라고 가르친다. 이는 우리가 상식에 근거해 반론을 제기하고 싶은 잘못된 치과 관행이다.

---

i) 2016년에 산드라가 안토니오 파칼 가르시아(Antonio Facal Garcia) 박사와 벌인 논쟁을 바탕으로 함.

폐쇄성 수면무호흡증 치료

여기에서 우리의 주요 관심 대상은 아이들이지만, 아이들의 구강-안면 건강 문제를 제대로 해결해 주지 않을 경우, 그 문제가 성인이 된 후까지 계속 이어지며 가끔은 비참한 결과를 낳게 된다는 것을 잊어서는 안 된다. 장기간 계속되는 폐쇄성 수면무호흡증의 주요 증상 중 하나는 끊임없는 졸음으로, 이 때문에 매우 큰 피해를 입을 수도 있다.

폴의 경우, 한 친구가 숨기려야 숨길 수 없는 증상들을 보인 끝에 수면무호흡증 판정을 받으면서 수면무호흡증의 심각성을 알게 됐다. 그 친구는 수면무호흡증으로 인해 늘 기진맥진했고 낮에는 너무 피곤해 심신이 제 기능을 하기도 어려웠다. 결국 일도 제대로 할 수 없었고 그 때문에 그녀와 가족들 모두 매우 큰 스트레스를 받았다. 그 모든 것에서 벗어나려고 매우 고통스러운 수술도 받았지만, 불행하게도 치유가 되지 않았다. 이 사례는 수면무호흡증이 돈이 많이 드는 매우 끔찍한 질환이 될 수도 있다는 것을 보여 준다.

'상악골 전방 이동 수술'(maxillomandibular advancement surgery, 흔히 줄여서 MMA라고 함-역자 주)은 위턱과 아래턱을 앞으로 이동시켜 인두 공간을 확보하는 또 다른 수술로, 특히 심각한 폐쇄성 수면무호흡증을 앓는 성인들을 치료할 수 있는 유일한 대안이다.[68] 상악골 전방 이동 수술의 최근 사례에 따르면, 폐쇄성 수면무호흡증으로 두통에 시달리다 갑자기 '브레인 포그'(brain fog, 머리에 안개가 낀 것처럼 멍한 느낌이 지속되는 상태-역자 주) 상태에 빠지곤 했던 44세의 한 여성의 두개 내 고혈압(두개골 내 혈압이 높아지는 증상, 줄여서 IH라고 함-역자 주)이 상악골 전방 이동 수술 후 정상으로 돌아왔다고 한다. 수술 후 폐쇄성 수면무호흡증과 두개 내 고혈압 증상이 모두 크게 호전된 것이다.[69] 그러나 안타깝게도 이런 수술을 능숙하게 해낼 수 있는 외과 의사는 매우 드물며 폐쇄성 수면무호흡증 개선을 장담할 수 있는 상악-안면 외과 의사는 더더욱 드물다.

수술에 수반되는 통증, 오랜 회복 기간, 감염 위험성 등과 잘못되면 목숨을 잃을 수도 있다는 점 등을 감안하면, 수술 결과가 폐쇄성 수면무호흡증과 관련된 다양한 턱 수술이라는 수단을 정당화시켜 줄 수 있는지는 여전히 논란이 많다.[70] 어떤 경우, 수술로 인해 기도 문제가 더 악화되기도 한다.[71] 그래서 고도로 훈련된 외과 의사조차 그런 종류의 수술은 피하려 한다.

'턱 교정 수술의 대부'로 알려진 윌리엄 벨(William Bell)은 턱 교정 수술을 '복잡하고, 위험하며, 시간이 오래 걸리고, 비용이 많이 들며, 예측 불가한 수술'이라고 했다.[72] 기도 문제를 해결하기 위한 가장 흔한 수술은 턱 자체를 건드리지 않는다. 아이들의 경우 편도선과 인두편도를 제거하는 수술로 수면무호흡증이 일시 완화되지만 성인의 경우 그 효과가 제한적이다. 이 밖에도 많은 옵션이 있으며 일부 옵션은 다른 옵션들에 비해 더 낫다.[73] 예를 들어 이른바 'U-트리플 P' 수술, 'UPPP' 수술, 혀 축소 수술과 같은 연조직 수술은 제한적이지만, 계속 행해지고 있다.

수술은 그야말로 최후의 수단이지만, 수백만 명이 폐쇄성 수면무호흡증으로 고통받고 있는 것을 생각하면 어쨌든 좋은 수단이긴 하다. 결국 폐쇄성 수면무호흡증의 유일하면서도 진정한 해결책은 어린 시절에 예방하는 것이다. 그러나 이미 폐쇄성 수면무호흡증이 생긴 사람들의 경우, 다행스럽게도 어느 정도 증상을 완화시켜 줄 수 있는 대안이 있다.

많은 사람이 '지속 기도 양압'(continuous positive airway pressure, 흔히 줄여서 CPAP라고 함-역자 주) 기계를 사용해 증상을 완화시키기도 하는데, 이 경우 종종 폐쇄성 수면무호흡증의 가장 나쁜 증상들 중 일부가 사라지기도 하며 어떤 경우 거의 완전히 완화되기도 한다. 개인적인 일화 하나를 소개하겠다.

폴의 다 자란 딸의 경우에는 CPAP 기계가 엄청난 도움이 됐다. 그녀와 마찬가지로 편하게 CPAP 기계를 사용할 수 있는 사람들은 증상이 크게 호전됐다고 말하는 경우가 많다. 그러나 안타깝게도 현재 일부 아이들은 어린 나이에 어쩔 수 없이 그 복잡한 기계를 써야 한다.

CPAP 기계는 막힌 기도를 다시 열어 줄 만큼 높은 압력의 공기를 강제로 콧속에 주입한다. 그러나 적어도 미국에서는 이 기계의 가격이 수백 달러나 되는 데다 의사 처방을 받아야 한다. 따라서 부유하지 못해 의학의 힘을 빌 수 없거나 보험 가입이 안 된 사람들은 이 기계를 사용할 여유가 없다. 더욱이 많은 사람은 각종 튜브들로 기계와 연결된 마스크를 착용한 채 잠을 자는 데 어려움을 느낀다. 물론 이러한 문제를 해결하기 위해 최근 몇 년간 CPAP 기계의 디자인 개선 작업들이 이뤄지고 있기는 하다. 더욱이 CPAP 기계는 질환 발생 원인에 따라 늘 폐쇄성 수면무호흡증의 악화를 막아 주는 것은 아니며 치료를 위해 추가 조치를 취해야 할 수도 있다.

일부 성인의 경우, 구강 자세를 고치고 비만을 줄임으로써 기도 기능을 크게 개선할 수 있으며 어떤 경우에는 인지 기능까지 개선할 수 있

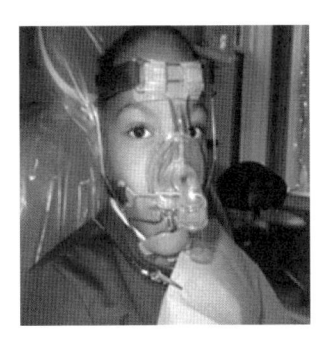

그림 38
지속 기도 양압(CPAP) 기계를 사용하면 폐쇄성 수면무호흡증의 가장 나쁜 증상들 중 일부가 완화되기도 한다. "보면 알겠지만, 아이가 쓸 수 있는 기계는 못 된다."(사진 제공: 케빈 보이드와 스티븐 셸튼)

다.[74] 비만과 폐쇄성 수면무호흡증의 연관성은 체중 증가로 인한 목둘레의 증가에서 비롯된다.[75] 기도 주변에 지방이 축적되면서 인두에 대한 압력이 증가되며 그로 인해 위험한 수준까지 인두가 좁아지는 것이다.

유행병처럼 번지는 폐쇄성 수면무호흡증을 치유하는 데 효과적인 방법은 사전에 폐쇄성 수면무호흡증의 심각성을 깨닫고 필요할 경우, 올바른 구강 자세에 대한 훈련을 하거나 때로는 교정 조치를 통해 생후 10년간 아예 폐쇄성 수면무호흡증이 생기지 않게 예방하는 것이다.

다행스럽게도 우리에게는 턱과 얼굴과 기도의 성장을 바로잡는 'orthotropics'(최근 우리는 'forwardontics'라고 더 많이 부름. 이에 대해서는 이후의 장에서 다시 다룸), 즉 '안면-턱 성장 치료'라는 프로그램이 있는데, 그 프로그램에서는 얼굴이 치아 과밀 현상 없이 발달하게 해 주고 입이 100퍼센트 제 기능을 할 수 있게 해 주며 수면 장애를 야기하는 호흡을 예방하게 해 준다. 그런데 안타깝게도, 현재 안면-턱 성장 치료 프로그램을 따르기 위해서는 시간이 오래 걸리고 환자의 헌신적인 자세가 필요할 뿐 아니라 유능한 전문가의 도움을 받아야 하는데, 그게 쉽지 않을 수 있다. 이는 우리가 재차 예방의 중요성을 강조하는 이유이기도 하다.

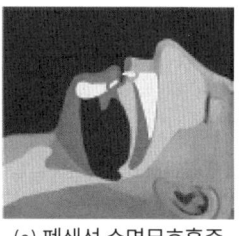

(a) 정상적인 수면   (b) 코골이   (c) 폐쇄성 수면무호흡증

그림 39
정상적인 수면 상태(a)에서는 혀와 연구개를 통제하는 근육이 계속 기도를 열어 놓고 있다. 그런데 만일 턱이 전방으로 나가 충분한 공간이 없고 근육 긴장도가 떨어져 그 근육이 느슨해지면 혀가 뒤로 밀리면서 기도가 좁아져 코를 골게 된다(b). 그리고 기도가 심하게 좁아진다면, 그리고 나이가 들거나 술을 마시거나 비만으로 인해 근육 긴장도가 떨어진다면 기도에 문제가 생겨 막히면서 호흡이 중단될 수도 있다(c).

박스 2: 불독의 전례 따르기?

선도적인 치과 의사로, 미국 생리의학·치의학 아카데미 (AAPMD)의 창립 멤버이기도 한 마이크 겔브(Mike Gelb)는 호흡 관련 문제가 많기로 유명한 개인 불독의 호흡 패턴을 인간의 수면무호흡증 패턴들과 비교해 봤다. 불독은 짧은 머리 증후군(단두증)을 갖고 있다고 알려져 있다.

불독의 경우, 얼굴의 전방 성장이 제한적이며 콧구멍은 좁고 이빨들은 삐뚤삐뚤하며 위쪽 이빨들이 아래쪽 이빨들의 뒤쪽으로 맞물리고(교차교합) 길다란 연구개가 부분적으로 기도를 막고 있으며 혀는 턱 안쪽 공간에 비해 길다. 이와 비슷한 문제를 가진 인간의 경우와 마찬가지로 불독은 대개 폐쇄성 수면무호흡증을 앓고 있으며 인간처럼 비만할 경우 모든 것이 더 악화된다.

이 위험한 패턴은 불독의 건강에 악영향을 미치는 극단적인 특성들을 기르기 위해 장기간 선택적 번식을 시킨 결과이다. 결국 인간의 문화가 개의 유전적 자질에 부정적인 영향을 미친 것이다. 인간들 자신의 경우 문화적 변화(산업화)로 인해 발달상의 변화가 생겼는데, 불독의 유전자들 안에서도 이와 비슷한 변화가 생긴 것이다. 유전자의 이러한 변화로 인해 어쩌면 불독은 멸종의 길을 걷게 될지도 모른다.

다음은 1956년부터 2011년까지 조지아대학교의 마스코트였던 여러 불독의 사진이다. 첫 번째 불독은 여덟 살 때, 마지막 불독은 두 살 때 죽었다. 자율신경계에서 심혈관계에 이르는 그 개들의 생명 유지 시스템들은 제 기능을 못했는데, 그 이유는 인간의 경우도 점점 더 그렇듯이 그 개들의 기도가 너무 좁아져 있었기 때문이다. 우리 인간의 선택적 번식으로 인해 지금 불독만 수면무호흡증이나 산소 부족으로 멸종 위협을 받고 있는 것이 아니라 분명 수백만 명에 달하는 인간의 건강과 행복 역시 위협을 받고 있다. 일부 불독 애호가는 과거의 잘못을 깨닫고 진화론에 입각한 번식 과정을 바꾸기 위해 각종 조치를 취하고 있다. 인간을 상대로 그럴 수는 없지만, 아이들로 하여금 음식을 꼭꼭 씹어 먹는 습관을 들이고 올바른 구강 자세를 취하게 할 수는 있을 것이다.

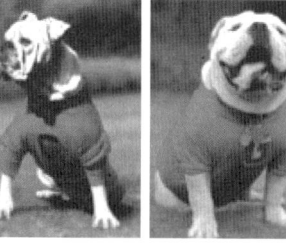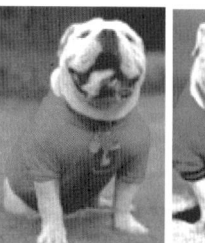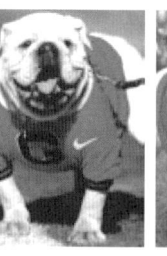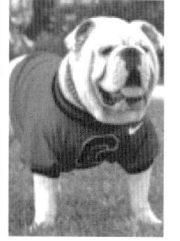

그림 40
1956~2011까지 조지아대학교의 마스코트였던 여러 불독의 사진에서 불독의 진화 패턴을 볼 수 있다. 첫 번째 불독은 여덟 살 때, 마지막 불독은 두 살 때 죽었다. 이 개들은 호흡 문제를 안고 있고 수명이 짧다. 인간의 미래 모습일 수 있다.

CHAPTER

7

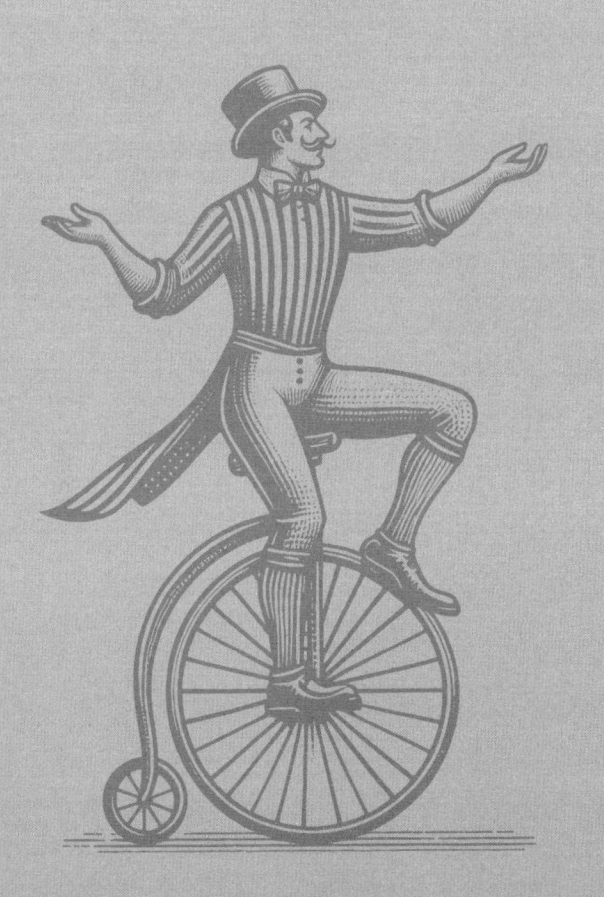

교정이 필요 없어지는 ──────
────────────── 생활 습관

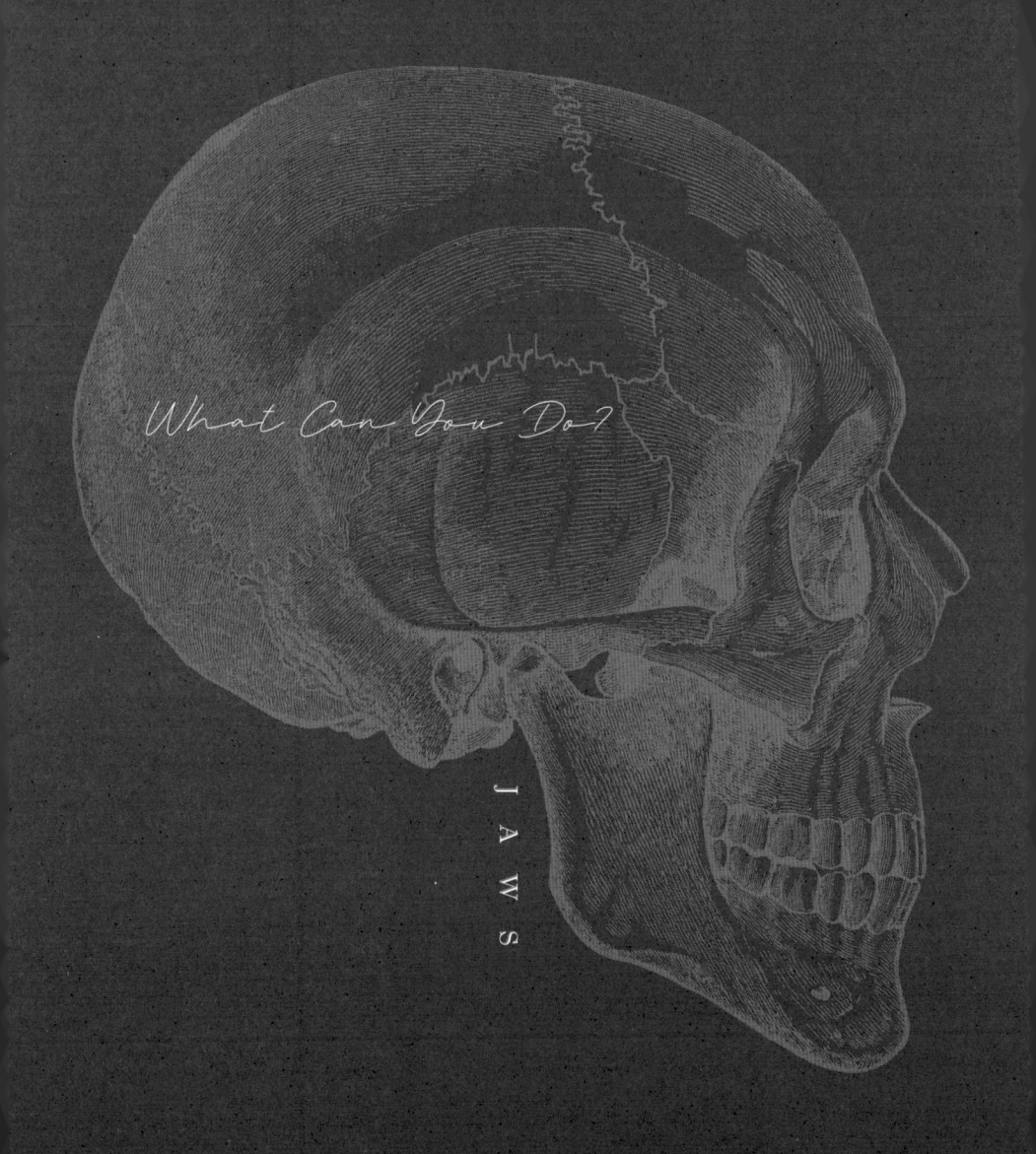

What Can You Do?

JAWS

당신이 만일 유행병처럼 번지는 구강-안면 건강 문제에 대한 지금까지의 논의로 이 문제에 어느 정도 관심을 갖게 됐다면, 이제는 아마 자연스럽게 '내가 무엇을 할 수 있는가?'라는 의문이 들 것이다. 어떻게 하면 구강-안면 건강 문제가 생기는 것을 막을 수 있을까? 만일 그런 문제들이 이미 시작됐다면, 어떻게 하면 더 악화되는 것을 막을 수 있을까? 이 의문에 대한 답을 생각하면서 우리는 그저 19세기 때 조지 캐틀린의 "입을 다물어 당신 생명을 구하라"라는 조언을 따르라고 권하고 싶다.[1] 입을 다물고 코로 호흡을 하는 것, 위아래 치아를 살짝 맞닿게 하는 것 그리고 혀가 입천장에 닿게 하는 것이야말로 여전히 그간 살펴본 각종 질환을 예방하는 열쇠이자 적어도 그 증상을 완화하는 열쇠이다. 물론 이것은 시작일 뿐이다. 그 이후에는 각종 문헌에 대한 우리의 해석, 산드라와 그 동료들의 광범위한 임상 경험 등에서 나온 여러 제안을 따르게 될 것이다. 대부분의 제안은 당신 아이들의 구강-안면 건강 문제에 대한 것이지만, 일부 제안은 당신 자신의 구강-안면 건강 문제에도 도움이 될 것이다.

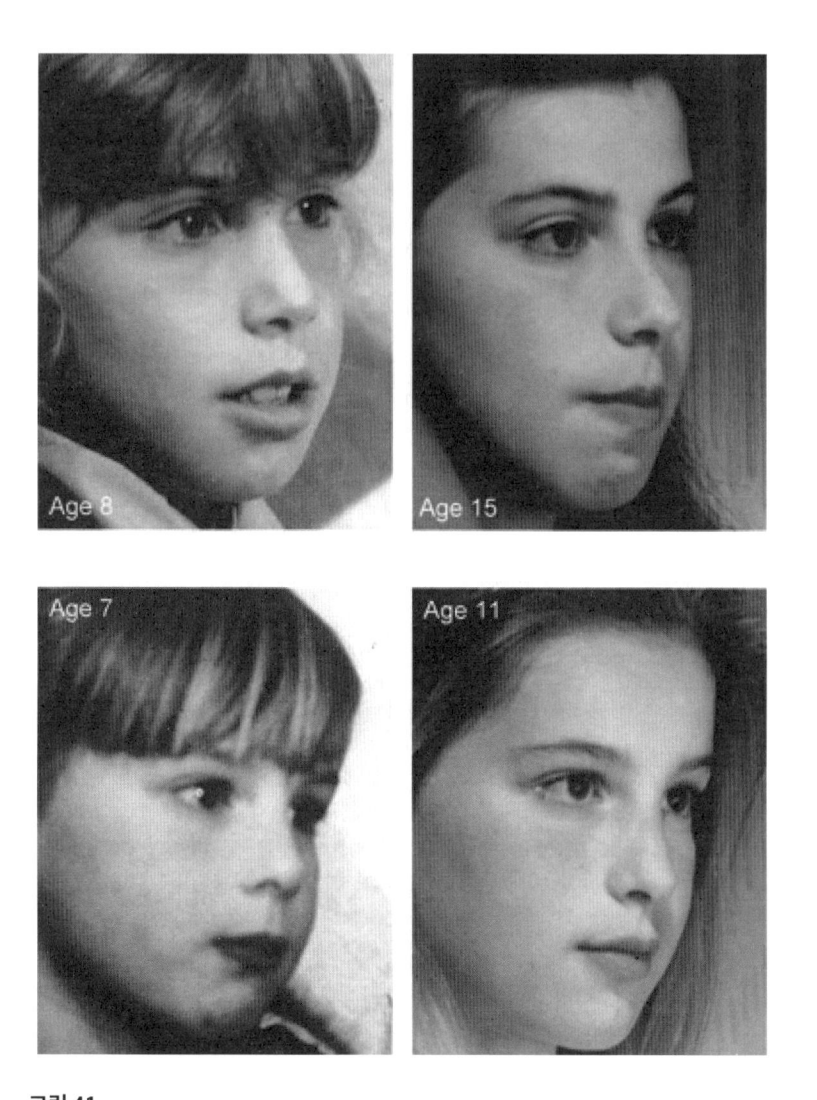

그림 41
비슷한 유전자를 가진 두 자매가 입을 다물고 지내라는 지시를 받았다. 한 자매는 성공했고(아래) 또 한 자매는 성공하지 못했다(위). 둘 다 그 어떤 치료도 받지 않았다. 10대가 됐을 때 얼굴 발달과 매력 측면에서 나타난 확연한 차이에 주목하라(사진 제공: 존 뮤).

모유 수유와 아기 주도 이유

5장에서도 살펴봤듯이 가능한 한 오래 모유 수유를 하는 것이 부정 교합을 줄이는 데 도움이 된다.[2] 우리가 권하는 것은 생후 약 6개월 동안은 모유 수유만 하라는 것이다.[3] 이와 마찬가지로 아기가 어떻게 젖 떼기, 즉 이유를 할 것인지도 중요하다. 적절한 구강–안면 발달을 위해서는 상당 기간 이유기를 갖는 것이 이상적이다. 이유기에는 턱을 최대한 많이 움직이게 해 줄 단단한 음식을 먹이되, 목이 막히지 않게 조심해야 한다. 거의 모두 부드럽고 달콤한[4] 이른바 '이유식'(baby food)이

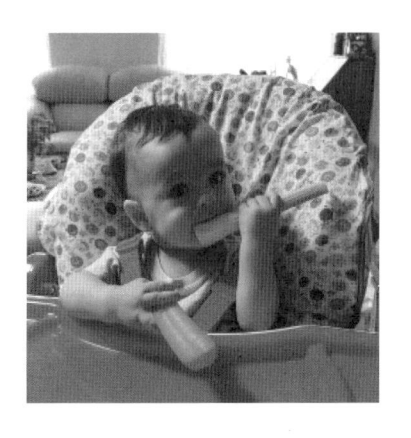

그림 42
아기가 젖을 뗀 후 단단한 음식을 먹으면 적절한 턱 발달에 도움이 된다.

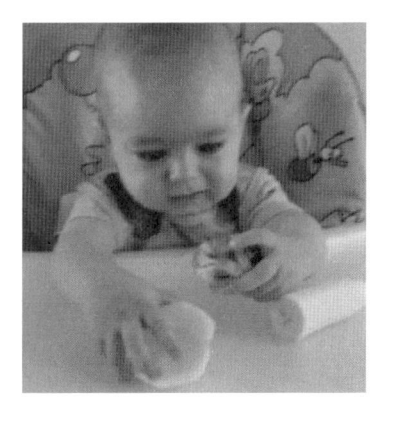

그림 43
아기들은 스스로 적절한 음식을 먹을 수 있다. 따라서 더 이상 죽 같이 부드러운 음식을 먹이지 마라!

라는 이름의 죽 유동식과 다른 부드러운 가공 식품은 피하도록 하라.[5] 일반적으로는 대체 음식을 먹기 시작한 이후에도 좀 더 모유 수유를 하는 것이 최선이며, 아이들은 단단하고 달지 않은 대체 음식을 최대한 일찍 먹기 시작하는 것이 좋다.

생각해 볼 수 있는 또 다른 방법은 '아기 주도 이유'(baby-led weaning, 간단히 줄여 BLW라고 함-역자 주)로[6], 이유를 시작할 때부터 아기가 알아서 스스로 음식을 먹게 하는 것이다. 이 용어를 처음 사용한 사람은 산파이자 건강 컨설턴트인 질 라펠리(Gill Rapeli)이다. 아기 주도 이유는 아기에게 젖 대신 다른 음식을 먹이기 위한 접근 방식으로, 이 방식에서는 성인이 작은 숟가락으로 음식을 떠먹이는 것이 아니라 아기가 자기 손으로 직접 음식을 먹게 된다. 아기와 아기의 부모가 가족 음식을 함께 먹되, 이유에 완전히 성공할 때까지는 당분간 먹을 시간이 되면 엄마가 아기에게 계속 모유를 준다는 것이 이 접근 방식의 기본 아이디어이다.

씹기

씹는 행위 또한 얼굴의 형성에 영향을 미치므로, 아이들이 단단한 음식을 먹기 시작할 때 부모는 아이에게 올바로 씹는 습관을 들이도록 가르쳐야 한다. 물론 이를 위해서는 아이와 함께 시간을 보내야 한다.

예를 들어 십대 초반이 된 산드라의 두 아이는 식사 시간이 되면 부모 및 할아버지·할머니와 함께 앉아 그날 있었던 일에 대해 서로 이야기를 나누는 시간을 갖는다. 물론 요즘은 맞벌이 부부가 많은 데다 아이들도 방과 후에 하는 활동이 많아서 가족들 간에 그런 시간을 갖기 어렵다. 저녁 식사 자리가 식구들과 어울리면서 올바른 구강 자세 습관을 들일 수 있는 자리가 될 수 있도록 적절한 타협점을 찾아야 할 것이다. 산드라와 데이비드는 자기 아이들에게 식탁에서 식구들과 이야기를 나누며 음식을 천천히 먹으라고 권하지만, 이야기하는 것과 음식 먹는 것을 동시에 하지는 못하게 한다. 그러나 폴과 앤의 딸 리자(Lisa)는 그런 훈련을 하기 어려운데, 그 이유는 그녀가 이미 할머니가 다 됐기 때문이다.

자세

5장과 6장에서 살펴봤듯이 적절한 구강 자세와 전반적인 자세는 건강한 구강-안면 발달을 위해 꼭 필요하다. 이상적인 구강-안면 휴식 자세는 다음 세 가지로 요약된다. 즉, 입을 다물고 혀는 입천장에 대고 위아래 치아는 살짝 맞닿게 하는 것이다. 당신의 아이들에게 뭔가를 먹지 않거나 말하지 않을 때는 입을 다물고 쉬라고 가르쳐라. 태어나자마자 바로 시작하라. 젖을 다 먹인 후에는 몇 초간 두 손가락으로 아기의 위아래 입술을 살짝 눌러 입을 다물게 하라. 이는 전혀 무해한 행동으로, 훗날 연구가 행해진다 해도 아마 상당한 이점이 있다는 것이 밝혀질 것이다. 조지 캐틀린은 '아메리카 원주민은 유럽인과 밀접한 접촉을 하지 않은 덕분에 뛰어난 구강 자세, 좋은 건강 상태, 바람직한 외모를 그대로 유지할 수 있었다'라고 믿었다. 안면-턱 성장 치료의 창시자 존 뮤 박사는 자세와 관련된 문제를 매우 심도 있게 다뤘다. 그는 우리에게 보낸 〈옛날 원칙들이 보기 좋은 얼굴을 만든다(Old Fashioned Rules Create Good-Looking Faces)〉라는 제목의 편지에서 다음과 같이 적었다.[7]

놀랍게도 증조할머니의 조언이 옳을 때가 많으며 간단한 민간요법이 효과가 있을 때도 많다. 아이가 아직 어릴 때의 얼굴 모습은 구강 습관에 매우 민감하게 반응하며 입을 너무 자주 벌리는 것과 같은 단순한 일만으로 큰 차이가 생기기도 한다. 한때는 뭔가를 먹을 때 입을 다물고 먹는 것이 중요하다고 여겨졌지만, 오늘날에는 많은 사회학자가 아이를 너무 엄격히 통제하는 것은 잘못된 일이라고 생각한다.

빅토리아 시대 때 아이들은 나이 든 사람이 먼저 말을 걸기 전에는 조용히 있어야 하며 또 나이 든 사람들에게는 늘 공손해야 한다고 배웠다. 그러나 일부 부모들은 이는 아이들을 너무 구속하는 것이라 여겨 아이들이 하루 몇 시간 동안(종종 입을 벌리고 목을 구부린 채) 아이패드를 갖고 놀아도 아무 말도 하지 않는다. 이는

아이의 얼굴 발달에 매우 큰 해를 끼칠 수 있다.[8]

아이들은 유아기를 지나면서 건강한 삶을 영위하는 법을 배워야 한다. 다시 말해 구강 자세에 많은 관심을 기울여야 하는 것이다. 2장에서 살펴봤듯이 씹는 훈련을 제대로 받지 않을 경우, 적절한 근육의 힘을 기르지 못해 턱을 계속 다물고 있지 못하게 된다. 그러나 턱 근육은 그런 일을 저절로 하지는 못한다. 아이들이 좋은 습관들을 들이고 근육 기억(muscle memory, 특정 신체 활동을 반복해 그 활동을 수행할 때 나타나는 신체의 생리적 반응–역자 주)을 키워야 하는 것이다. 분명 아이들은 적절한 구강 자세를 취해야 한다는 생각을 끊임없이 할 수 없을 것이므로, 평소 근육 기억을 키워 뭔가를 먹거나 말하지 않을 때 또는 잠을 잘 때 턱 근육이 활성화될 수 있게 해야 한다. 이처럼 입이 쉬는 시간에 '구강 자세'가 자리 잡게 된다.

어떤 의사는 전반적인 몸자세를 잃게 되면 구강 자세를 잃게 되고 구강 자세를 잃게 되면 전반적인 몸자세도 잃게 된다고 주장한다. 얼핏 보면 직관에 부합되는 주장 같지만, 현재로서는 전반적인 몸자세가 구강 건강에 영향을 미친다는 과학적 증거는 거의 없어 좀 더 깊은 연구가 이뤄져야 할 것이다. 이 책에서는 주로 에스더 고칼레(Esther Gokhale)와 같은 자세 전문가들에게서 들은 일화를 통해 전반적인 몸자세를 개선하면 구강 자세에도 도움이 된다는 증거를 찾으려고 한다. 전반적인 몸자세를 개선하면 요통과 같은 통증을 누그러뜨리는 데 도움이 된다는 것은 구부정한 자세로 컴퓨터 앞에 앉아 매우 오랜 시간을 보내는 많은 사람들에 의해 입증되고 있다.

재러드 다이아몬드(Jared Diamond)가 자신의 선구적인 책 『어제까지의 세계(The World until Yesterday)』[9]에서 밝혔듯이 한 아이의 근육과 자세와 반응은 그 아이의 주변 환경에 따라 달라진다. 많은 원주민 사회에서 아이들은 자신들의 주변 환경과 양육 방식 덕분에 적절한 몸자세를 갖게 된다. 구강 자세와 전반적인 몸자세 간의 관계에 대해서는 아직 제한된 정보만 있을 뿐이지만,[10] 머리가 앞으로 나가는 거북목 자세는 부정교합과 관련이 있는 것으로 보인다.[11] 많은 산업화 이전의 사회에서 아기는 엄마 등에 매달려 엉덩이를 뒤로 빼고 등을 수직으로 곧추세운 채 엄마와 같은 방향을 바라볼 수 있는 자세를 취하는데, 이것은 아기의 자연스러운 자세로, 아기는 그렇게 성인의 올바른 자세를 배우기 시작한다. 원주민 사회에서 흔히 볼 수 있는 아기 운반 수단들은 대개 척추와 엉덩이 위치를 바로잡아 올바른 몸자세와 구강 자세를 취할 수 있게 해 준다. 그렇다고 해서 당신 역시 목에 천을 두르고 그 안에 아기를 넣어야 한다는 의미는 아니다. 기술적으로 진일보된 보다 나은 옵션도 여럿 있다. 인체 공학적으로 디자인된 다양한 유모차와 카시트, 아기 띠 등이 시판 중에 있는데, 그런 것들이 적절한 대안이 될 수 있을 것이다.

인간은 아기 시절에 엄마 품에 안기거나 등에 매달려 다니면서 엄마와 교감을 나누도록 진화됐다.[12] 예를 들어 언어 발달을 위해서도 엄마

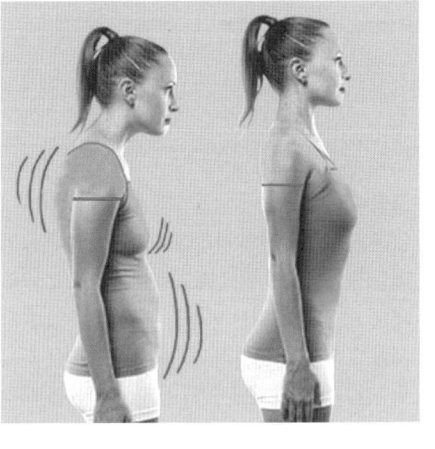

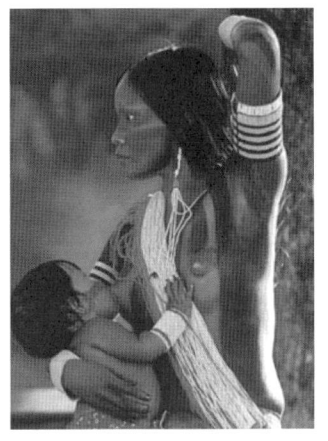

그림 44
전반적인 몸자세와 구강 자세의 관계. 성장 중인 턱은 머리 자세로부터 영향을 받으며 머리 자세는 전반적인 몸자세로부터 영향을 받는다.

그림 45
아기에게 젖을 먹이고 있는 전통적인 문화의 여성. 편하면서도 보기 좋은 여성의 등을 보라. 그녀는 유대감까지 높일 수 있는 자연스러운 각도로 아기에게 젖을 먹임으로써 아기의 엉덩이와 등이 적절히 발달할 수 있게 해 주고 있다.

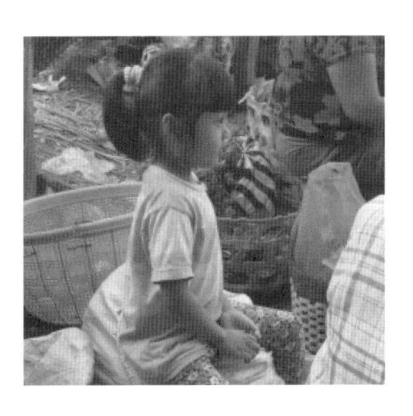

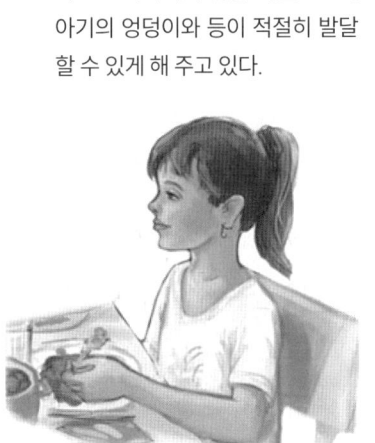

그림 46
현대의 소녀(오른쪽)는 등을 곧추세우고 입을 다물고 편한 어깨 자세를 취함으로써 보다 전통적인 소녀(왼쪽)의 아름답고 건강한 자세를 그대로 따라 할 수 있다.

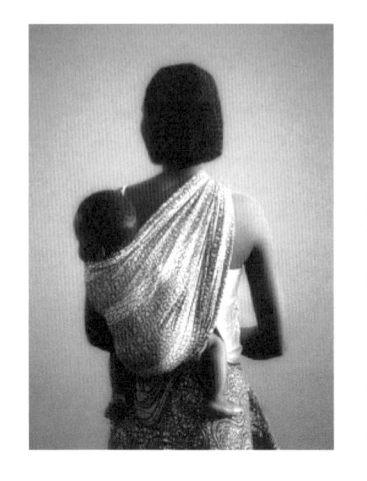

그림 47
많은 산업화 이전의 사회에서 아기는 엄마 등에 매달려 엉덩이를 뒤로 빼고 등을 수직으로 곧추 세운 채 엄마와 같은 방향을 바라볼 수 있는 자세를 취하는데, 이것이 아기의 자연스러운 자세로, 아기는 그렇게 성인의 올바른 자세를 배우기 시작한다.

의 얼굴을 마주보는 것이 꼭 필요하다. 아기 시절에 그렇게 엄마를 볼 수 있게 해 주지 않을 경우, 언어 발달이 지체될 수도 있다.[13] 엄마를 마주보는 것이 교감을 나눌 수 있는 중요한 기회를 제공해 주기는 하지만,[14] 엄마의 관점과는 매우 다른 관점에서 사물을 보게 된다. 따라서 아기가 크면 대개 가슴에 안는 대신 등에 업는다. 그러면 엄마는 아기의 늘어나는 체중을 감당할 수 있게 되고 아기는 엄마와 같은 관점에서 세상을 볼 수 있게 되며 또 올바른 몸자세와 구강 자세도 기를 수 있게 된다.

여기서 가장 중요한 것은 우리가 아이들에게 구강 힘을 길러 주고 올바른 자세를 가르쳐 주지 않는다면, 아이들의 턱이 제대로 발달하지 못하게 된다는 것이다. 쉴 때 위아래 치아가 서로 맞닿게 턱 자세를 취하는 것은 매우 먼 옛날부터 있었던 일로, 우리는 그것이 늦은 젖떼기, 거친 음식들, 보다 드물었던 코 막힘과 같은 것들로 인해 생긴 자연스러운 결과라고 추측한다. 그것들은 오늘날 아이들에게 암묵 기억(implicit memory, 의식하거나 지각하지는 못하지만, 이후의 행동이나 학습 등에 영향을 미치는 기억-역자 주)의 일부가 될 때까지 가르쳐야 할 일들이다. 그리고 물론 아이들에게 계속 보다 단단하고 최소한도로 가공 처리된 음식들을 먹여야 하며 음식을 꼭꼭 씹어 먹게 해야 한다. 이와 동시에 구강-안면 건강에 도움이 될 올바른 식사 예절을 가르치고, 특히 음식을 씹을 때는 계속 입을 다물고 씹어야 한다는 것을 가르쳐야 한다. 또한 아이들에게 음식을 먹을 때 입을 다문 채 수시로 쉬면서 자기 페이스대로 천천히 먹는 것을 가르쳐야 한다. 아이들에게 이해하기 쉽게 천천히 말하는 것도 가르쳐야 한다. 나중에 다시 살펴보겠지만, 이 모든 것이 올바른 자세를 기르는 데 필요한 것들이다.

박스 3: 휴식과 여가 선용을 위한 문화적 변화들

끊임없이 일해야 하는 것이 현대인들이 처한 문화 환경이다. 우리 조상들의 지속적이며 자연스러운 환경은 그렇지 않았다. 수렵·채집 생활을 했던 우리 조상들은 대개 놀랄 정도로 여가 시간이 많았는데, 이들의 주요 관심사는 자신과 가족을 위해 음식과 주거지를 제공하는 것이었고 자신과 가족들을 먹여 살리고 보호

하는 데 필요한 정도의 일만 했기 때문이다.[i] 사람들은 대개 원주민들이 하루종일 사냥과 채집을 했을 것이라고 생각하지만, 실은 정반대이다.[ii] 인류학자 리처드 리(Richard Lee)는 아프리카 칼라하리 사막에 사는 !쿵 족에 대한 글에서 다음과 같이 말했다.

한 여성이 하루는 자기 가족들이 3일간 먹을 수 있을 정도의 식량을 구해 온 후 야영지에서 휴식을 취하며 수도 놓고 다른 야영지로 마실도 가고 다른 야영지에서 오는 손님들도 맞으며 시간을 보낸다. 그녀는 집에 있는 동안 요리를 하고 견과류와 약초들을 썰고 장작을 끌어모으고 물을 길어오는 등 주방과 관련된 일상으로 2~3시간씩 보낸다. 이처럼 꾸준한 일과 여가 시간의 반복이 1년 내내 계속된다. 사냥을 하는 남성은 대개 여성보다 더 자주 일을 하지만, 그 일정은 일정치 않다. 남성의 경우 1주일 동안은 열심히 사냥을 하고 그런 다음 2~3주 동안은 전혀 사냥을 하지 않는 것이 드문 일이 아니었다. 사냥은 예측 불가능한 일인데다 그 성과 또한 변덕스러운 기후에 좌우되기 때문에, 사냥꾼들은 3주 이상 사냥을 하지 못하는 경우가 비일비

---

i   M. Sahilins. 1972. 〈석기 시대 경제학(Stone Age Economics)〉. Aldine.

ii   J. Gowdy. 1997. 〈제한된 필요, 무제한적인 수단: 사냥·채집 경제학 및 그 환경에 대한 독자 (Limited wants, unlimited means: A reader on hunter-gatherer economics and the environment)〉. Island Press.

재했다. 그런 기간 중에는 다른 사람들을 방문하거나 손님 접대를 하거나 특히 춤을 추는 것이 남성이 주로 하는 일이었다.[iii]

물론 우리들 가운데 !쿵 족이나 다른 전통 부족의 생활 방식대로 살 수 있는 사람은 거의 없다. 그러나 우리 역시 구강-안면 건강에 좀 더 관심을 기울임으로써 산업화된 사회에서는 종종 너무 드물어 보이는, 그래서 절실히 필요로 하는 숙면을 좀 더 잘 취할 수 있다.

이에 비해 산업화된 사회에서는 지금 거의 대부분의 사람들이 더 열심히 더 오랜 시간 일을 해야 한다. 우리는 해가 질 때 잠자리에 들지도 않으며 물론 늘 일을 하는 것은 아니겠지만, 어쨌든 불을 켜놓고 계속 뭔가를 한다. 예를 들어 최근에 실시된 한 조사에 따르면, 미국인의 3분의 1이 수면 시간이 부족해 6~8시간이 안 된다.[iv] 이와 같은 수면 부족이 우리 몸에 미치는 영향은 매우 분명하고, 특히 폐쇄성 수면무호흡증까지 있는 경우 더 그렇지만, 이런 경우가 너무 흔해짐으로써 우리는 이 모든 것을 정상이라고 생각한다. 눈 밑에 다크서클이 있다거나 낮

iii   R. B. Lee. 1969. 〈!쿵 족의 생존: 투입-산출 분석. 생태학적 글들. 캐나다 자연사박물관 회보(!Kung bushmen subsistence: An input-output analysis. Contributions ronntizropology: Ecoiogicoi essays. Natural Museums of Canada Bulletin)〉. 230: 73-94.

iv   Morgan Manella. 2017. 〈연구: 미국 성인들의 3분의 1이 충분한 잠을 자지 못한다(Study: A third of U.S. adults don''t get enough sleep)〉. CNN. http://cnn.it/1QUV07R.

에 조는 것은 산업화 이전 사회에서 완전히 비정상적인 일로 여겨졌지만, 오늘날에는 그렇지 않은 것이다.

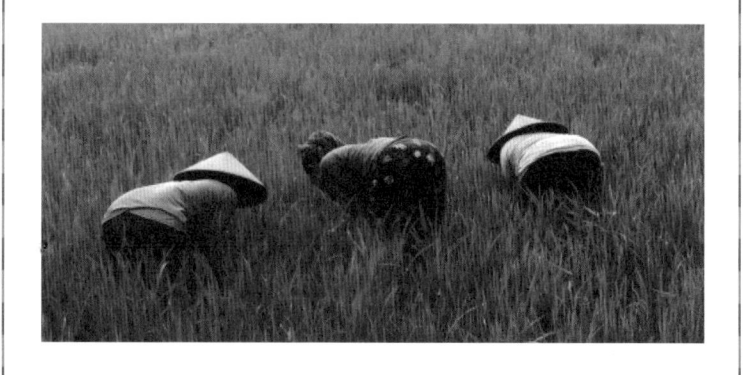

그림 48
우리가 전화를 받기 위해 몸을 구부리는 것 자체는 문제가 아니다. 그렇게 할 때의 자세가 문제이다. 이 여성들은 하루에 여러 시간 동안 몸을 구부리고 있다. 그러나 그들의 곧은 등을 보라. 우연의 일치겠지만, 이 여성들은 턱도 잘 발달돼 있고 치아도 고르다.

인공조명 덕분에 밤에도 훨씬 더 늦게까지 일을 할 수 있게 됐지만, 그것이 육체와 정신에 미치는 영향 때문에 우리의 삶이 오히려 더 악화된 것일까? 맑은 공기를 호흡하고 깨끗한 물을 마시고 수시로 운동하던, 그러나 평균 수명은 40세밖에 안 되던 석기 시대가 오히려 더 좋았던 것일까? 급변하는 주변 환경에 유전학적 적응을 하며 진화하기에는 우리 인류에게 주어진 시간이 충분치 못했다. 새로 생긴 문제의 대부분이 생식 가능 연령 이상의 사람들, 특히 여성들에게 영향을 미치게 될 것 같은가? 제대로 발달되지 못한 턱과 수면무호흡증으로 인해 생기는 문제가 인공적인 전기 조명[v]과 비바람을 막아 주는 거주지의 이점들과 상호연관성이 있는지는 분명치 않다. 분명한 것은 매우 간단한 조치로도 산업화된 환경 탓에 생기는 부정적인 영향을 어느 정도 줄일 수 있다는 것이다.

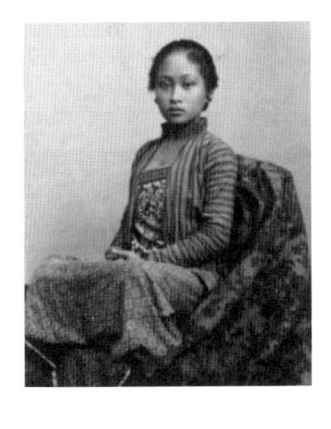

그림 49
옛날에 제대로 된 사람은 등을 쭉 펴고 앉았고 구강 자세도 좋았다. 또한 입은 늘 다물고 있었고 치아는 가지런했다.

v   K. J. Navara and R. J. Nelson. 2007. 〈밤에 빛나는 불빛의 어두운 면: 생리학적·역학적·생태학적 결과들(The dark side of light at night: Physiological, epidemiological, and ecological consequences)〉. Journal of Pineal Research 43: 215-224.

비만해지는 것은 종종 활동을 하지 않기 때문이라고 여겨진다. 비만은 또 종종 한 가지 상태가 또 다른 상태로 이어지는 '악순환'의 원인으로 여겨지기도 한다. 비만은 잘못된 식단과 운동 부족의 결과이지만, 아이 또는 성인이 낮에 충분한 활동을 할 정도의 에너지를 갖고 있지 않다는 것을 보여 주는 자세 관련 징후일 수도 있다. 비만은 잘못된 구강 자세로 이어지고 잘못된 구강 자세는 수면무호흡증으로 이어지며 이는 또다시 밤 시간대의 휴식 부족으로 이어진다.

많은 아이는 비만과 관계없이 비교적 활동적이지 못한데, 그 이유는 애초에 에너지가 부족해 대부분의 시간에 육체적 활동을 잘하지 않기 때문이다. 그렇다면 대체 왜 에너지가 부족할까? 상당수의 경우 양적으로든 질적으로든 수면을 제대로 못 취해서이다. 많은 아이가 건강과 제대로 된 발달을 위해서는 더 많은 그리고 더 나은 수면을 취해야 한다.

우리의 행복은 물론 우리 아이들의 행복을 위해서라도 우리는 산업화된 사회에서의 활동과 휴식의 균형 문제에 대해 다시 생각해 봐야 한다. 우리는 수만 년에 걸친 진화 과정에서 그 효과가 입증된 관행들을 더 낫기 때문이 아니라 단순히 더 쉽다는 이유로 다른 관행들로 대체했다. 어쩌면 역사상 처음으로 인류는 시대를 다시 거슬러 올라가 자신들의 행동들을 뒤바꿔야 하는 상황에 맞닥뜨렸는지도 모른다. 적절한 환경이 조성되지 않을 경우, 아이들은 부정적인 영향을 받게 될 것이며 부적절하거나 불충분한 수면은 온갖 결함과 질병과 절망을 불러올 수도 있다.[vi]

vi J. S. Durmer and D. F. Dinges. 2005. 〈수면 부족의 신경인지학적 결과들(Neurocognitive consequences of sleep deprivation)〉. Seminars in Neurology: 117-129; J. M. Mullington, M. Haack, M. Toth, J. M. Serrador, and H. K. Meier-Ewert. 2009. 〈수면 부족이 심혈관, 염증, 신진대사에 미치는 영향들(Cardiovascular, inflammatory, and metabolic consequences of sleep deprivation)〉. Progress in Cardiovascular Diseases 51: 294-302.

수면

부모들은 아이가 잠자는 모습도 계속 눈여겨봐야 한다. 만일 아이가 아침에 일상적으로 피곤해 보인다면, 밤에 너무 늦게까지 잠을 안 잤거나 수면 장애를 야기하는 호흡 문제의 초기 증상을 보이고 있는 것 중 하나일 수 있다. 설사 수면 장애 증상(자면서 코를 골거나 엎치락뒤치락하는 등)이 보이지 않는다 하더라도 아이가 만성적으로 에너지가 부족해 보인다면 휴식과 수면을 제대로 취하지 못하고 있는 것이 아닌지 의심해 봐야 한다.

잊지 마라. 잘못된 구강-안면 발달로 인해 생긴 기도 문제는 적절한 휴식의 커다란 적이다.

호흡과 알레르기

어린아이의 경우, 일반적인 감기가 아닌 코 막힘은 심각한 문제이다. 코 막힘 증상이 보일 때는 처음부터 알레르기와 호흡 문제에 신경을 써야 한다. 구강 자세에 따른 최초의 문제는 출생 후 몇 시간 이내에 나타날 수도 있다. 어린 아기들은 쉽게 코 막힘 증상을 보인다. 아기가 쉬는 환경에 신경을 써라. 아기가 실내에 흔한 알레르기 유발 항원 등의 입자들에 노출되지 않게 하는 것이 중요하다.

햇빛이 쨍한 날 당신 집 2층으로 올라갔다고 상상해 보라. 방안으로 한 줄기 햇빛이 들어오고 있다. 무엇이 보이는가? 수십억 개의 미세한 입자들! 코는 그것들을 거를 수 있게 만들어져 있다. '집진기'와 같은 역할, 즉 공기 중에 떠다니는 입자들이 폐에 도달하기 전에 가둬 두는 역할을 하는 것이다.[15] 그런데 만일 그런 코가 막혀 입으로 호흡을 한다면, 훨씬 더 많은 입자가 당신의 폐로 들어가게 된다. 과학자는 그 입자들을 흡입하면 건강에 해로울 수 있다는 것을 안다. 물론 어떤 입자가 어떤 영향을 미치는지에 대해서는 아직 밝혀지지 않은 것이 많지만, 이는 놀랄 일도 아니다. 강도 높은 연구가 행해지고 있음에도 불구하고 이것을 밝히는 일은 종종 불가능에 가깝기 때문이다. 이와 관련해 대기 오염 전문가 커크 스미스(Kirk Smith) 교수는 다음과 같이 말했다.

"수백억 달러의 투자와 수만 건의 연구 그리고 거의 70년 가까운 집중적인 노력에도 불구하고 과학자들은 아직도 담배 연기 속의 어떤 입자가 건강에 악영향을 끼치는지 정확히 알지 못합니다.[16] 유행병처럼 번지는 구강-안면 건강 문제와 그 영향에 관심이 있다면, 무엇보다 먼저 코가 제 기능을 다할 수 있게 최선을 다하는 동시에 공기 내 입자 흡입을 최소화해야 합니다."[17]

안타깝게도 실외는 물론 실내에도 엄청나게 많은 대기 오염 물질이 있다.[18] 그런데 가끔 실내 오염 물질의 농도가 실외 오염 물질의 농도보다 높다. 대표적인 오염 물질로는 포름알데히드를 들 수 있는데, 이는 각종 가구나 건설 자재에서 방출되는 오염 물질로, 다른 알레르기 유발 항원들에 예민한 아이들의 상기도 증상을 악화시킬 수 있다.[19] 경험 법칙에 따르면, 어린아이들이 살고 있는 곳에서는 불필요한 에어로졸 스프레이(헤어 스프레이, 방향제, 살충제 등 스프레이 방식의 제품-역자 주)와 휘발성 제품들은 사용하지 않는 것이 좋다. 바퀴벌레가 꼬이거나 곰팡이가 피지 않게 하는 것도 중요하며 고양이나 개 등 집안에서 키우는 반려동물을 자주 목욕시키는 것도 중요하다. 또한 환기를 자주 시키는 것도 도움이 되며 특히 생후 1년간은 공기청정기 한두 가지를 쓰는 것을 생각해 볼 수도 있다. 물론 잘 알다시피 공기청정기의 효과에 대해서는 논란이 많다.[20]

어린아이들이 쉽게 코 막힘 증상을 옮는 장소들 중 하나는 탁아소 또는 어린이집이다. 여러 아이의 코를 닦아 주거나 풀어 주면서 위생 관리를 제대로 하지 않는 보육 교사들로부터 감기가 옮을 수 있는 것이다. 턱 발달에 중요한 시기인 생후 2세까지는 손을 씻는 간단한 훈련만으로도 감기를 상당히 줄일 수 있다고 한다.[21] 많은 부모는 자기 아이들이 알레르기 증상 때문에 코로 호흡을 하지 못한다며 고충을 털어놓는다. 그러나 입으로 호흡하면 코로 호흡할 때보다 훨씬 더 많은 입자가 폐로 들어가기 때문에 어떤 경우 구강 호흡이 문제의 근원일 수도 있다는 것을 생각해 봐야 한다. 예를 들어 수면무호흡증 전문가 크리스티앙 길레미뇨는 편도 및 인두편도 비대화는 구강 호흡의 원인이라기보다 구강 호흡의 결과일 가능성이 더 높다는 결론을 내렸다.[22] 호흡기 알레르기 반응 또한 이와 비슷한 패턴을 밟을 수 있다. 아이들이 입으로 호흡을 하게 되는 것이 늘 코 막힘 때문은 아닐 수도 있는 것이다.

코 막힘이 아닌 구강 호흡 때문에 알레르기 유발 항원을 흡입하게 되고 이로 인해 코가 막히게 되며 그 결과 구강 호흡이 더 심해지는 악순환이 생긴다. 더욱이 알레르기 유발 항원에 대한 민감성이 개인에 따라 크게 다른 데다 알레르기 유발 항원이 존재하는 시기 또한 다르기 때문에(꽃가루 알레르기를 생각해 보라), 상황은 더 복잡해진다.

우리는 알레르기 유발 항원에 노출되는 것을 최소화하고 알레르기 증상을 완화하기 위해 의학의 도움을 받는 것 외에, 나이 든 아이와 성인 모두에게 도움이 될 '부테이코 호흡법(Buteyko Breathing Technique)'과 같은 치료법도 찾아보기를 권한다.

부테이코 호흡법

"완벽한 사람은 호흡하지 않는 듯이 호흡한다."

— 노자(기원전 6세기의 중국 철학자)

부테이코 호흡법은 아이든 성인이든 모든 사람이 코로 호흡하는 훈련을 해 호흡 효율성을 높여 줄 목적으로 만들어졌다.[23] 우리는 부테이코 호흡법 전문가는 아니지만, 산드라의 임상 경험 과정에서 일부 환자들에 의해 이 호흡법이 구강 호흡을 줄이는 데 엄청난 도움이 된다는 사실이 밝혀졌으며 이 호흡법을 써 본 이후 이와 비슷한 경험을 토로하는 임상의들도 여럿 있었다.[24]

내과 의사 콘스탄틴 부테이코(Konstantin Buteyko. 1923~2003)는 1950년경 구소련에서 자신의 이름을 딴 이 호흡법을 처음 개발했다. 이 호흡법이 천식 치료에 효과가 있다는 주장에 대해서는 아직 논란의 여지가 많지만, 우리는 습관적인 구강 호흡에서 전적인 코 호흡으로 바꾸는 데 이 호흡법이 도움이 된다는 것을 알게 됐다. 부테이코 호흡법은 세포들에 산소를 공급하는 과정과 관련된 표준적인 의학 원칙들을 바탕으로 삼고 있다. 부테이코에 따르면, 정상적인 호흡은 다음과 같다.

☐ 눈에 보여서는 안 된다.

☐ 귀에 들려서도 안 된다.

☐ 입은 다물어져 있어야 한다(위아래 입술이 살짝 닿게).

☐ 호흡이 보이거나 들린다면 또는 입을 벌린 채 이뤄진다면, 그것은 과호흡
  이다.

부테이코 호흡법은 호흡의 양은 물론 호흡의 빈도까지 의식적으로
줄일 수 있게 해 줄 목적으로 만들어졌다. 이 방법은 '호흡 재훈련'으
로 생각할 수도 있으며 반복적인 훈련을 통해 새로운 호흡 패턴을 익
히게 해 주자는 데 목적이 있는데, 이는 자전거 타는 법을 배울 때와 같
이 '제2의 천성'을 익히게 해 주는 암묵적인 학습의 한 가지 예라고 할
수 있다.

낮에 코가 막히지 않게 해 코로 호흡할 수 있게 해 주면 밤에 수면 패
턴이 개선된다. 부테이코 호흡법의 핵심은 훈련을 통해 코로만 호흡을
하게 하는 데 있다. 이 호흡법을 사용했을 때의 또 다른 이점은 운동 성
과가 개선된다는 것으로, 그 결과 당신 아이에게 이 호흡법을 사용할
동기를 부여해 구강 호흡을 피할 수 있게 해 줄 것이다.

운동 성과를 높이기 위해서는 산소 소비를 최적화하는 것이 필수인
데, 혈액 내 이산화탄소 농도가 떨어져 혈액이 세포 조직들에 제대로
산소를 공급하지 못하게 되는 과호흡 증후군을 극복함으로써 산소 소
비를 최적화시켜 주자는 것이 부테이코 호흡법의 목적이기도 하다.[25]
코는 흡입하는 공기를 촉촉하게 만들어 폐가 탈수되지 않게 해 주는

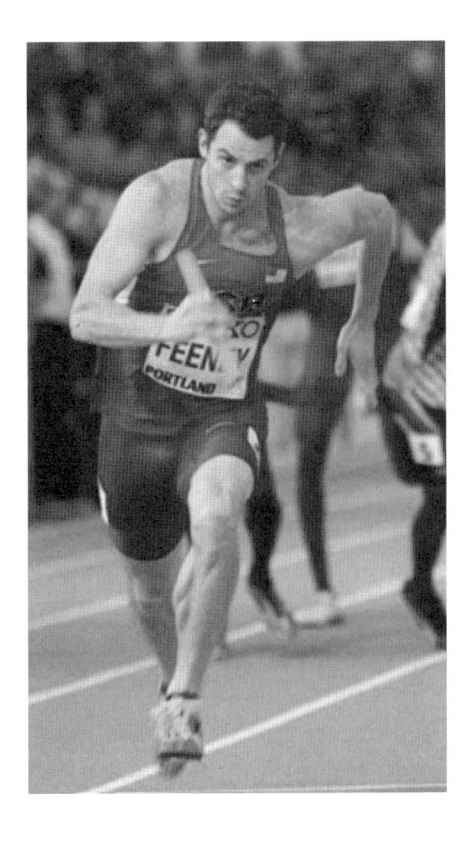

그림 50

코 호흡으로 성과를 높이는 기술. 미국 대표로 IAAF 세계실내선수권대회에 참가한 달리기 선수 패트릭 피니(Patrick Feeney)와 크리스 기스팅(Chris Giesting)은 금메달을 따기 위해 이틀간 4×400미터 릴레이 경기에서 코 호흡으로 운동 성과를 높이는 기술을 사용해 자기 팀 선수 네 명과 속도를 맞춰 세계 신기록에 가까운 기록을 세웠다. 코 호흡으로 운동 성과를 높이는 기술에 대한 질문을 받았을 때 패트릭 피니는 이런 말을 했다. "코 호흡으로 운동 성과를 높이는 기술의 산소 이점 프로그램에 따라 2주 정도 훈련한 후 그 어느 때보다 잠도 잘 자고 기분도 훨씬 더 차분하고 느긋해졌습니다. 그리고 경주에 대한 집중력이 높아졌으며 받고 있는 훈련을 믿게 됐고 그 어느 때보다 마음을 다잡고 최선을 다할 수 있게 됐습니다."

역할을 하며,[26] 그 덕분에 인간은 매우 다양한 기후 속에서 번성할 수 있게 됐다.[27]

장거리 주자의 경우 코로 호흡하는 것이 중요하다는 경험담은 얼마든지 있다. 예를 들어, 일부 사람들에 의해 세계 최고의 마라톤 주자들로 불리는 타라우마라 아메리카 원주민들은 멕시코 북부에 있는 코퍼 캐니언에서 신발을 최소한도로 신거나 맨발 상태로 하루에 약 97킬로미터를 달린다. 그들은 거의 전적으로 코로만 호흡하면서 계속 평온한 얼굴을 유지한다. 또한 '영적 주자들'인 아파치 족은 어린 시절부터 입에 물을 잔뜩 머금은 채 사막을 달리는 훈련을 받았다. 그들은 코를 통해 리듬감 있게 깊이 호흡하는 법을 배워 건조한 사막 공기 속에 달리면서도 목구멍이 말라 숨을 헐떡이지 않았다. 조지 캐틀린이 만난 아메리카 원주민들이 생각나지 않는가!

산드라가 코로 호흡하는 데 특히 도움이 된다고 믿는 부테이코 호흡법의 세 가지 방법은 입에 테이프 붙인 채 잠자기, 걸음 수 세기 그리고 막힌 코 뚫기이다.

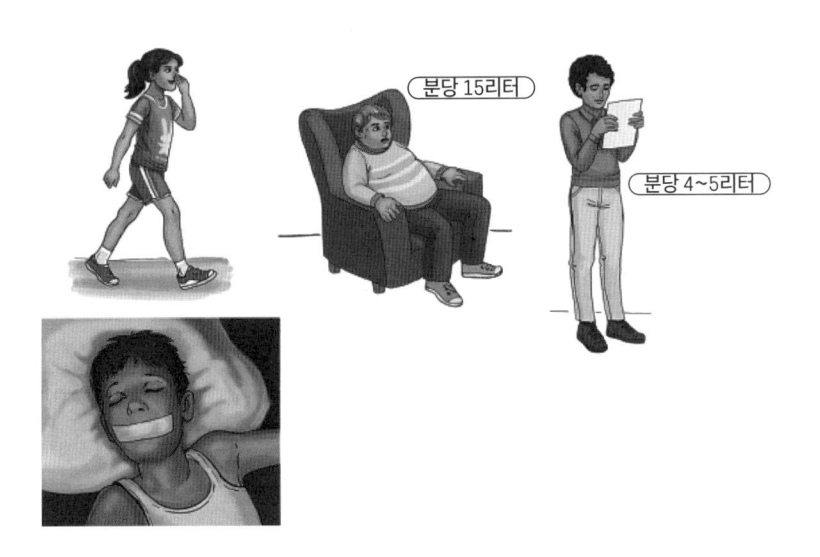

그림 51

부테이코 호흡법에서 아이들은 육체적인 활동을 하면서 숨 쉬는 것을 참게 된다. 뇌가 코로만 호흡하게 하기 위해 잠잘 때 입에 테이프를 붙이기도 한다. 비만하지 않은 사람이 호흡 효율성이 더 높아 분당 더 적은 양의 공기를 흡입한다.

테이프 붙이고 잠자기

구강 호흡을 하지만 다른 심각한 문제(비중격 만곡증이나 심한 알레르기와 같은)는 없는 환자의 경우, 부테이코 호흡 전문가는 잠을 잘 때 입에 저자극성 테이프나 종이 반창고를 붙이기를 권한다. 그런 테이프나 반창고는 해롭지 않은 데다 찢거나 제거하기 쉽지만, 구강 호흡을 하고 싶다는 충동이 일 때 그걸 막아 주는 역할을 하게 된다.

이는 일부 부모나 아이들에게는 충격적인 방법으로 보일 수도 있겠지만, 우리는 이 방법은 나이 든 아이나 성인들 모두 안전하게 사용할 수 있고 또 효과도 있다고 믿는다. 너무 당연한 이야기지만, 젖먹이나 어린아이들에게까지 꼭 입에 테이프를 붙여야 하는 것은 아니다.

산드라 자신은 부테이코 호흡법이 자기 가족들에게 매우 큰 도움이 된다는 것을 알게 됐다. 89세인 그녀의 아버지와 남편, 그리고 십대 아들은 그 호흡법을 열심히 사용했다. 그리고 그 결과 세 사람 모두 밤에 잠을 더 잘 자게 됐으며 아침에 목구멍이 마른 듯한 느낌 없이 보다 맑은 정신으로 깨어나게 됐다고 한다. 만성폐쇄성 질환(COPD, 폐기종과 만성 기관지염 포함)을 앓고 있던 그녀의 아버지는 부테이코 호흡법을 사용하기 시작하면서 삶의 질에 엄청난 변화가 일어났다고 증언했다. 그는 충분한 산소를 흡입하지 못해 생긴 과호흡도 완화되고 불안감도 줄어든 듯하다고 했다.

걸음 수 세기

환자들이 자기 코를 꽉 집고 걸으면, 누군가가 코나 입으로 호흡하지 않고 걸을 수 있는 걸음 수를 세는 것이다. 이 훈련은 대개 검증된 부테이코 치료법 전문가의 입회하에 행해진다. 호흡을 통제하는 이 훈련을 하다 보면, 환자들은 점점 더 건강해져 코나 입으로 호흡을 하지 않고도 점점 더 많은 걸음을 걸을 수 있게 된다. 지금은 걸음 수를 세 주는 스마트폰 앱이 있어 집에서 혼자 쉽게 할 수도 있다.

막힌 코 뚫기

부테이코 호흡법 전문가 패트릭 맥커운(Patrick McKeown)에 따르면, 막힌 코를 뚫는 방법은 다음과 같다.[28] 다음에 코 막힘 증상이 있을 때 직접 써먹어 보라.

1	자리에 앉는다.
2	코로 살짝 호흡을 해 본다.
3	그 호흡은 소리가 나지 않아야 한다.
4	코로 호흡한다.
5	손가락으로 코를 꽉 집어 공기가 들어가거나 나오지 못하게 한다.
6	머리를 부드럽게 위아래로 끄덕인다.

7	최대한 오래 한다.
8	숨을 들이마셔야 할 때는 코로만 숨을 들이마시고 입으로는 공기가 들어오지 않게 한다.
9	최대한 빨리 호흡을 가라앉힌다.
10	30초 정도 기다린 후 처음부터 다시 반복한다. 세 번째 시도할 때면 막힌 코가 뚫려 있을 것이다. 그렇지 않다면, 막힌 코가 뚫릴 때까지 계속 반복한다.
11	코가 다시 막힌다면, 이 모든 것을 다시 한다.

올바른 구강 자세 훈련(GOPex)

산드라는 '올바른 구강 자세 훈련(good oral posture exercise. 줄여서 GOPex)' 프로그램을 활용한다. 이는 구강-안면 문제의 해결책을 찾는 데 선구적인 역할을 한 치과 의사 사이먼 웡(Simon Wong)이 개발한 간단한 훈련이다. 아이와 성인 모두 이 프로그램을 통해 활동하면서 차분해지는 법을 배우게 되는데, 그 이유는 기능과 자세는 서로 밀접한 관련이 있기 때문이다. 올바른 구강 자세 훈련은 일종의 '근육 자세(myopostural)' 치료법으로, 구강 주위의 기능, 움직임 개선을 목표로 하나 구강-얼굴 성장 및 발달에는 보조적 역할만 수행하는 '근기능 요법(myofunctional theray)과 혼동하지 않아야 한다.[29] 올바른 구강 자세 훈련은 구강 자세를 바로잡아 얼굴과 목과 치아가 균형 있게 성장하도록 하는 데 그 목적이 있다.

이 훈련은 예로부터 전해져 내려오는 식사 예절을 그 근간으로 삼고 있다. '똑바로 앉아라', '입을 다물어라', '입을 벌린 채 음식을 씹지 마라', '음식을 반만 씹은 후 삼키지 마라' 등…… 이 모든 식사 예절이 실제로 구강–안면 건강에 상당한 도움이 되는 것으로 알려져 있다. 이 훈련을 하면 뭔가를 먹거나 말할 때 속도를 늦출 수 있게 되는데, 잠깐씩 쉬어 가는 것이야말로 올바른 휴식 자세를 배우는 일의 핵심이다. 우리 뇌는 입을 쓰는(뭔가를 씹거나 말하는) 동작들 사이에 올바른 휴식 자세를 취하는 것을 배움으로써 반복을 통해 기본 설정 위치를 배우게 되며, 그 덕분에 하루 중 많은 시간 동안 무의식적으로 적절한 휴식 자세를 취할 수 있게 된다. 그럼 대체 어떤 아이들에게 올바른 구강 자세 훈련을 권해야 할까? 이것은 분명 생각해 봐야 할 문제이다.

산드라의 답은 뭔가 문제가 생길 조짐들이 보이는 아이들에게만 권해야 한다는 것이지만, 그러면서 그녀는 그런 조짐들은 훈련받지 않은 부모의 눈에는 잘 보이지 않는다고 덧붙인다. 따라서 우리가 지금까지 말해 온 증상에 깊은 관심을 기울일 필요가 있다. 올바른 구강 자세 훈련을 통해 아이들은 다음과 같은 것을 배우게 된다.

☐ 음식을 올바로 씹기
☐ 위아래 치아가 맞닿은 상태에서 삼키기
☐ 사용하지 않을 때 입을 다물기
☐ 코를 통해 호흡하기

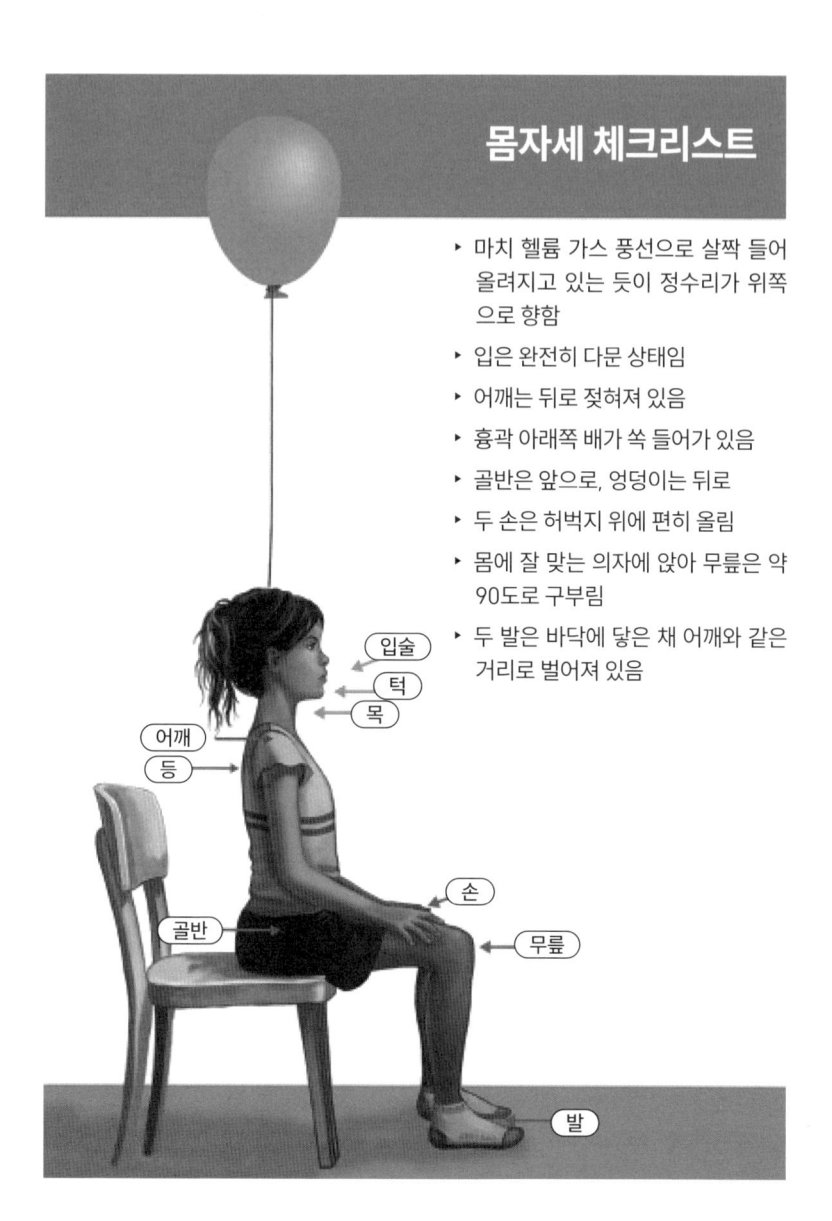

몸자세 체크리스트

‣ 마치 헬륨 가스 풍선으로 살짝 들어 올려지고 있는 듯이 정수리가 위쪽 으로 향함
‣ 입은 완전히 다문 상태임
‣ 어깨는 뒤로 젖혀져 있음
‣ 흉곽 아래쪽 배가 쏙 들어가 있음
‣ 골반은 앞으로, 엉덩이는 뒤로
‣ 두 손은 허벅지 위에 편히 올림
‣ 몸에 잘 맞는 의자에 앉아 무릎은 약 90도로 구부림
‣ 두 발은 바닥에 닿은 채 어깨와 같은 거리로 벌어져 있음

입술
턱
목
어깨
등
손
골반
무릎
발

그림 52
올바른 구강 자세 훈련에서 몸자세와 구강 자세는 서로 밀접한 관련이 있다.

아이들이 올바른 구강 자세를 찾아 유지하는 데 도움을 줄 목적으로 만들어진 올바른 구강 자세 훈련의 핵심 지침들을 소개하면 다음과 같다.[30]

첫째, 올바른 턱-근육 긴장 상태를 만드는 훈련:

유의미한 씹기. 하루에 적어도 한 끼 식사 때 2~3분을 오로지 음식 씹는 일에 쓰도록 하라. 음식을 늘 액체 상태가 될 때까지 씹어라. 그러면 소화도 더 잘되고 액체 상태가 될 때까지 씹으면서 충분한 근육 긴장 상태가 만들어져 올바른 다문 입 자세를 유지할 수 있게 된다.

부드러운 음식의 경우 최소 15차례 씹은 후 삼키고, 딱딱한 음식의 경우 20차례 씹은 후 삼키도록 하라. 입 근육들이 점점 더 강해져서 아마 그리 많이 씹지 않고도 음식이 액체 상태로 변하게 될 것이다.

늘 위아래 입술을 붙인 채 씹고 늘 위아래 턱 치아가 맞닿은 상태에서 삼키도록 해 보라. 그리고 의식적으로 최소 2초간 잠시 멈춘 후 삼키기 시작해 보라. 잠시 멈추는 데 신경 써야 한다.

둘째, 코로만 숨 쉬기 위한 두 가지 방법:

①세는 훈련: 큰 소리로 천천히 1부터 60(어린아이의 경우 30)까지 세는 것이다. 매 숫자 사이에 잠시 쉬고 위아래 치아와 위아래 입술이 딱 한 번 서로 맞닿게 하라. 그리고 매번 5까지 센 후 코로 숨 쉬는 것을 잠시 멈춰라. 이런 훈련을 적어도 매일 아침에 한 번, 저녁에 한 번 반복하라.

숨을 들이마시는 것은 늘 코로만, 그리고 오직 5까지 셀 때마다 하라. 숨을 내쉬는 것은 코로 해도 좋고 큰 소리로 숫자를 셀 때는 자연스럽게 입으로 해도 좋다.

② **큰 소리로 읽는 훈련:** 끊어 읽기를 잘하는 것 역시 코로만 숨 쉬는 것을 훈련하는 데 매우 좋은 방법이다. 매일 5~20분간 큰 소리로 읽되, 쉼표가 나올 때는 잠시 쉬고 문장이 끝날 때는 입을 다물고 숨을 들이마시는 것은 코로만 하라.

셋째, 우리는 올바른 구강 자세를 당신의 자연스러운 자세로 만들기를 권한다. 여기서 소개하는 훈련이 일상화되도록 하라. 이를 위해 다음과 같이 할 것을 권한다.

▸ 호흡을 더 잘 통제하고 스태미나를 높이기 위해 훈련을 할 때 코로 호흡하는 것에 집중하도록 하라. 말을 할 때는 수시로 잠깐씩 멈추고 생각과 생각 사이에 '마침표'를 찍으며 숨을 들이마실 때는 코만을 이용하라. 그리고 매일 시간을 내 대화 훈련을 하고(어쩌면 다른 가족과 함께) 이 과정에서 말을 하지 않을 때는 입을 다물도록 하고 가능한 한 코로만 호흡하도록 하라.

▸ 걷기를 할 때 늘 입을 살짝 그러나 완전히 다물도록 하라. 매일 조금씩 계속 그 시간을 늘려 최소 5분간 편안히 그렇게 하도록 하고 그런 다음 그 시간을 늘려라. 그리고 마지막에는 달리기나 조깅을 하면서(평소 달리기나 조깅을 하고 있다면) 입을 다물도록 해 보라. 시간이 지나면서 산소 흡입·배출 효율성이 더 높아지고[31] 스태미나도 좋아지게 될 것이다.

‣ 거울 앞에 똑바른 자세로 서서 입을 벌려 치아를 드러낸 채 미소를 지어 보라. 양쪽 입꼬리가 동일하게 올라가는지 그리고 마음이 편안해지는지 체크해 보라. 이런 훈련을 하루에 최소 30초 정도 또는 당신의 미소가 마음에 들 때까지 하도록 하라. 그러면 얼굴 근육 긴장 상태가 개선될 것이다. 이 올바른 구강 자세 훈련은 성인들에게도 효과가 있기 때문에 근육 긴장 상태가 개선되면서 코골이가 줄어들고 폐쇄성 수면무호흡증 문제도 줄어들게 될 것이다.

올바른 구강 자세 훈련은 그 어떤 드라마틱한 효과도 기대할 수 없는 일련의 어리석은 행동들처럼 보일 수도 있다. 그러나 이 훈련은 애초에 아이나 성인이 고정된 특정 자세를 유지할 수 있게 해 줄 목적으로 만들어진 것으로, 사람들에게 구강-안면 시스템이 약간의 긴장 상태를 유지하게 하는 법을 가르쳐 구강-안면 시스템의 적절한 발달을 유도하고 올바른 구강 자세를 갖게 해 준다. 물론 이 올바른 구강 자세 훈련 프로그램의 효과들에 대한 과학적 연구는 거의 행해진 것이 없다. 그러나 산드라와 존 뮤, 사이먼 윙 그리고 동료들의 임상 경험에 따라 이 훈련 프로그램이 시도해 볼 가치가 충분하다는 것이 우리의 결론이다.

…

청소년의 경우 올바른 구강 자세 훈련을 하면서 적절한 턱 발달을 위해 다른 어떤 방법을 쓸 수 있을까? 물론 그 방법 중 하나는 턱 근육 훈련을 철저히 하는 것이다. 그 대안으로 생각해 볼 수 있는 방법이 껌을 씹는 것이다.

많은 사람이 껌을 씹는 게 매우 보기 싫은 습관이라 생각하고 있으며 또 일부 지역에서는 공공장소에서 껌을 씹는 것이 금지돼 있거나 심지어 불법으로 규정돼 있다. 그러나 입을 다물고 제대로 씹기만 한다면 아이들이 턱 근육 발달에 필요한 운동을 하는 데 도움이 될 수도 있다. 그렇게 되려면 껌 제조업체들이 오늘날의 다른 많은 껌보다 더 씹기 힘든 껌, 그리고 또 충치나 다른 치아 문제를 일으키는 설탕, 인공감미료와 같은 물질이 함유되지 않은 껌을 만들어 내야 할 것이다. 히오스

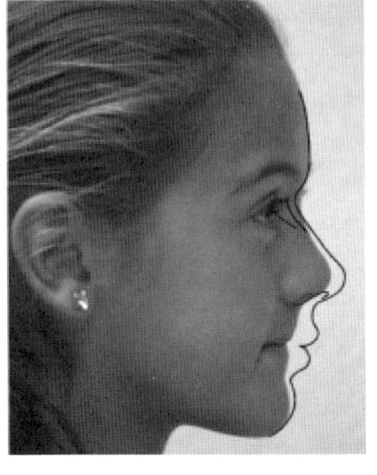 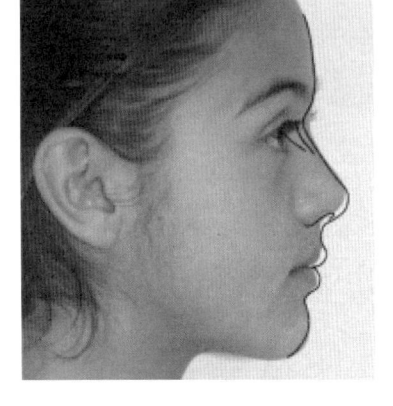

그림 53
11세의 이 소녀는 2014년 9월부터 올바른 구강 자세 훈련을 시작했다. 6개월 후 이 소녀의 얼굴은 눈에 띌 정도로 덜 오목해졌고 입술도 훈련을 통해 덜 긴장돼 보이게 됐다. 입술 근육이 덜 긴장돼 보이게 되면서 얼굴 전체가 앞쪽으로 성장한 것도 눈에 띈다(사진 제공: 마리아 호세 무노즈).

라는 그리스의 작은 섬에서는 지금 '매직(Magic)'이라는 이름의 껌을 개발 중이다. 이는 현지에 있는 마스티하라는 식물에서 추출한 천연수지로, 씹으려면 많은 운동을 해야 하지만, 몇 가지 문제점만 보완된다면 치과 의사가 권하는 껌이 될 수 있을 것이다.

산드라가 아는 바에 따르면, 현재 치아에 큰 도움이 되는 껌도 개발 중에 있다고 한다. 껌을 씹는 것은 잘 알려진 질병 예방 효과 때문에 구강 환경을 개선시켜 주는 것으로 입증됐다. 껌을 씹으면 치태가 제거되고 침이 많아지며 그 결과 질병 예방 및 항균 효과가 있는 것이다. 껌을 씹으면 뇌의 활발한 인지 기능에도 도움이 된다. 다음을 생각해 보라.

"프로 테니스 선수의 경우, 라켓을 쥐는 팔 쪽에 골 질량도 더 많고 광물화도 더 많이 돼 있는데, 이는 논리적으로 충분히 이해되는 일이다."

따라서 만일 매일 턱 근육 운동을 한다면, 보다 강하고 크고 강력한 턱을 갖게 될 것이다. 그리고 껌을 적절히 씹는다면 안고 있는 문제나 나이에 상관없이 도움이 될 수 있다. 참고로 음식을 적절히 씹는 방법은 다음과 같다.

‣ 하루에 최소 30분은 씹어라.

‣ 치아 양쪽으로 씹어라. 어린아이의 경우, 한쪽으로 다섯 번씩 씹게 하라. 만일 한쪽으로만 씹는다면, 치과를 찾아가 무슨 문제(예를 들어, 충치와 같은)가 없는지 확인하도록 하라.

‣ 입을 다물고 코로만 호흡하면서 씹어라.

‣ 음식을 씹을 때는 중간중간 음식을 삼킬 때 위아래 치아들이 얼마나 오래 맞닿게 되는지를 살펴보라. 또한 음식을 삼킬 때 혀는 입천장에 닿게 하라. 지금 근육 기억을 키우고 있는 중이며 뭔가를 먹을 때마다 이 패턴을 반복해야 한다.

‣ 잊지 마라. 이는 중요한 훈련이다. 습관도, 취미도, 게임도 아니다!

나이 든 아이들과 성인들이 할 수 있는 일

이 책은 주로 어린아이의 문제에 초점을 맞추고 있는데, 그렇다고 해서 나이 든 아이들이나 성인들이 할 수 있는 일은 아무것도 없다는 결론을 내려서는 안 된다. 치료법을 찾고 있는 사춘기 이후의 아이와 성인의 주요 관심사는 수면 장애를 야기하는 호흡 문제를 개선하는 것이다. 호흡 문제를 치유하는 것이 사춘기가 지나면 어렵거나 불가능해지지만, 워낙 많은 사람이 호흡 문제를 겪고 있는 데다 완전한 치유는 가능하지 않더라도 증상을 완화시키는 것은 가능하기 때문에 이 문제에 많은 관심을 기울여야 한다. 비만과 자세 문제를 해결하는 것이 좋은 예이다. 나이 든 아이와 성인에게 도움이 될 휴식 시 구강 자세와 관련된 몇 가지 아이디어와 기기들 그리고 치과 교정 방법을 살펴보면 다음과 같다.

수면 시 호흡에 도움이 되는 제품들

6장에서 언급한 '지속 기도 양압(CPAP)' 기계 외에 다른 다양한 제품이 수면 장애를 야기하는 호흡 증상과 코골이를 줄이는 데 도움이 된다고 알려져 있다. 등 쪽에 테니스공을 꿰매 넣어 누워서 잘 수 없게 해 주는 조끼, 코 위에 붙이는 코골이 방지용 반창고, 콧구멍이 열려 있게 해 주는 콧구멍 확장기 그리고 기타 구강 제품이 좋은 예이다.

그간 호메오블록(Homeoblock) 장치, DNA 장치, 오아시스(Oasys) 장치 그리고 성인을 위한 바이오블록(Biobloc) 장치의 사용과 관련된 연구가 있었는데, 알려진 효과를 소개하면 다음과 같다.[32]

‣ 광대뼈가 더 눈에 띄게 됨
‣ 미소가 더 환해짐
‣ 얼굴의 주름들이 줄어듦
‣ 치아가 더 고르게 됨
‣ 얼굴 대칭 상태가 더 나아짐
‣ 안면 통증 증상이 완화됨
‣ 경미한 수면 및 호흡 장애들이 완화됨
‣ 얼굴이 더 보기 좋아짐(그래서 더 매력적으로 보임)

쉴 때 위아래 치아가 살짝 맞닿게 하는 법만 배워도 미학적으로 더 보기 좋아질 뿐 아니라 건강 또한 놀랄 만큼 더 좋아질 수 있다. 이는 쉴 때 바람직한 구강 자세를 취하는 법을 배워 꾸준히 적용해 온 산드라와 다른 몇몇 성인들에 의해 입증된 사실이다. 늘 이것을 명심하라. 이는 결코 쉽지 않은 일이다. 그리고 평생 대부분의 시간 동안 혀가 입천장에 닿아 있지 않아 입천장에 충분한 공간이 없을 것이므로 기구를 통한 입천장 확대가 필요하다. 그러나 산드라의 견해에 따르면, 그건 그럴 만한 가치가 있는 일이다. 이와 관련해 한 환자가 산드라에게 다음과 같은 말을 한 적이 있다.

"이제 이 모든 걸 알고 나니, 다른 사람들이 쉴 때 입을 다물고 위아래 치아가 서로 맞닿은 상태가 되게 해 줄 수 있다면 어떤 도움이든 줄 수 있을 것 같습니다. 이제 내 얼굴의 근육 긴장 상태는 많이 개선돼 사람들이 주름 제거 수술을 받았느냐고 물어볼 정도입니다."

기도 중심의 치과 교정술

일부 치과 교정술 과정은 혀가 쉴 공간을 늘려 주기 위해 아치형 치열을 확대하는 것을 목적으로 삼고 있다. 성인의 수면 장애가 얼마나 심한지에 따라 이 과정은 매우 큰 효과를 볼 수도 있다. 일부 환자들의 경우, 잠을 더 잘 잘 수 있을 뿐 아니라 두통과 다른 안면 통증도 줄어드는 등 증상이 크게 완화되고 있다.

그 과정 중 상당수는 이전에 받은 치과 교정술로 인해 턱이 뒤로 물러난 것을 되돌리는 과정이다. 예를 들어 30세인 한 여성은 두통과 수면 부족에 시달리고 있었다. 그녀는 십대 시절 초반 전구치들(앞어금니들—송곳니 뒤쪽 치아와 어금니 앞쪽 치아)을 발치하는 치과 교정술 치료를 받았다. 치아 교정기 착용과 관련해 그처럼 건강한 영구치를 뽑으면서 보기 좋게 가지런한 치아를 갖게 됐지만, 턱과 얼굴과 목이 뒤로 처지게 됐다. 그래서 현재 그런 종류의 치과 교정 전략을 쓸 경우, 가끔 기도 문제나 턱관절(TMJ) 통증이 생길 수 있다고 알려져 있다. 턱관절은 아래턱과 두개골의 관자뼈를 연결하는 관절로, 본질적으로 뭔가를 씹을 때 일종의 경첩 역할을 해 위턱 뼈와 아래턱 뼈가 서로 맞물려 작업할 수 있게 해 준다. 문제의 여성 환자는 산업화된 사회에서 태어나고 자라 발치 전에 이미 턱이 상당히 뒤로 처져 있었을 가능성이 매우 높다. 결국 성인이 돼 치과 교정술로 입안에 공간을 만들고 이미 발치한 치아 자리에 4개의 임플란트를 해 넣은 후 비로소 수면 장애를 유발하는 호흡 문제와 통증이 사라졌다.[33] 이와 비슷한 사례들은 드물지는 않다.

지금껏 살펴본 모든 구강—안면 문제를 감안하면, 이 문제로 인해 결국 종종 경첩처럼 위아래 턱뼈를 연결해 주는 턱관절에 문제가 생기게 된다. 관절들은 적응력이 매우 강하며 뼈들은 늘 습관적인 휴식 자세에 맞춰 스스로 변화된다. 만일 입이 늘 벌어져 있다면, 턱관절의 뼈들

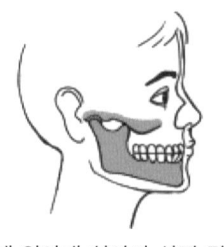

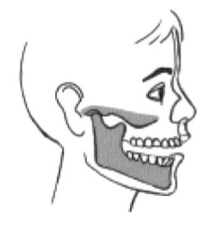

(a) 쉴 때 위아래 치아가 살짝 맞닿아 있는 상태를 유지하면, 턱관절 또한 올바른 자세를 유지하게 되고 건강해진다. 공 모양의 아래턱 관절과 소켓 모양의 두개골 관절이 적절히 결합된다.

(b) 입을 벌릴 때 공 모양의 아래턱 관절(관절구)이 앞쪽으로 나아간다.

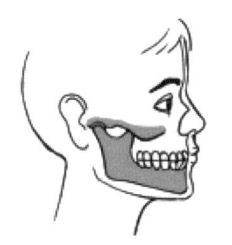

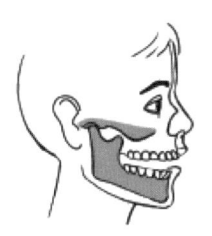

(c) 오랜 기간 이런 자세를 취하다 보면 소켓 모양의 두개골 관절이 앞쪽으로 나아가게 됨으로써 입을 벌릴 때 공 모양의 아래턱 관절이 편안하게 자리 잡게 된다.

(d) 입을 다물 때 공 모양의 아래턱 관절이 뒤로 물러나 소켓 모양의 두개골 관절 뒷부분을 짓누르면서 통증(턱관절 기능 장애, TMD)이 생기게 된다.

그림 54

턱관절로 인한 안면 통증(TMJ).

위아래 치아가 살짝 맞닿은 상태로 적절한 구강 자세를 유지하면 관절 또한 통증 없는 적절한 자세를 유지하게 된다. 입을 벌린 자세와 관련된 수직적인 안면 성장으로 지속적인 관절 스트레스가 생겨나며 그 결과 일반적인 두통이 생겨나고 말하거나 씹기가 힘들어진다.

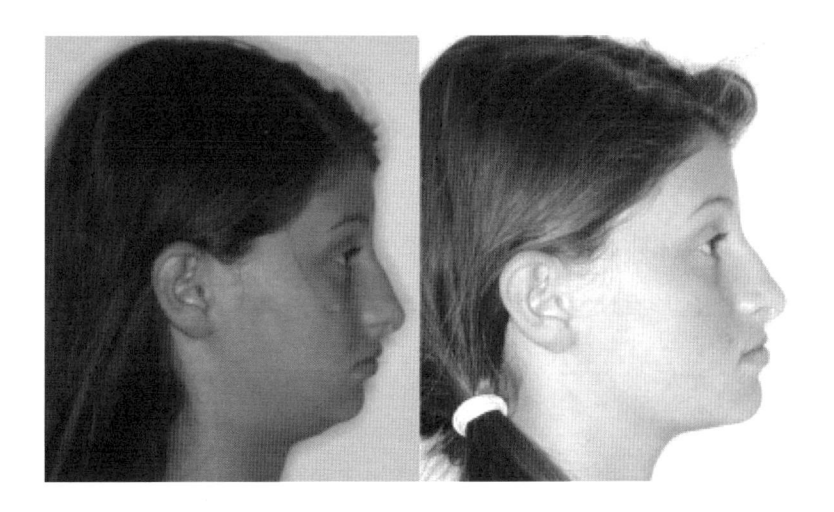

그림 55
이 소녀의 아래턱이 앞쪽으로 나간 상태로 유지된 데서 적절한 구강 자세를 익힐 때의
이점들이 한눈에 보인다.

도 거기에 맞춰 변하게 되며(결국 부정교합으로 발전되게 됨) **뼈**들이 결합
되는 세세한 방식 또한 변하게 된다. 그로 인해 스트레스가 생기고 턱
이 움직일 때 소리가 나게 되며 통증을 느끼게 된다. 이 모든 것은 초기
단계에서 대개 적절한 기구 등을 이용해 바로잡을 수 있지만, 영구적인
손상이 발생한 경우 수술을 해야 할 수도 있다.

 위아래 치아가 살짝 맞닿은 상태로 적절한 구강 자세를 유지하면, 관
절 또한 통증 없는 적절한 자세를 유지하게 된다. 입을 벌린 자세와 관
련된 수직적인 안면 성장으로 지속적인 관절 스트레스가 생기게 되며

그 결과 일반적인 두통이 생겨나고 말하거나 씹기가 힘들어지게 된다.

나중에 턱의 문제를 바로잡는다는 것은 매우 힘든 일이며 그 효과 또한 제한적이다. 이런 이유 때문에 어린 시절에 예방하는 것이 모든 사람의 목표가 돼야 한다. 이런저런 증상을 유발하는 구강-안면 관련 문제를 생후 10년 내에 치료할 경우, 그 문제를 해결하고 더 이상의 문제를 예방하기 위해 할 수 있는 것이 많다. 따라서 당신 아이에게 치아 과밀 증상이 보인다면 빨리 치과 교정 전문의를 찾아가되, 가능하면 안면-턱 성장 치료를 해 줄 수 있는 전문의를 찾아가라. 그리고 치아를 발치하라거나 치아가 뒤로 처지게 되는 치과 교정 치료를 받으라는 조언을 한다면 바로 받아들이지 말고 가능하다면 기도 문제와 관련된 당신의 의문을 말끔히 해소시켜 줄 다른 전문가를 찾아 의견을 들어 보라.

7장에서 권하는 것들을 일목요연하게 보여 주기 위해 **박스 4**에서는 고려해야 할 사항들을 짧은 체크리스트 형태로 제시하고 있다.

전문가의 도움이 필요할 때

당신에게 어린아이가 있을 때 도움이 필요할 수도 있는 경고 신호들은 무엇일까? 우선 머릿속에 다음과 같은 몇 가지 질문을 떠올려 보도록 하라. '당신 아이는 입을 벌리고 자는가 입을 다물고 자는가?', '당신 아이는 코를 고는가?', '당신 아이는 자주 코가 막히는가?', '당신

박스 4: 유행병처럼 번지는 아이와 성인의 구강 – 안면 건강 문제를 예방하기 위해 해야 할 일의 체크리스트

‣ 적어도 1년간 모유 수유를 하고 가능하다면 6개월간은 오로지 모유 수유만 하라.

‣ 이 기간 중에는 분유를 젖병에 넣어 먹이는 것도 피하고 가능하다면 모유를 젖병에 넣어 먹이는 것도 피하라.

‣ 젖을 완전히 떼기 전까지는 고무젖꼭지를 사용하지 마라.

‣ 아이에게 음식을 먹거나 말하지 않을 때는 입을 다물고 있으라고 가르쳐라.

‣ 수유를 끝낸 후 몇 초간 아기의 위아래 입술을 살짝 눌러 입을 다물게 하라.

‣ 젖을 뗀 후에는 씹는 것이 필요한 음식을 먹이되, 목이 막히지 않게 잘 살펴보라.

‣ 음식의 단단함에 관심을 갖고 음식을 꼭꼭 씹게 하라.

‣ 씹기 힘든 껌을 주어 씹는 훈련을 시키도록 하라.

‣ 대부분의 상업적인 '이유식'을 피하라.

‣ 구강 호흡을 하고 있지 않은지, 수면 장애 징후는 없는지 아이의 수면 습관을 잘 살펴보도록 하라.

‣ 코 막힘이나 코골이 징후가 있다면 당장 치료를 해 줘라. 막힘 현상이 지속된다면, 알레르기가 아닌지 생각해 보라.

‣ 코감기 전염 가능성을 줄이기 위해 손을 꼼꼼하게 씻는 습관을 길러 주도록 하라.

‣ 어린이집 등 육아 시설의 위생 상태를 잘 살펴보라.

‣ 특히 품에 안거나 등에 업고 다닐 때 아기의 자세에 신경을 써라.

‣ 컴퓨터나 스마트폰 등을 머리를 앞으로 숙인 채 구부정한 자세로 보지 않게 하라.

‣ 필요하다고 생각된다면, 올바른 구강 자세 훈련이나 부테이코 호흡법을 시켜 보라.

‣ 구강-안면 건강 문제 징후들이 눈에 띌 경우 바로 전문가에게 도움을 청하도록 하라.

아이는 아침에 잠이 깰 때 밤새 잘 쉰 상태인가?' 이런 질문에 대한 답을 보면, 아이의 얼굴 및 턱 모양 그리고 웃는 모습과 직접적인 관련이 있는 건강 상태를 대략 알 수 있다. 또한 그 답을 보면 그 모든 것이 음식을 먹는 아이의 입 구조에 미치는 영향, 생존에 꼭 필요한 산소를 코나 입에서 폐까지 공급해 주는 기도의 발달에 미치는 영향, 세상 사람들의 눈에 보이는 얼굴 모양, 즉 외모에 미치는 영향도 알 수 있다.

구강-안면 건강 문제와 관련해 당신의 아이가 어떤 상태인지를 알 수 있는 가장 중요한 단서는 다음과 같다.

아이가 뭔가를 먹거나 말을 하지 않을 때 턱을 늘어뜨리고 입을 벌린 채 구강 호흡을 하고 있지 않은가? 당신이 봤을 때 당신 아이가 거의 늘 입을 벌리고 있다면, 그건 신경 써야 할 구강-안면 건강 문제가 있을 수 있다는 조기 경고 신호이다. 아이가 쉬고 있거나 뭔가 활발한 활동을 하고 있지 않을 때, 즉 예를 들어 조용히 책을 읽거나 TV를 보거나 비디오게임을 하고 있을 때 잘 지켜 보라. 이 문제에 많은 관심을 기울이다 보면, 아마 당신의 직장 동료들 중에서, 바로 옆을 달리는 차의 운전자들 중에서, 쇼핑몰 안을 돌아다니는 쇼핑객들 중에서 구강 호흡을 하는 사람이 점점 더 자주 눈에 띄게 될 것이다. 주변을 둘러볼수록 십중팔구 점점 더 많은 구강 호흡 장면이 눈에 띌 것이다.

올바른 구강 자세를 취하고 있는지 여부에 대한 또 다른 단서는 당신 아이의 웃음, 특히 우리가 말하는 이른바 '잇몸 웃음(gummy smile)'에서 찾을 수 있다. 당신 아이가 웃음 지을 때 치아뿐 아니라 잇몸도 많이 보이는가? 그런 웃음을 '잇몸 웃음'또는 '말 웃음(horsey smile)'이라고 한다. 이상적인 웃음은 잇몸이 거의 또는 전혀 안 보이는 웃음이다. 거울을 통해 당신 자신의 웃는 모습을 보라. 과장된 웃음 말고 자연스러운 웃음을 지어 보라. 잇몸이 많이 보이는가? 만일 당신의 아이가 그림 56에 나오는 소녀 같이 잇몸이 다 드러나는 웃음을 짓는다면, 윗턱이 너무 아래로 처지게 자라 잇몸이 더 많이 드러나는 등 턱이 제대로 발달되지 않고 있다는 의미이다.

물론 어떤 단서는 눈에 잘 띄지 않는다. 13세인 산드라 자신의 딸을 예로 들어 보자. 그 아이는 입을 늘 잘 다물고 있어서 바로 앞서 말한 첫 번째 단서에 해당하지만, 입은 잘 다물고 있으면서도 사실 위아래 치아는 서로 맞닿지 않은 상태이다. 알아채기 힘든 이 문제를 어떻게 하

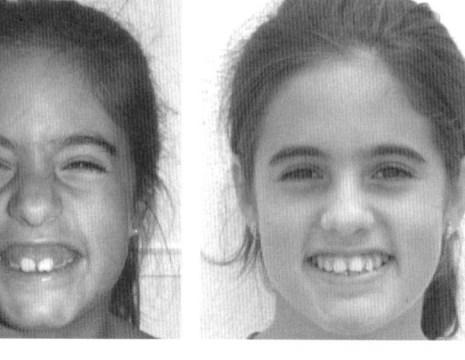

그림 56

7세인 이 소녀의 잇몸 웃음(왼쪽)을 보고 1년간 치과 교정 치료를 받은 후의 모습(오른쪽)도 보라(사진 제공: 마리아 호세 무노즈).

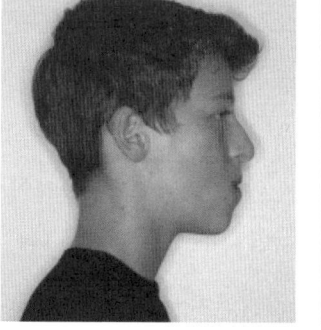

그림 57

당신 아이는 입술만 맞닿은 채 치아를 벌리고 있을 수도 있다. 많은 부모는 자기 아이의 위아래 입술이 닿아 있기 때문에 입을 다물고 있다고 믿지만, 실은 그렇지 않을 수 있는 것이다. 입술은 맞닿아 있지만, 치아는 벌리고 있는 이 소년의 모습(왼쪽)과 입술과 치아 모두 닿아 있는 모습(오른쪽. 쉴 때의 적절한 구강 자세)을 보라. 설사 위아래 입술이 맞닿아 있더라도 우리는 왼쪽의 구강 자세를 입을 벌린 자세로 본다.

면 알아챌 수 있을까? 알아채기 힘든 이 문제의 가장 확실한 단서는 위턱이 뒤로 물러나 있는 것이다. 잊지 마라. 일반적인 생각과 달리, 위턱(상악골)은 고정돼 있지 않고 점진적으로 이동할 수 있다. 쉴 때 위아래 입술이 맞닿아 있고 코로 호흡을 하더라도 계속 위아래 치아를 벌리고 있으면 코골이와 수면무호흡증이 생길 수 있다. 앞서 설명했듯이 치아는 위아래 턱이 서로 맞닿은 상태에서 조화롭게 자라기 때문이다. 어떤 사람들은 서로 맞닿은 위아래 입술 뒤쪽에서 아래턱이 아래로 처지며, 위아래 치아가 서로 맞닿지 못하고 혀는 위아래 턱 치아들 사이에서 샌드위치 신세가 된다.

이 밖에 또 어떤 단서를 찾아야 할까? 아이가 음식 삼키는 것을 잘 지켜 보라. 입이 벌어져 있는가? 여러 가지 얼굴 표정을 짓는가? 음식을 정상적으로 삼키는 상황이라면, 앞뒤로 혀가 완전히 입천장에 닿아 있어야 한다. 그리고 음식을 삼킬 때 입술 근육을 비롯한 모든 안면 근육이 편히 쉬고 있어야 한다. 또한 음식을 올바로 삼킬 때는 파도와 같은 혀 동작으로 인해 음식이 목구멍과 식도 쪽으로 빨려 들어가듯이 옮아가 위로 내려가게 된다. 이때 밖에서 그 움직임을 알 수 있는 것은 목구멍밖에 없다. 아이의 두 뺨은 가만히 있어야 한다. 아이가 음식을 제대로 삼키고 있는지 아닌지는 음식을 삼키는 아이의 동작이 얼마나 편안하고 얼마나 매끄러운지를 보면 알 수 있다. 만일 아이가 음식을 삼키면서 혀 움직임이 어색해지거나 위아래 입술이 꽉 다물어지면서 두 뺨이 '홀쭉해진다면'(양쪽에서 눌러 일그러진다면), 그건 음식을 삼키

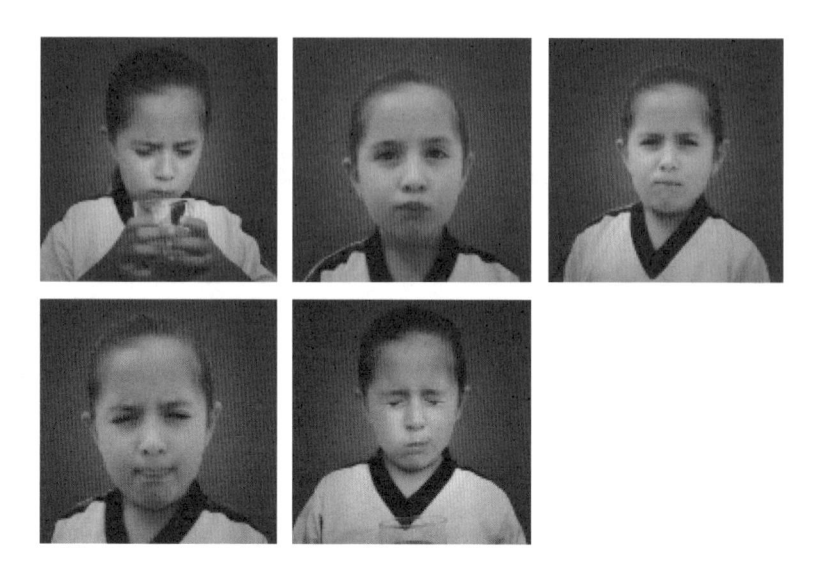

그림 58

음식을 삼킬 때 아이의 얼굴 근육이 움직인다면, 이는 뭔가 잘못됐다는 것을 보여 주는 또 다른 조짐이다. 아이가 음식을 삼킬 때 위아래 입술이 오므라드는 것에 주목하라.

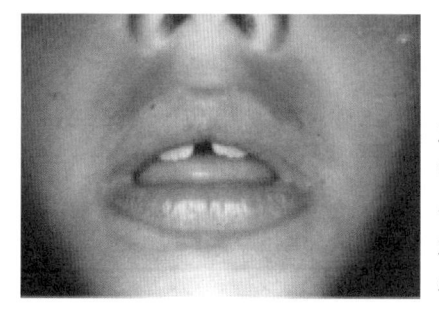

그림 59

만일 부모의 입장에서 아이가 음식을 삼킬 때 혀를 어떻게 하고 있는지 잘 살펴본다면, 그것이 구강-안면 문제의 유무를 판단하는 단서가 될 수 있다.

는 과정에 뭔가 문제가 있을 가능성이 있다는 이야기이다.

많은 아이가 위아래 치아들 사이에 혀가 들어가는 이른바 '역삼킴 (reverse swallow)'이라는 것을 한다. 역삼킴은 젖을 빠는 동시에 호흡을 하는 유아에 맞춰 진화된 특성이다. 역삼킴에서는 혀가 앞으로 밀려 나가고 위아래 치아가 벌어지며 위아래 입술이 아래쪽에 있는 혀를 감싸게 된다. 또한 역삼킴은 때 이른 이유를 하고 이유 후 씹을 필요가 없는 반액체 상태의 음식을 먹는 데서 비롯된다. 그리고 역삼킴은 대개 생후 6개월 정도 되면 사라지기 시작한다. 어떤 아이는 성인처럼 삼키는 것을 전혀 배우지 못한다. 어떤 아이가 여전히 역삼킴을 하고 있는지 아닌지는 보면 금방 알 수 있다. 만일 아이가 음식을 삼킬 때 안면 근육이 움직이거나 아이가 위아래 치아가 떨어진 상태로 음식을 삼키기 시작한다면 역삼킴을 하고 있는 것일 가능성이 있다.

그렇다면 어떤 문제가 있을 때 음식을 잘못 삼키게 될까? 음식을 올바로 삼키면 구개(상악골, 입천장)가 위쪽과 바깥쪽으로 자라게 되고 아치형 치열이 넓어져 치아가 들어갈 공간이 더 커진다. 역삼킴은 이와 반대로 아치형 치열이 자극돼 확장되지 않으면서 치아 과밀 현상이 나타나게 되고[34] 반복된 운동을 통해 뺨 근육이 확대돼 얼굴이 부어오르면서 할리우드 모델에게서 볼 수 있는 매혹적인 보조개가 없어지게 된다.

이 밖에도 잠재적인 구강-안면 성장 문제를 보여 주는 단서는 많다. 혹시 당신 아이가 웃을 때 잇몸이 많이 드러나고 눈꺼풀이 아래로 처지는가? 아니면 위쪽 입술이 뚜렷한 아치형('큐피드의 활'이라고 알려짐)을 이루는가? 전통적인 치과 의사와 치과 교정 전문의는 아마 웃는 모습과 뭔가를 무는 모습 그리고 각 치아가 다른 치아와 얼마나 고른가 하는 것만 보겠지만, 구강-안면 건강과 관련된 것은 그 외에도 많다. 잠재적인 구강-안면 문제의 다양한 조짐에 대해 알고 싶다면 **박스 5**의 체크리스트를 보라.

박스 5: 체크리스트: 구강-안면 건강 문제의 조짐들

당신 아이가 앉아 있을 때(TV를 보거나 차 안에서)

‣ 뭔가(장난감, 옷소매, 연필, 손가락 등)를 입안에 넣는가?

‣ 자기 입술을 빠는가?

‣ 매우 조금이라도 입을 벌리고 있는가?

‣ 혀가 위아래 치아들 사이에 있는가?

‣ 자기 손으로 얼굴을 받히는가?

‣ 입으로 호흡을 하는가?

‣ 호흡을 할 때 소리가 나는가?

‣ 가만히 앉아 있는 것이 힘들어 보이는가?

당신 아이가 말을 할 때

‣ 너무 빨리 하는가?

‣ 너무 천천히 하는가?

‣ 잠시 멈추고 입으로 호흡하는가?

‣ 혀짤배기 소리를 하는가?

‣ 위아래 입술이 거의 맞닿지 않는가? 말 사이에 입술이 서로 맞닿는 것이 이상적이다.

당신 아이가 뭔가를 먹을 때

‣ 새로 한 입 물 때마다 잠시 멈추고 입으로 호흡하는가?

‣ 뭔가를 삼킬 때 혀를 내미는가?

‣ 뭔가를 마실 때 혀를 내미는가?

‣ 음식을 먹을 때 음료를 많이 마시는가?

‣ 씹을 때 소리가 많이 나는가?

‣ 뭔가를 마실 때 숨을 쉬는가?

‣ 뭔가를 삼킬 때 위아래 입술을 꽉 다무는가?

‣ 뭔가를 삼킬 때 뺨에 주름이 생기는가?

‣ 뭔가를 삼킬 때 고개가 갸우뚱해지는가?

당신 아이가 잠을 잘 때

‣ 입을 벌리고 자는가?

‣ 코를 고는가?

‣ 야뇨증이 있는가?

‣ 엎치락뒤치락하는가?

‣ 머리를 뒤로 젖히는가?

‣ 자주 깨는가?

‣ 악몽을 꾸는가?

‣ 이를 가는가?

‣ 깨는 데 어려움이 있는가?

‣ 눈 아래 다크서클이 생기는가?

‣ 깰 때 침을 흘리는가 아니면 얼굴에 침이 말라 붙어 있는가?

　왜 이런 증상들이 생기는지 그 이유가 늘 분명한 것도 아니며 어떤 개인의 사례이든 그 이유가 전부 구강-안면 건강 문제와 관련이 있는 것도 아니다. 그러나 대개의 경우, 얼핏 보기에는 별 관련이 없어 보여도 실은 관련이 있다. 그런데 야뇨증이 대체 턱 문제와 무슨 관련이 있는 것일까? 어쨌든 혀를 위한 적절한 공간이 만들어지고 비강 기도 문제가 개선되면 야뇨증이 사라진다는 증거가 있다.[i] 악몽을 꾸는 것도 마찬가지이다.[ii]

i　D.J. Timms. 1990. 야뇨증 치료 과정에서 턱골절의 급격한 확대. The Angle Orthodontist 60: 229-233

ii　P. Jaoude, L. N. Vermont, J. Porhomayon, and A. A. El-Solh. 2015. 외상 후 스트레스 장애를 가진 환자들의 수면 장애를 야기하는 호흡 문제. 미국 흉부학회 연감 12: 259-268; B. Krakow, C. Lowry, A. Germain, L. Gaddy, M. Hollifi eld, M. Koss, D, Tandberg, L. Johnston, and D. Melendrez. 2000. 수면 장애로 야기되는 합병 호흡 문제 치료에 따른 악몽 및 외상 후 스트레스 장애 증상 개선에 대한 후향적 연구. Journal of Psychosomatic Research 49: 291-298.

CHAPTER

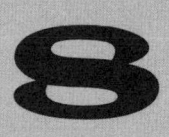

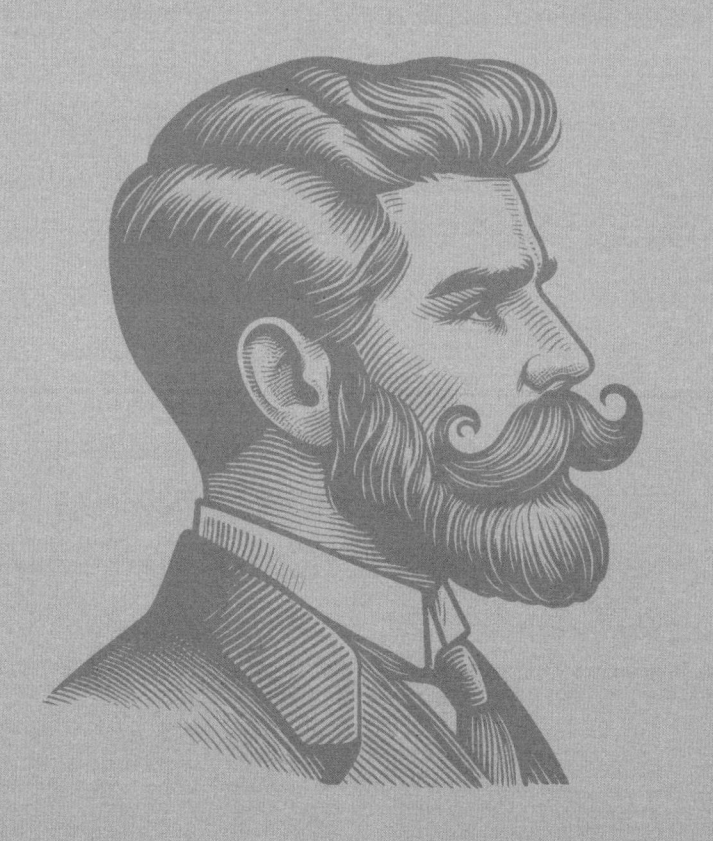

치과 교정 전문가, 악정형 전문가,
안면-턱 성장 치료 전문가

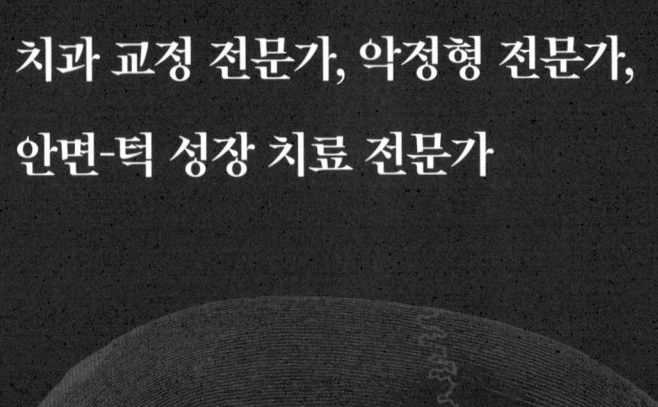

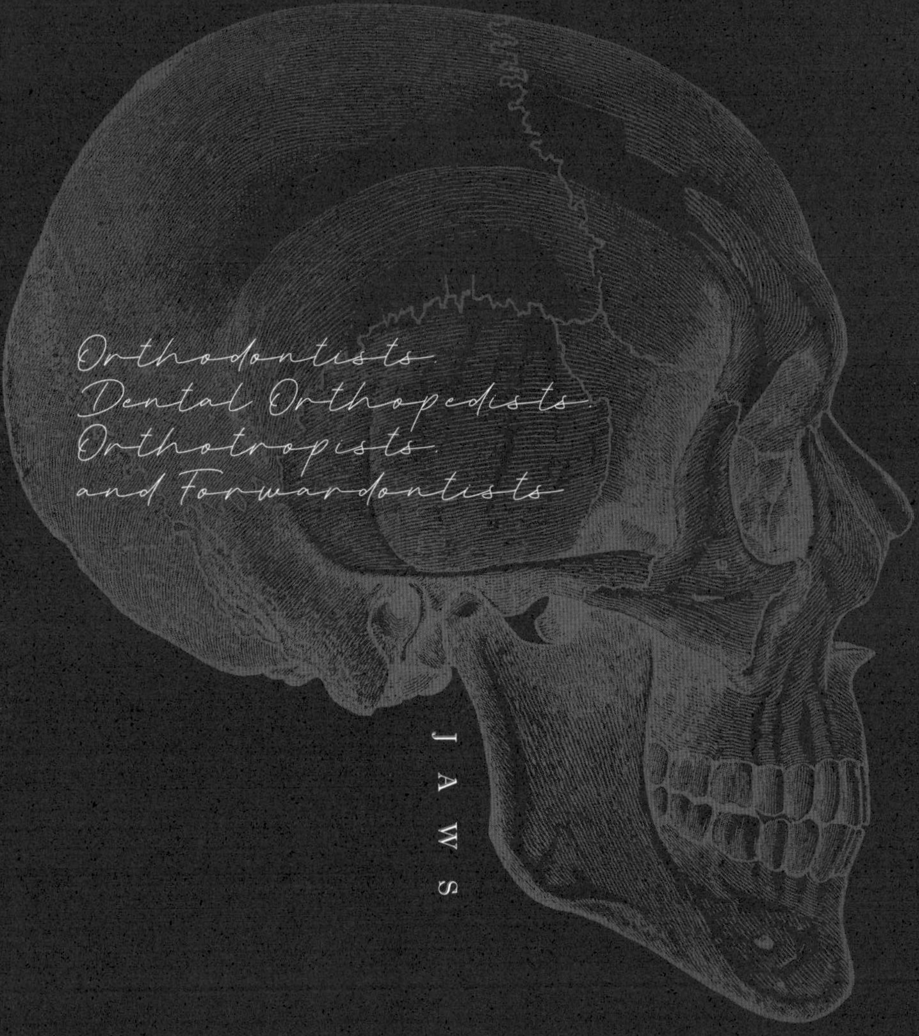

Orthodontists
Dental Orthopedists,
Orthotropists,
and Forwardontists

J A W S

　　　　　만일 당신 아이가 구강-안면 건강 문제로 도움이 필요하다고 판단된다면 누구를 찾아야 하겠는가? 어떤 의료 전문가를 찾아야 바람직한 결과를 볼 가능성이 가장 높으며 그 전문가에게 무엇을 기대할 수 있겠는가? 또한 당신과 당신 아이가 필요로 하는 도움을 받는 게 얼마나 쉬울 것 같은가?

　당연한 이야기이지만, 당신은 아마 가장 먼저 치과 교정 전문의를 떠올릴 것이다. 적어도 산업화된 사회에서는 오랜 세월 자리 잡아온 치과 교정술이 어린 시절 아이가 받아야 하는 구강-안면 치료의 대명사처럼 돼버렸다. 다음을 잊지 마라. 지금 미국 아이들 중 무려 절반 이상이 한참 자랄 시기에 치아 교정기를 사용하는 것으로 추정된다.[1] 이는 우선 치과 교정 비용이 급감했기 때문이기도 하고 또 흠잡을 데 없이 완벽히 고른 치아를 갖고 있지 않은 사실에 대한 경각심이 높아졌기 때문이기도 하지만, 사실 그보다는 자라면서 자연스럽게 고른 치아를 갖지 못하는 아이들이 점점 더 늘어나고 있기 때문이다.

　아이들 사이에 부정교합이 점점 더 심해지고 있다는 것은 의심할 여지가 거의 없는 사실이다.[2] 치아 교정기 관련 기술이 향상되고 있는데도 발치를 하는 아이들의 수와 수술을 통해 턱 교정을 받는 십대들의 수는 점점 더 늘어나고 있다. 더욱이 지금까지 살펴본 바와 같이 호흡 기능 문제가 턱 크기 및 구조와 밀접한 관련이 있으며 고른 치열에 신경을 써야 한다는 인식도 커졌다.

치과 교정술과 거기서 갈라져 나온 악정형 치료 및 안면-턱 성장 치료의 핵심 사항, 그 세 분야에서 중점적으로 다뤄지는 치료법, 그리고 각 치료법이 구강-안면 건강 문제와 관련해 어떤 긍정적인 역할을 할 수 있는지 할 수 없는지를 간단히 요약하면 다음과 같다.

치과 교정 전문의

치과 교정 전문의들은 원래 치과 의사로 교육받았기 때문에 치아들의 배열을 바로잡는 일에 중점을 둔다. 그리고 웃을 때 고른 위아래 치열이 드러나고 위쪽이나 아래쪽 치아가 서로 겹치지 않으며 엉뚱한 방향으로 향하는 치아가 없고 위쪽 치아가 아래쪽 치아 앞으로 밀려나 웃을 때 아래쪽 치아가 거의 안 보이는 일이 없게 하는 것이 그들의 주요 목표인 경우가 많다. 또한 치과 교정 전문의들이 자신의 목표를 달성하기 위해 사용하는 주요 방식은 치아를 잡아당기는 치아 교정기와 같은 장치를 활용해 살아 있는 뼈를 통해 치아를 서서히 보다 바람직한 위치로 옮기는 것이다.

치과 교정 전문의들은 교육 과정에서 얼굴의 특징은 대개 유전된다고 배운다. 자신이 해야 할 일이 무엇인지 알기 위해서는 같은 세대 또는 위아래 세대 친척들의 얼굴 특징과 비교해 봐야 한다고 배우는 것이다. 많은 사람이 오해를 하고 있다. 유전자는 운명이고 그 운명을 바꿀 방법은 없으며 대머리 남성이 그 대머리를 가리기 위해 부분 가발을 사용할 수밖에 없듯이 얼굴의 특징을 바꾸기 위해서는 성형 수술을 받는 것 외에는 방법이 없다고 생각하는 것이다. 아무리 강조해도 지나치지 않은 이야기이지만, 유전자를 둘러싼 환경에 대한 고려 없이 유전자 자체만 생각하는 것은 아무런 의미가 없으며 적절한 세포 환경과 외부 환경이 없다면 결국 심각한 결함이 나타나게 될 뿐이다. 또한 아무리 반복해 말해도 지나치지 않은 이야기지만, 턱이 너무 작고 치아가 삐뚤삐뚤해진 근본적인 이유는 유전자가 부적절한 환경 안에서 발현됐기 때문이다. 따라서 대부분의 치과 교정 전문의들이 아이들의 치아 과밀 현상(턱과 치아들의 크기가 조화되지 않는 현상)이 부모들로부터 물려받은 것이라고 생각한다는 것은 비극이다. 많은 치과 교정 전문의는 대개 어린 시절에 턱을 건드리는 것은 시간 낭비일 뿐 아니라 일종의 사기일 수도 있다고 생각한다.[3] 그들의 관점에서는 치아가 삐뚤삐뚤해지는 것은 어떻게 하든 생길 일이며 따라서 이것을 고치기 위해서는 성형 관리를 하는 수밖에 없는 것이다. 바로 이와 같은 DNA 중심의(즉, 유전자 중심의) 잘못된 인식 때문에 표준적인 치과 교정 작업이 각종 문제를 야기하는 비유전적인 근본 원인을 해결하기보다는 그 증상들(잘

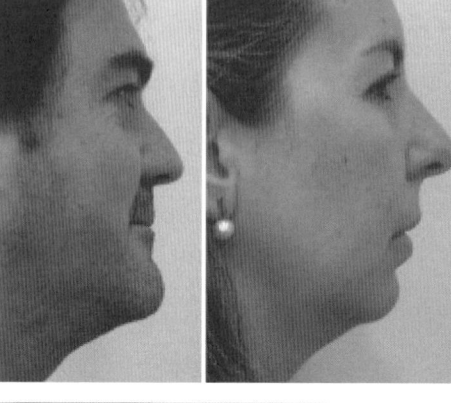

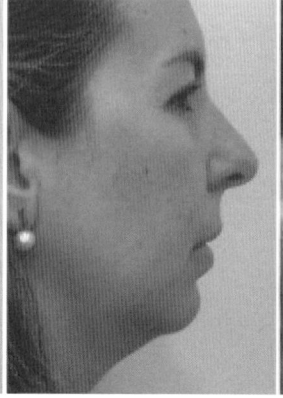

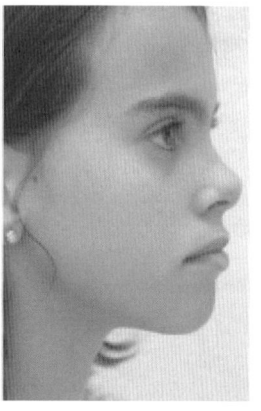

그림 60

아버지와 어머니는 전통적인 치아 교정을 받았다. 그러나 자신의 딸에게는 안면-턱 성장 치료를 받게 해 줬다. 엄마와 딸의 앞니들 경사가 다른 것에 주목하라(사진 제공: 마리아 호세 무노즈).

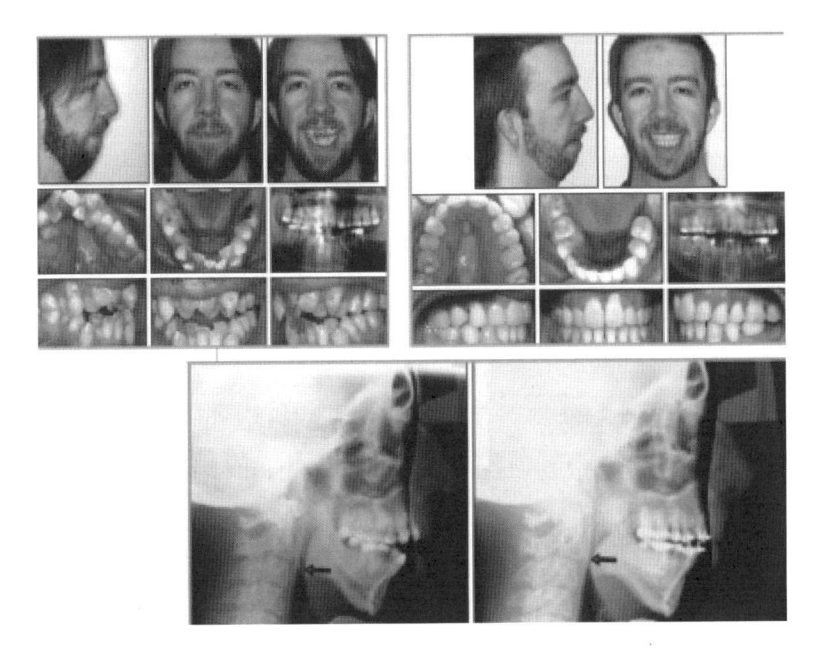

그림 61

동료 심사를 받는 학술지에 실린 매우 뛰어난 치과 교정 결과를 보여 주는 사례(치료 전후의). 치료 후에(아래 오른쪽) 기도가 거의 완전 협착 상태가 된 데 주목하라(사진 제공: 「치과 임상 저널」).

못 발달된 치아들과 턱 문제들)을 바로잡는 데 집중되는 것이다.

이제는 잘 알 것이라 기대하지만, 비유전적인 근본 원인으로는 적절히 씹지 않는 습관, 잘못된 구강 자세, 알레르기 유발 가능성이 높은 환경 등을 꼽을 수 있다. 그리고 다시 한번 강조하지만, 그런 원인은 가능한 한 어린 시절에 일찍 제거돼야 한다. 그런 문제를 일찍 처리하지 않는 것은 어린 시절에 고혈당 증상을 잡아 내지 못하는 것과 비슷한 경우로, 소아 치과 의사 케빈 보이드(Kevin Boyd)의 지적처럼[4] 아이가 완전히 당뇨병 환자가 될 때까지 치료하지 말고 내버려 두는 거나 다름없다. 사람들이 이처럼 구강-안면 건강 문제 처리를 미루는 것은 우리 사회에 만연한 DNA 중심적 사고와 DNA만이 인간 생물학의 가장 강력한 요소라는 인식과 관련이 있다.[5]

대다수의 치열 교정 전문의들은 청소년기에 고정식 교정기 치료를 시행하며, 심각한 문제가 있는 환자들의 경우 사춘기 이후에 턱에 대한 수술적 치료를 병행한다. 현재 그런 형태의 치료법이 일반적인 치료법인 양 널리 받아들여지고 있는데, 이는 부정교합이 거의 전적으로 유전적인 문제라는 치과 교정 전문의들의 잘못된 믿음이 반영된 결과이기도 하다. 그들의 입장에서는 비교적 늦은 치료가 일리가 있는데, 이는 성장에 수반되는 변화가 십대쯤 되면 상당히 둔화되며 그 결과 치아 이동의 주요 원천인 성장을 더 이상 고려할 필요가 없기 때문이다. 따라서 어느 정도 나이 든 아이들의 삐뚤삐뚤한 치아는 교정할 때 변화가 덜 심한 대상이며, 치료 결과를 더 쉽게 예측할 수 있다.

그런데 장기적인 연구에 따르면, 부정교합을 바로잡기 위한 일반적인 치과 교정은 그 효과가 대개 일시적이다.[6] 예를 들어 치과 교정의 장기적 효과를 주로 연구하는 워싱턴대학교의 로버트 M. 리틀(Robert M. Little) 박사가 800명 이상을 상대로 벌인 세밀한 조사에서 나온 결론에 따르면, 치과 교정을 받고 나면 혀가 놓일 공간이 줄어들고 부정교합이 재발되지만, 재발 수준은 개인에 따라 다르다.[7] 치과 교정을 받고도 고른 치아가 성인이 될 때까지 유지되는 아이는 찾기 힘든 것이다.

존 뮤의 일란성 쌍둥이 연구(다음 논의에서 다루겠지만)에 따르면, 서로 다른 환경에서 살아가는 가족의 턱 성장에 대한 관찰, 치과 교정 결과들의 안정성(교정 후 치아가 얼마나 잘 제자리를 지키고 있는지)에 대한 장기적인 연구나 기본적인 진화론 등을 통해 유전학이 부정교합에 지대한 영향을 미친다는 주장은 거의 모든 사례에서 무시할 만한 것으로 밝혀졌다. 업계의 입장에서는 인정하기 힘든 일이겠지만, 치과 교정 관행을 뒷받침해 줄 만한 과학적 근거는 별로 없다고 뮤는 주장한다.[8] 물론 이는 관심 부족 때문만은 아니며 치료 대상인 인간 특히 아이들의 경우, 인간을 상대로 과학적 연구를 하지 못하게 하는 윤리적 제한이 많기 때문이다.

악정형 전문가

치과 교정 전문가 중 일부인 악정형 전문가(Dental Orthopedics)들은 일부 소아치과 의사들과 함께 4~5세쯤 되는 어린아이를 주로 치료한다. 이 임상의들은 치아와 턱 그리고 얼굴 발달과 관련된 불균형 문제는 특정한 환경 요인 때문에 생긴다고 믿는다. 그들이 보기에는 어린

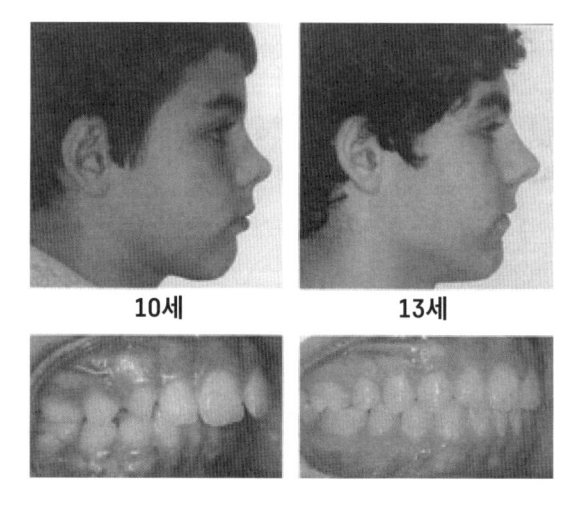

10세   **13세**

그림 62
13세가 됐을 때 얼굴이 길어지고 다소 오목해졌지만, 치아는 더 가지런해진 것에 주목하라. 얼굴 구조보다는 고른 치열에 더 중점을 뒀다는 것을 알 수 있다(사진 제공:「치과 임상 저널」).

시절에 바로잡아야 할 삐뚤삐뚤한 치아들과 그와 관련된 문제는 혀짤배기나 구강 호흡과 같은 증상과 입술 및 엄지손가락을 빠는 등의 구강 습관 때문에 생긴다.

그들의 기술은 턱 문제의 원인을 인지하는 것에 근거하고 있으며 커다란 교정 장치를 이용해 문제(예를 들면, 역삼킴과 같은)를 야기한 움직임을 계속하지 못하게 막아 이상적인 턱 자세를 만들려 한다. 교정 장치는 환자 대신 특정 기능을 한다. 때로는 근육 습관을 바꾸기 위한 운동이 처방되기도 하는데, 그 운동은 대개 어렵고 따분하다. 악정형 전문가들은 이런 운동보다 교정 장치에 더 의존하려 한다. 우리의 근육은 결국 이런 장치를 거부하려 하며 결과는 대개 성공적이지 못하다.

일부 부모들은 아이를 악정형 전문가에게 맡기는 것을 선호하는데, 이는 악정형 전문가는 일찍 치료를 시작해 아이들에게서 발견되는 문제가 더 커지는 것을 막아 주기 때문이다. 더욱이 악정형 전문가의 경우, 영구치를 발치하기에 앞서 턱을 넓혀 여유 공간을 만들기 때문에 굳이 영구치를 제거할 필요가 없는 경우가 많다.

산드라는 20년 넘게 악정형 전문가 일을 했으며 환자들을 통해 그 효과를 관찰해 왔다. 가장 인기 있는 두 가지 악정형 교정 장치인 트윈 블록(Twin Block)과 허브스트(Herbst)는 아래턱이 처진 아이들을 상대로 제대로 발달되지 못한 아래턱을 교정하는 데 쓰인다. 그 장치들은 위턱(상악골)에 설치돼 아래턱이 앞으로 나아가게 해 준다. 이를 알고 있는 사람이 별로 없지만, 위턱은 아래턱을 고정시킬 수 있을 만큼 단단하고 고정된 뼈 덩어리가 아니어서 부작용이 있을 수밖에 없다는 문제가 있다. 우리가 보기에 이런 교정 장치는 위턱을 끌어내려 아래턱에 맞추기 위해 사실상 아래턱을 이용하며 그 과정에서 기도를 좁히는 경우가 많다.

우리는 경추 헤드기어(cervical headgear, 목 뒤에 걸쳐 입 쪽으로 차는 교정 장치-역자 주) 역시 효과가 의문시되는 또 다른 악정형 교정 장치라고 생각하는데, 그 장치가 위턱을 제대로 자라게 해 주는 것이 아니라 그저 제자리에 있게 해 주거나 최악의 경우 위턱을 뒤로 당겨[9] 기도를 좁힐 수 있기 때문이다.[10] 우리가 보기에 경추 헤드기어는 아이들에게 불

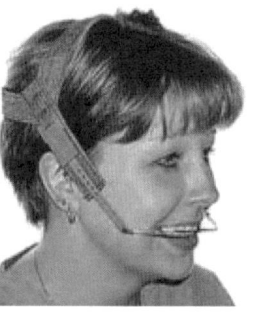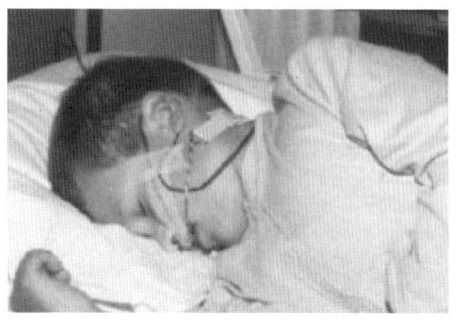

그림 63
전통적인 악정형 분야에서 사용되는 경추 헤드기어는 턱을 뒤로 잡아당겨, 기도가 좁아지거나 폐쇄성 수면무호흡증이 생길 수도 있다. 전통적인 헤드기어. 연구 결과에 따르면, 수축형 헤드기어 사용은 수면무호흡증 증가로 이어졌다(사진 제공: 「소아치과학회지」, 1999.).

편함과 당혹감을 안겨 줄 뿐 아니라 상황을 더 악화시키기만 하는 것 같다.

일찍 악정형 치료를 받는다 하더라도 고른 치열을 유지하기 위해서는 나중에 다시 교정 치료를 받아야 하기도 하는데, 그건 십대 때 치아 교정기로 치아 교정을 받은 경우 대개 영구치가 나온 후 재교정이 필요하기 때문이다. 미국 치과 교정 전문의 라이슬 존스턴(Lysle Johnston)의 검토에서 알 수 있듯이 동료 심사를 받는 연구 결과들에 따르면, 이러한 조기 개입 기능 요법 치료(early intervention functional therapy)가 단순히 고정식 치아 교정기만을 사용한 후기 개입에 비해 결과 개선에 많은 도움이 되지 않는다는 것을 보여주는 경향이 있다.[11]

안면-턱 성장 치료 전문가

치과 교정의 가장 작은 하위 분야인 안면-턱 성장 치료는 표준적인 치과 교정 관행과 악정형 관행들의 전통에서 벗어난 분야이다. 존 뮤와 사이먼 윙 등의 임상 연구에 따르면, 안면-턱 성장 치료는 충분히 일찍 시작할 경우 증상들이 완전히 치유될 수도 있다.[12] 안면-턱 성장 치료는 구강 건강 분야에 새로 등장한 뛰어난 치료법이지만, 아직 그 이점들이 널리 인정되고 있지 못할 뿐 아니라 건강 전문가들 사이에서 그 치료 기법이 널리 사용되고 있지도 않다.

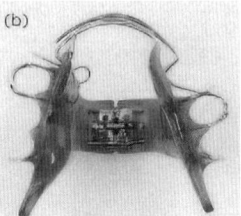
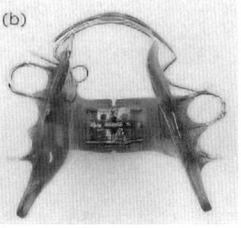
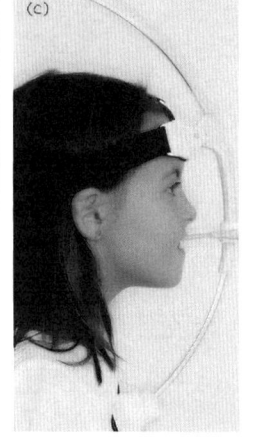

그림 64

(a와 b) 존 뮤의 Stage 4 Biobloc: 다리처럼 생긴 부분들을 통해 환자들은 '자발적으로' 위아래 치아를 서로 맞닿은 상태로 유지하는(위아래 치아가 떨어지면 불편하기 때문에) 훈련을 하게 된다(c) BOW: 얼굴에 고정되는 장치가 없는 상태에서 전방 견인. 이 안면– 턱 성장 치료 장치들은 입안을 확대시켜 치아들과 턱을 위아래로 움직이게 해 주며 환자들로 하여금 입을 다물고 있는 훈련을 할 수 있게 해 준다.

치과 교정술의 나머지 분야들과는 대조적으로, 안면-턱 성장 치료의 주요 관심사는 얼굴과 부정교합의 원인들이다. 또한 안면-턱 성장 치료 기법은 표준적인 치과 교정술의 실망스런 결과(얼굴형 손상, 기도 위축, 통증, 고른 치열 상태의 장기적 안정성 결여 등)를 보고 그 대안으로 이 치료법을 받아들인 일반 치과 의사에 의해 주로 사용되고 있다.

안면-턱 성장 치료 분야 역시 표준적인 치과 교정 및 악정형 분야와 마찬가지로 치아들의 배열에 관심이 많지만, 치아 문제를 턱 크기 및 얼굴 구조 문제들과 함께 바로잡으려고 애쓴다. 또한 기도에서 심각한 문제가 발생하는 것을 피하는 데 특히 관심이 많다. 그리고 안면-턱 성장 치료 분야에서도 교정 장치들이 사용되지만, 사람들에게 산업화된 사회에서 살아가며 생기는 각종 구강-안면 문제들에 맞서는 법을 교육시키거나 건강한 구강 자세를 유지하고 음식을 보다 꼭꼭 씹으며 코막힘 문제를 줄이는 법을 가르침으로써 부정교합 문제를 해결하려 애쓴다. 결국 우리 얼굴의 성장 패턴을 과거 우리 조상들의 진화 방향으로 되돌리려 애쓰는 것이다.

안면-턱 성장 치료의 접근 방식은 영국 치과 의사 존 뮤에서부터 시작됐다고 할 수 있는데, 그는 우리가 말하는 'forwardontics', 즉 안면-턱 성장 치료를 'orthotropics'라고 불렀다. 1970년대에 그는 많은 부정교합을 치료하고 아이들의 안면-턱 성장 과정을 관찰하는 등 오랜 경험을 쌓은 끝에 이른바 'tropic premise'[13], 즉 '트로픽 전제'라는 것을 내놓는데, 여기서 'tropic'이라는 말은 자극에 대한 반응 속에서의 성장을 뜻한다. 존 뮤는 어린아이들에게 자신이 말하는 이른바 '쉴 때의 적절한 구강 자세'를 취하게 하면, 즉 '하루에 4~8시간 동안 혀가 입천장에 닿게 하고 입을 다물고 위아래 치아가 살짝 맞닿도록 유지하게' 하면 부정교합의 많은 문제가 해결될 수 있다고 주장했다. 자신의 그 전제를 바탕으로, 존 뮤는 그렇게 쉴 때의 적절한 구강 자세를 되찾는 데 도움이 될 일련의 치과 교정 장치들을 개발했다. 그 장치들은 아래턱이 처지게 입을 벌리고 있으면 불편하게 느껴지게 돼 있으며, 그래서 환자들은 자기 자신의 턱 근육을 이용해(조지 캐틀린이 제안한 턱을 묶는 치료법을 개선한 형태) 계속 입을 다물고 있게 된다.

이처럼 안면-턱 성장 치료에서는 환자가 치료 과정에 적극 참여하는 것이 가장 중요하다. 다른 모든 치과 교정 치료와 악정형 치료에서는 기본적으로 환자가 직접 턱 근육을 사용하는 것이 아니라 교정 장치들이 대신 일을 해 주는데, 이처럼 환자가 직접 턱 근육을 사용하는 것이 안면-턱 성장 치료 프로그램의 핵심이다. 존 뮤의 치료 철학은 기본적으로 단순명료하며 여러 해에 걸친 치료 경험과 일란성 쌍둥이들을 상대로 한 자신의 연구들 그리고 음식을 꼭꼭 씹는 것이 턱과 얼굴 발달에 지대한 영향을 미친다는 다른 학자 및 의사들의 연구를 바탕으로 나온 것이다. 존 뮤의 기본적인 이론들을 간단히 요약하면 다음과 같다.

1. 현대 사회를 살아가는 사실상 모든 사람들의 경우 위턱이 돌출된

것처럼 보이지만, 실은 위턱(상악골)과 아래턱(하악골) 모두 기도 발달에 이상적인 전방 위치에서 한참 뒤로 처져 있다.[14]

2. 지금까지 살펴본 것처럼, 이렇게 턱이 제대로 발달하지 못하게 되는 것은 대개 음식을 먹는 습관과 호흡 습관 때문에 얼굴 및 턱 발달 과정에서 혀와 입천장과 다른 근육들과 뼈들 사이에 부적절한 상호작용이 일어나게 되기 때문이다.

3. 치아들의 위치는 고정된 것이 아니다. 치아는 평생 계속 천천히 움직이는 것이다.[15] 또한 영구적으로 고정돼 있을 것이라는 일반적인 생각과 달리, 뼈는 늘 용해되고 재생된다. 즉, 항상 재조직 또는 리모델링되는 것이다.[16] 따라서 치아의 모양과 치아가 서서히 움직이는 방향은 바뀔 수 있다. 콘크리트처럼 고정된 것이 아니라는 뼈의 이와 같은 유연성이야말로 치과 교정 및 안면-턱 성장 치료 분야를 떠받치는 기본적인 사실이다.

표준적인 치과 교정술의 경우와는 달리, 안면-턱 성장 치료 프로그램의 목표는 단순히 증상을 완화시키는 것이 아니라 완전히 치유하는 것이다. 부정교합에 대한 몇몇 연구 중 하나에 따르면, '유지 장치(retainer)', 즉 치아를 교정한 위치에 그대로 머물게 해 주는 장치를 착용하지 않을 경우, 표준적인 치과 교정 치료가 끝난 후 늘 최소한 어느 정도 부정교합 증상들이 재발한다.[17] 그래서 치아 교정 분야에서는 환자에게 늘 유지 장치를 착용하라고 권한다. 이는 만성 질환의 원인을 치료하기보다는 현재 상태를 유지하는 것에 더 중점을 두는 현대 의학의 일반적인 추세와 그 맥을 같이한다. 구강-안면 건강 문제들이 영구적으로 해결됐는지를 고치기 위해서는 치료 전에 찍은 환자의 사진들과 유지 장치를 제거하고 적어도 5년이 지난 후에 찍은 사진들을 비교해야 하는데, 실제로 그렇게 하는 경우는 흔치 않다.[18] 안면-턱 성장 치

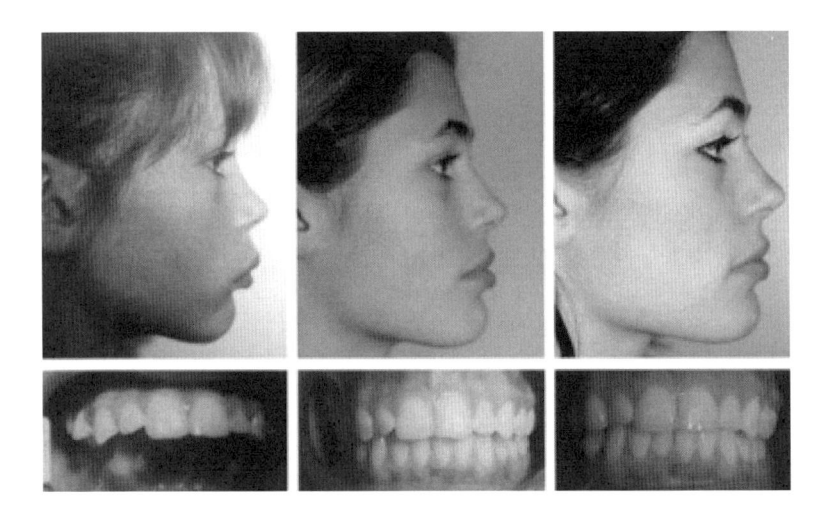

그림 65
악정형 분야에서는 위턱과 아래턱이 모두 앞쪽으로 성장하게 함으로써 기도를 보호하거나 때로는 확대하기까지 한다(사진 제공: 존 뮤).

료 후에는 치아가 잘 움직이지 않는데, 그것은 적절히 상호 관련된 턱과 치아들과 혀와 입술이 기본적으로 유지 장치 역할을 해 주기 때문이다.

우리는 환자의 건강을 책임지고 있는 의료인이라면 존 뮤의 선구적인 안면-턱 성장 치료에 깊은 관심을 가져야 한다고 믿는다. 부정교합과 그 이후에 생길 수면무호흡증과 같은 문제에 지대한 영향을 미치는 얼굴 성장의 방향은 유전되지 않는 것이 분명한데, 그건 얼굴 성장 방향은 서로 다른 환경에 노출된 가까운 친척들 간에 다를 뿐 아니라 심지어 일란성 쌍둥이들 간에도 크게 다르기 때문이다. 물론 인간 발달의 모든 측면은 유전자 간의 상호작용에서 그리고 또 유전자들과 환경 간의 상호작용에서 비롯된다. 일란성 쌍둥이 중 한 명은 훈련을 통해 뛰어난 운동선수가 되고 또 다른 한 명은 주로 앉아서 일하는 뛰어난 예술가가 될 수도 있듯이 부드러운 음식을 먹는 일란성 쌍둥이가 씹어야 하는 음식을 많이 먹는 일란성 쌍둥이에 비해 덜 건강하고 덜 매력적으로 여겨질 수도 있다.

존 뮤는 8세에서부터 19세에 이르는 일란성 쌍둥이들을 상대로 실험적인 연구를 실시했는데, 그 연구에서는 얼굴의 성장 방향이 씹는 패턴, 구강 자세, 치과 교정 치료 등을 포함하는 환경 조건들에 따라 크게 달라진다는 것을 보여 주는 강력한 증거를 제시했다.[19] 존 뮤는 여섯 쌍의 일란성 쌍둥이들의 부모들을 만나 다음과 같은 제안을 했다.

"일란성 쌍둥이 가운데 한 아이를 지역 치과 교정 전문의에게 맡기는 것에 동의하신다면, 그리고 또 제가 두 아이의 사진을 찍어가며 이후의 변화들을 기록하는 것에 동의하신다면, 또 다른 일란성 쌍둥이는 제가 무료로 치료해드리겠습니다."[20]

10년 후 한 전문가 집단이 그 여섯 쌍의 일란성 쌍둥이들을 상대로 비교 평가를 했다. 비록 어쩔 수 없이 표본 크기는 작았지만, 그 결과는 결정적이었다. 전문가들은 압도적인 표차로 전통적인 치료를 받은 쌍둥이들의 경우 치료 이전보다 그 후의 얼굴이 덜 매력적으로 변했다고 평가했으며, 비고정형 교정 장치들을 활용한 치과 교정 치료에 구강 자세 훈련을 추가하는 등 존 뮤의 안면-턱 성장 치료를 받은 쌍둥이들의 경우 치료 이전보다 그 후의 얼굴이 더 매력적으로 변했다고 평가했다. 더욱이 존 뮤가 치료한 모든 쌍둥이는 고른 치열 상태가 적어도 10년간 유지됐는데, 그건 놀랄 일도 아니었다. 앞서 말했듯이 적절한 구강 자세는 그 자체가 기본적으로 유지 장치 기능을 하기 때문이다. 그 실험 결과는 그 무엇보다 유전자는 운명이 아니라는 것을 보여 줬다. 그러니까 똑같은 유전자를 가진 일란성 쌍둥이들조차 서로 다른 치료 환경 속에서는 치료 결과 역시 달라졌던 것이다.

존 뮤에 의해 개발된 안면-턱 성장 치료 분야는 음식을 씹는 압력 패턴을 회복하고 올바로 쉬는 자세로 전통적인 인간 사회를 살아가는 사람들의 근육과 뼈에 미치는 영향을 회복시켜 주는 등, 어린 나이 때부터 적절한 안면-턱 성장 방법을 제시함으로써 부정교합을 예방하는 데 목적이 있었다. 그러니까 쉴 때 계속 입을 다물고 꼭 필요한 구강 내

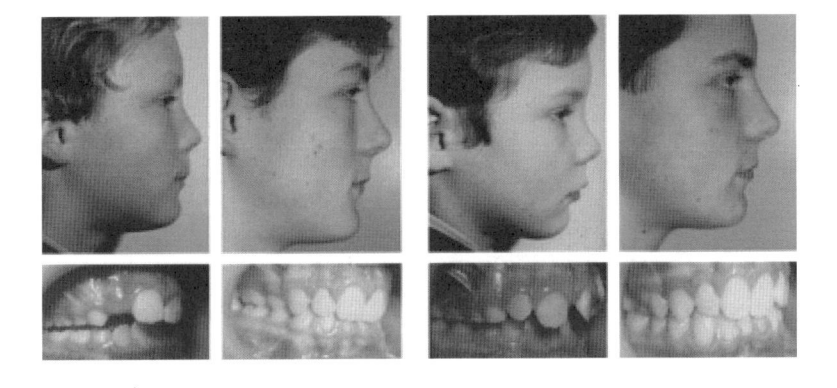

그림 66

존 뮤의 연구에 참여한 일란성 쌍둥이들 중 한 쌍. 퀸톤(Quinton. 오른쪽)은 존 뮤에게 치료를 받았고 벤(Ben. 왼쪽)은 지역의 한 치과 교정 전문의에게 치료를 받았다. 그로부터 12년 정도 지난 후 그 두 종류의 치료 결과는 매우 다르게 나타났다. 보다 길고 오목한 벤의 옆모습과 보다 완벽한 퀸톤의 옆모습을 비교해 보라.

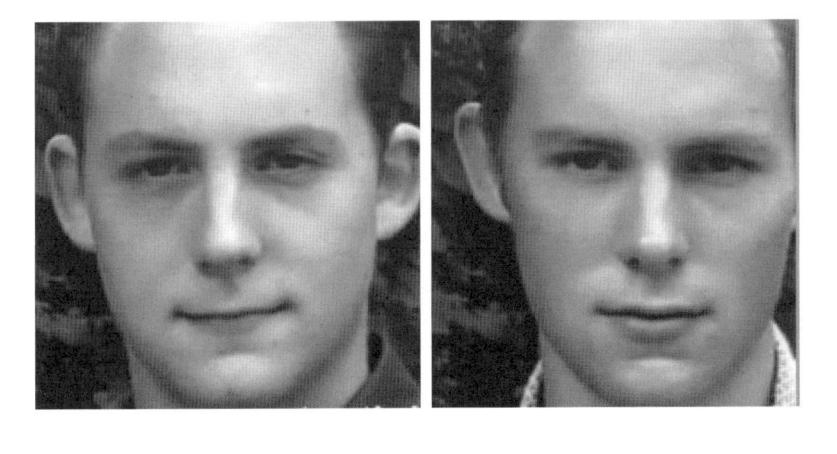

그림 67

성인이 된 후 벤(왼쪽)은 퀸톤(오른쪽))에 비해 입술이 더 가늘고 얼굴은 더 길다. 안면-턱 성장 치료가 전문가들과 비전문가들 양쪽 모두로부터 더 나은 평가를 받았다.

근육 힘을 길러, 위턱과 아래턱이 서로 잘 맞닿고 또 턱이 대칭적으로 균형 있게 앞쪽으로 자라 보다 크고 넓은 턱을 만드는 데 그 목적이 있는 것이다.

올바른 전신 자세를 취하다 보면 우리의 전신에 미치는 중력의 힘에 적절히 맞설 수 있게 되듯이 안면-턱 성장 치료 분야에서는 위턱을 끌어내리려 하는 중력의 힘에 맞서 우리의 입이 올바른 모양(올바른 구강 자세)으로 발달될 수 있게 해 준다.[21] 구강이 이상적으로 발달될 경우, 혀를 포함한 근육들의 힘, 적절한 젖떼기, 음식 씹기, 호흡 등을 통해 위턱을 밑으로 끌어내리려 하는 중력의 힘에 맞서 아래턱이 위턱을 지탱해 주게 된다. 잊지 마라. 일반적인 생각과는 달리, 위턱은 고정된 것이 아니며 점진적인 근육 압력이 없이도 뒤로 또 밑으로 미끄러지는 경향이 있다.

그러나 현대적인 생활 방식의 환경 압력하에서는 우리가 필요로 하는 근육 긴장이 생겨나지 않는다. 그래서 존 뮤는 바이오블록(Biobloc)을 개발했는데, 이는 앞서 언급된 아동용 교정 장치로, 입에 착용할 경우 올바른 구강 자세를 유지할 수 있게 해 준다. 이 교정 장치는 환자들로 하여금 적극적으로 입을 다물고 있게 해 줄 뿐 아니라 턱이 이상적인 형태로 자랄 수 있게도 해 준다.[22] 전문가가 곁에서 봐 주고 환자들이 협력한다면, 그림 68에서 알 수 있는 바와 같이 이 장치는 매우 인상적인 결과[23]를 만들어 낸다.

안면-턱 성장 치료 분야의 또 다른 중요한 교정 수단은 환자로 하여

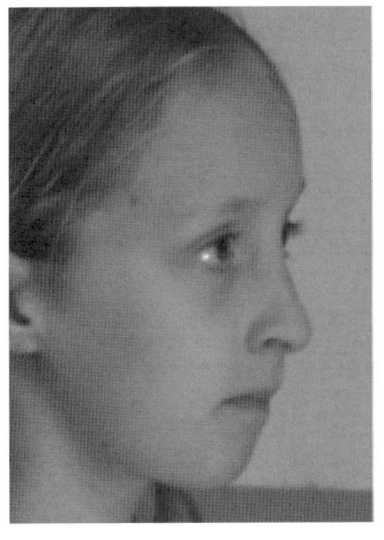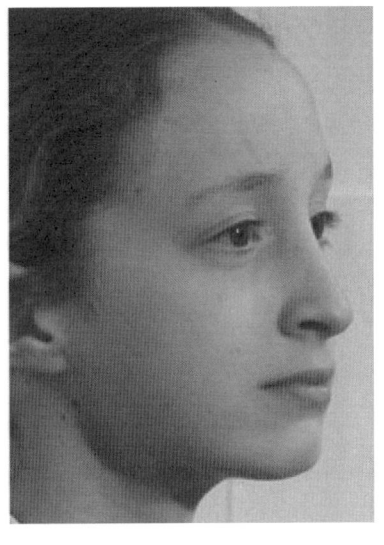

그림 68

이 어린 소녀는 뒤로 처지는 뺨 문제를 개선하기 위해 수술 대신, 안면-턱 성장 치료를 받았다. '이전' 사진과 '이후' 사진을 비교해 보면, 치료가 성공적이었다는 것이 분명히 보인다(사진 제공: 마이크 뮤).

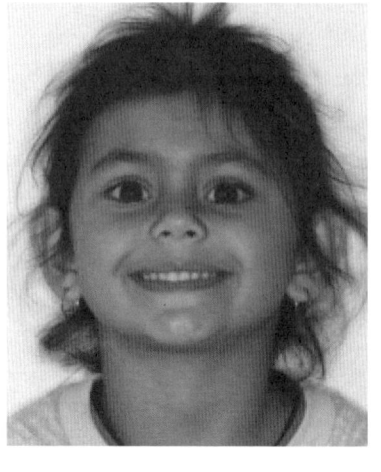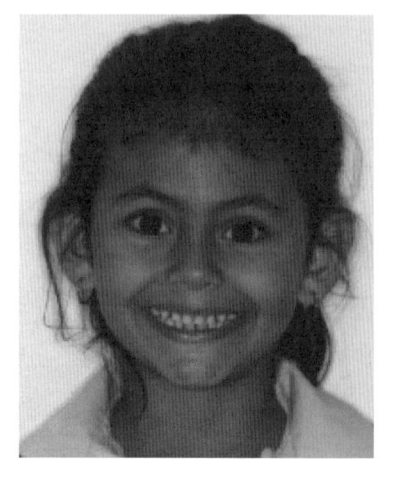

그림 69

이 네 살 난 여자아이는 유치들 사이에 공간이 없었고 호흡을 더 잘하기 위해 두 뺨을 들어올렸다. 이 아이는 6개월간 구강 확대 및 올바른 구강 자세 취하기 과정을 거쳤는데, '이전'과 '이후'를 비교해 보면 아이들의 경우 일찍 치료하는 것이 얼마나 중요한지 금방 알 수 있다(사진 제공: 사이먼 웡).

금 입이 쉴 때 적절한 구강 자세를 취하게 도와주는 '올바른 구강 자세 훈련'(GOPex) 프로그램(7장 참조)이다. 이 프로그램은 지루할 수 있지만(부모와 아이 모두에게), 대개 수술이나 발치가 필요하지 않으며 프로그램 이행 후 건강과 얼굴 모습에 드라마틱한 개선이 이뤄지는 경우가 많다. 그러나 안면-턱 성장 치료는 교정 장치들에 의존하기보다는 삶을 변화시키는 적절한 행동에 대한 깊은 관심에 의존한다.

'올바른 구강 자세 훈련'은 어떻게 안면-턱 성장 치료 분야에서 중

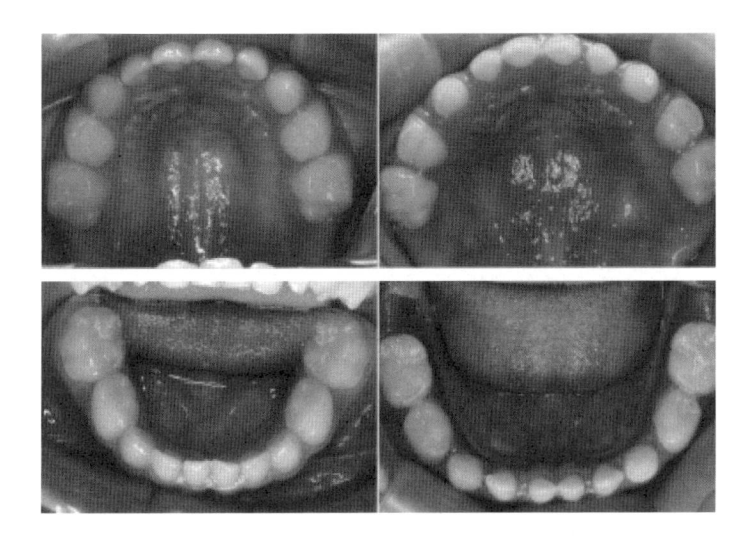

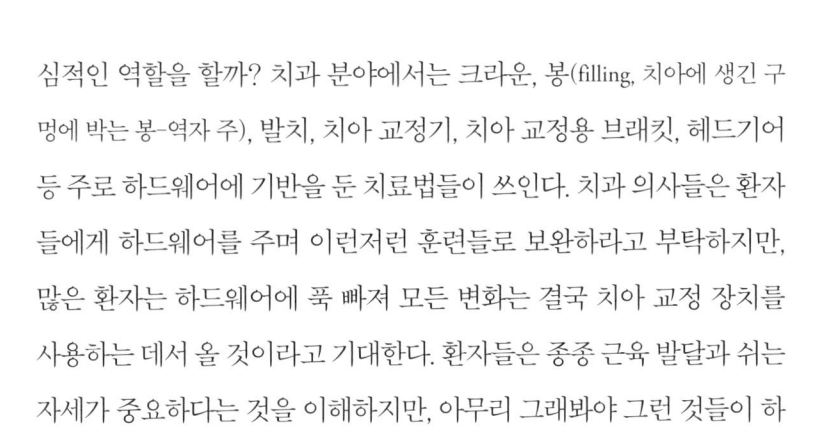

그림 70
유치들 사이에는 공간이 있어야 후에 치아 과밀 현상 없이 영구치들이 날 수 있다. 6개월간 구강 확대 및 올바른 구강 자세 취하기를 한 후의 변화들을 보라. 오른쪽 사진의 경우, 혀의 자세가 얼마나 편안해 보이는가!

심적인 역할을 할까? 치과 분야에서는 크라운, 봉(filling, 치아에 생긴 구멍에 박는 봉-역자 주), 발치, 치아 교정기, 치아 교정용 브래킷, 헤드기어 등 주로 하드웨어에 기반을 둔 치료법들이 쓰인다. 치과 의사들은 환자들에게 하드웨어를 주며 이런저런 훈련들로 보완하라고 부탁하지만, 많은 환자는 하드웨어에 푹 빠져 모든 변화는 결국 치아 교정 장치를 사용하는 데서 올 것이라고 기대한다. 환자들은 종종 근육 발달과 쉬는 자세가 중요하다는 것을 이해하지만, 아무리 그래봐야 그런 것들이 하드웨어만큼 중요하다고 생각하지는 않는다. '올바른 구강 자세 훈련'을 해야겠다는 의욕은 바쁜 일상에 쫓기다 보면 흔적도 없이 사라질 수 있다. 사이먼 윙 박사는 자기 환자들의 부모들에게 다음과 같이 강조한다.

"여러분이 제 의료 서비스에 대한 비용을 내시면, 저는 여러분

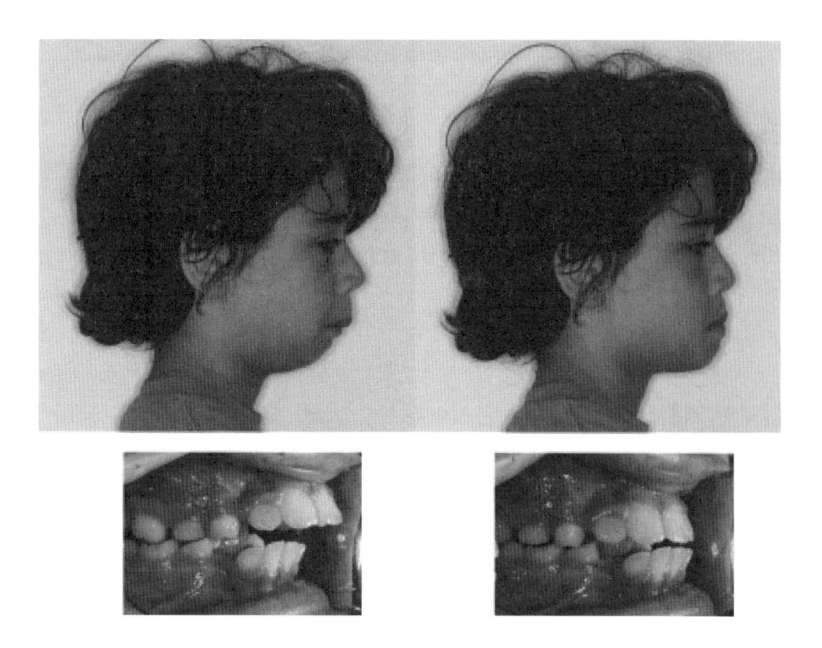

그림 71
같은 날, 한 환자에게 아래턱을 앞으로 내밀고 있는 법을 가르쳐 주기 이전과 이후에 찍은 사진들이다. 적절한 구강 자세를 취하는 훈련을 장기간 하면 턱 구조가 영구적으로 개선된다(사진 제공: 사이먼 윙).

에게 훈련을 시키고 여러분은 아이에게 재훈련을 시키게 되며 그 결과 아이는 자기 몸을 제대로 발달시켜 잠재력을 십분 발휘할 수 있게 됩니다. 결국 여러분이 비용을 지불하는 가장 큰 이유는 이 훈련 프로그램 때문인 것입니다. 제 경우 하드웨어와 유지 장치들은 무료입니다."[24]

바로 이런 이유 때문에 안면-턱 성장 치료는 교정 장치들보다는 환자의 협조에 더 많이 의존한다. 반면, 치과 교정 전문의들이 제공하는 치아 교정기는 싫증을 내지 않고 바삐 움직이지도 않는다.

성인 안면-턱 성장 치료

아이들에게 사용하는 것과 같은 종류의 장치들을 성인들에게 사용해 괜찮은 효과를 보고 있다고 보고되고 있는 '성인 안면-턱 성장 치료'라는 선구적인 분야도 있다.[25] 산드라는 수면 장애를 유발하는 경미한 호흡 문제를 안고 있는 성인 환자에게 두 가지 표준적인 안면-턱 성장 치료 장치들을 사용해 그 효과를 봤다. 그 두 가지 장치는 모두 치과 교정 유지 장치와 비슷하게 생겼으며 밤에만 착용한다. 호메오블록(Homeoblock, 많이 사용되는 DNA 교정 장치와 비슷함-역자 주)[26]과 구강-비강 기도 시스템(OASYS)은 치아를 움직여 아치형 치열을 넓히고 아래

턱을 앞쪽으로 전진시키며 혀를 위한 공간을 넓혀 주고 콧구멍을 열어 주며 코골이 환자와 경미한 수면무호흡증 환자들의 기도 문제를 완화시켜 준다. '성인에 대한 치료가 장기적인 성과를 낼 수 있는가?', 특히 '기도를 더 넓혀줄 수 있는가?' 하는 것은 시간이 지나 봐야만 알 수 있다.

안면–턱 성장 치료와 악정형 치료: 중요한 차이점들

환자들은 가끔 안면–턱 성장 치료와 악정형 치료를 혼동하는데, 이것은 둘 다 일찍 치료를 시작할 것을 강조하고 있기 때문이기도 하다. 그러나 결과도 눈에 띄게 다르듯이 두 치료의 특성 역시 매우 다르다. 예를 들어, 안면–턱 성장 치료와 악정형 치료에서 위턱을 확장하는 데 쓰는 교정 장치들은 비슷하지만, 그 효과는 확연히 다르다. 성장에 필요한 행동 안내 및 행동 교정 덕분에 대개 안면–턱 성장 치료 분야에서의 위턱 확장이 더 효과적이고 안정적인 것이다.

또한 안면–턱 성장 치료에서는 훈련을 통한 성장 방향에 집중하는 데 반해, 악정형 치료에서는 주로 아래턱을 변화시키는 데 집중한다. 악정형 치료의 교정 장치들은 아래턱을 앞으로 내보내려 하면서 동시에 위턱을 밑으로 끌어내릴 수 있다는 것을 상기해 보라. 악정형 치료의 경우, 위턱을 충분히 확장하지도 못하고 앞으로 보내지도 못하지만,

위턱에 교정 장치를 달아 사실상 위턱을 뒤로 밀어냄으로써 심각한 부작용을 낳기도 한다. 악정형 전문가들은 아래턱 치아가 위턱 치아들보다 앞으로 돌출된 경우에만 주로 아래턱을 고정원으로 삼는 역 헤드기어(Reverse pull head gear)를 사용한다. 이처럼 아래턱이 돌출되어 있는 경우에는 수술이 필요하게 될 수 있는데, 그건 악정형 치료의 경우 대개 치료를 충분히 오래 하지도 않고 애당초 문제의 근원인 잘못된 습관들을 바꾸지도 못하기 때문이다.

치과 교정술 업계의 양심이나 다름없는 라이슬리 존스턴 박사가 자신의 중요한 리뷰 논문에 〈재미와 이익을 위한 턱 성장(Growing jaws for fun and profit)〉이라는 제목을 붙여,[27] 악정형 치료의 교정 장치들이 대개 의도한 효과를 내지 못한다는 것을 보여 준 것은 결코 우연의 일치가 아니었다.[28] 그 교정 장치들은 치아를 일시적으로 움직이는 데 도움이 될 수 있고 그 결과 외모도 더 낫게 보이는 데 도움이 될 수 있지만, 장기적으로는 별 효과가 없다. 성장을 하는 데는 여러 해가 걸린다. 영구적인 개선 효과를 보고 싶다면 환자의 구강 자세에 근본적인 변화가 필요한데, 이 중요한 사실이 악정형 치료 분야에서 간과되고 있는 것이다. 문제를 야기한 행동은 더 이상 하지 말아야 하며 그러지 않으면 그 문제는 재발하기 마련이다. 이와 같은 맥락에서, 효과도 없는 치료를 계속하는 것은 미친 짓이나 다름없을 것이다. 이와 관련해 알버트 아인슈타인(Albert Einstein)은 다음과 같은 말을 했다고 한다.

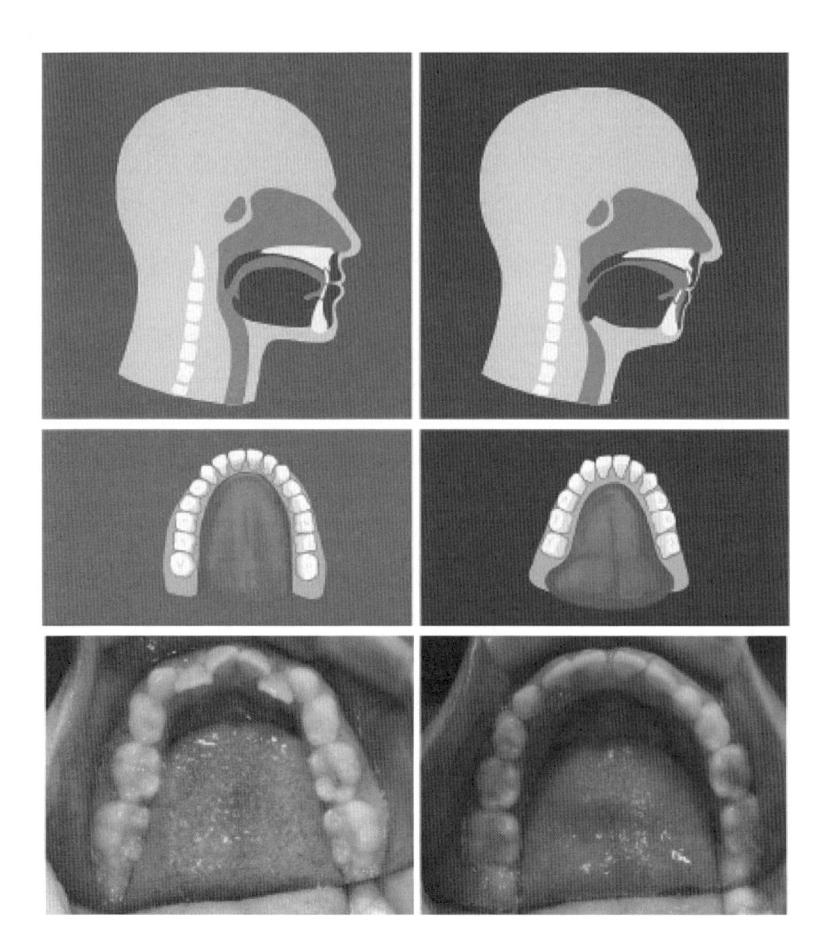

그림 72

맨 위 두 줄의 사진들을 보면 발치를 할 경우 혀를 위한 공간이 어떻게 줄어드는지 알
수 있다. 보다 작은 아치형 치열 속에서는 혀 뒤쪽이 목구멍 안까지 밀려 들어가 코골이
나 수면무호흡증 증상이 생기게 된다. 맨 아래쪽에 있는 다른 환자 사진의 경우, 안면-
턱 성장 치료로 확대된 후 혀를 위한 공간이 더 커졌다(사진 제공: 마리아 호세 무노즈).

"같은 일을 반복하면서 다른 결과를 기대하는 것, 그것이 정신 이상의 정의이다."

부정교합을 치료할 때는 거의 늘 위턱이 앞쪽으로 나아가게 해야 하며 그것이 forwardontics, 즉 안면-턱 성장 치료의 기본이다. 너무도 많은 치과 교정 전문의들이 위턱을 교정해야 한다고 생각하고 있지만, 그것은 분명 그렇지 않다. 위턱이 움직일 수 있다는 것은 악정형 치료 분야에서 위턱을 뒤로 움직이는 데 '성공함으로써' 이미 입증된 바 있다. 안면-턱 성장 치료 분야에서는 생후 10년 이내에 치료를 시작해 위턱을 넓히면서 동시에 위와(윗입술과 코 사이의 거리가 줄어듦) 앞으로 움직이는 데 주안점을 둔다. 환자가 적절한 구강 자세를 계속 유지하는 한, 그 변화는 영구적인 것이 될 것이다.

치과 교정술과 기도의 건강

치과 교정술 분야와 악정형 치료 분야는 당신 아이의 치아 배열을 개선해 주기도 하지만, 건강에 부정적인 영향을 미치기도 한다. 거의 지난 1세기 동안 틀니 맞추기, 크라운 만들기, 발치하기 등 표준적인 치과 진료의 여러 측면에서 부작용이 나타났다. 턱 구조를 뒤로 움직여 입안 공간이 줄어들게 되고 그 바람에 혀가 입안 뒤쪽으로 밀려 폐로 향하는 공기 통로가 좁아질 가능성이 높아지는 것이다.

산드라는 표준적인 치과 교정 기법들을 사용해 수십 년 넘게 약 2,000명을 치료해 오면서 그런 일을 여러 차례 직접 목격했다. 증상이 완화될 뿐 치유되지 않는 것을 보면서 그녀는 마음이 점점 불편해졌다. 그리고 그 불편함은 그녀의 아들 일란(Ilan)이 코를 골고 입이 벌어지는 등 기도 문제 징후들을 보이기 시작하면서 한계점에 도달했다. 바로 그때 그녀는 orthotropics, 즉 안면-턱 성장 치료 프로그램을 알게 됐고 그 프로그램을 직접 사용하기 시작했으며 그러다 결국 그 프로그램을 forwardontics라 부르게 됐다. 그 과정에서 그녀는 안면-턱 성장 치료야말로 얼굴 발달에 변화를 주면서 기도를 늘려 주고 그 결과 코골이와 수면무호흡증까지 예방해 줄 수 있는 유일한 치료법이라는 결론에 도달했다.

그렇다고 해서 치과 교정 전문의들이 기도 문제를 인지하지 못하고 있다거나 자신들의 노력에도 불구하고 그 효과가 일시적인 경우가 많다는 것을 알지 못하고 있다는 이야기는 아니다. 또한 많은 치과 교정 전문의들이 자신들의 치료 방식들에 확실한 과학적 근거를 찾고 있다.[29] 치과 교정 전문의 김기범(Ki Beom Kim)은 최근 방대한 문헌[30]을 검토한 끝에 이런 말을 했다.

"수면 호흡 장애(Sleep Breathing Disorder, SBD)는 간단한 문제가 아니다. 그러나 치과 교정 전문의들의 입장에서는 다른 의료 전문가들과 힘을 합쳐 환자의 건강을 개선하고 치료 효과를 높일 수 있는 좋은 기회가 될 수도 있다. 치과 교정술이 시작된 이후 얼굴 기능과 성장 사이의 관계에 대한 이해도는 계속 높아졌다. 다음 세기에 우리 과학 저널들에 실리게 될 각종 연구를 통해 우리 치과 교정 전문의들은 문제를 보다 잘 알게 될 것이고 또 보다 과학적인 증거를 바탕으로 새로운 치료법들을 개발할 수 있게 될 것이다."

물론 치과 교정 전문의들의 의도는 좋다. "오늘날 치과 교정 전문의들은 엠'켄지(M'Kenzie)[31]가 쓴 다음 글에 여전히 동감을 표한다. '따라서 치과 교정 치료를 하면서 여러분은 어렸을 때의 질병 예방뿐 아니라 성인이 된 이후의 질병 예방을 위해서도 많은 노력을 기울입니다. 그리고 성공할 경우 당신의 그런 노력은 생명 연장에 기여하게 됩니다.'"[32] 그러나 의도가 좋다고 해서 꼭 좋은 결과가 나오는 것은 아니다.

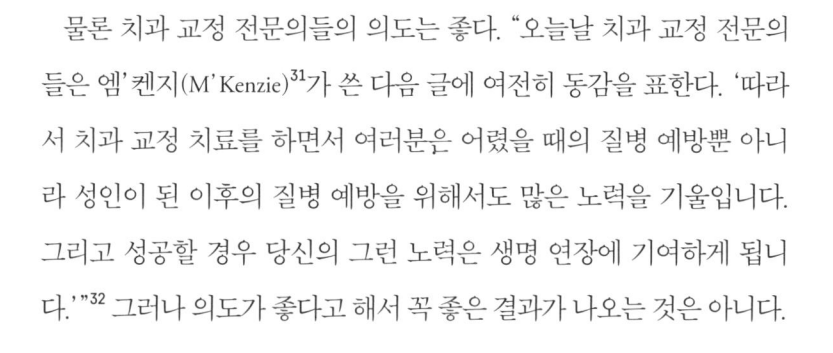
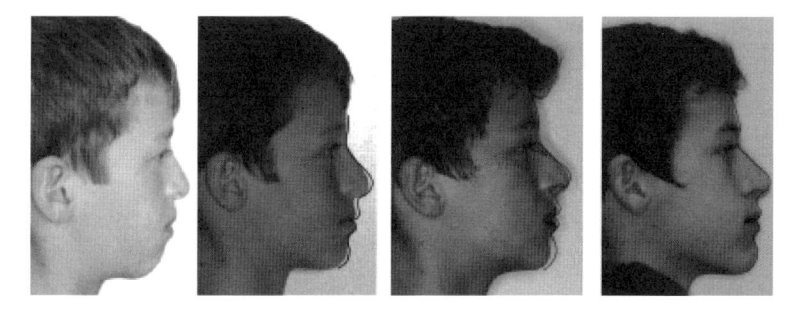

그림 73
10~16세까지의 안면-턱 성장 치료

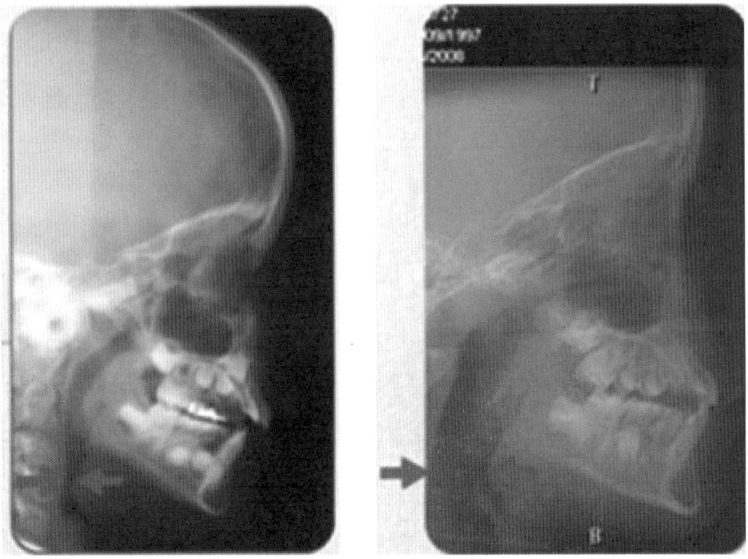

그림 74

안면-턱 성장 치료를 받으면 공기를 폐까지 운반해 주는 기도에 드라마틱한 개선이 일어날 수 있다(사진 제공: 윌리엄 항).

최근 들어 선견지명이 있는 치과 의사들과 내과 의사들의 기도에 대한 관심이 점점 더 커지고 있다. 그들은 기도를 넓히는 일에 관심을 쏟는다면 아래턱과 두개골을 연결하는 턱관절의 통증, 코골이 그리고 일부 두통과 다른 만성 질환들이 사라지게 된다는 사실을 알게 됐다. 그래서 그들은 '미국 생리학 및 치과학 아카데미(AAPMD)'[33]라는 단체를 설립하기도 했다.

얼굴 성장 및 발달 분야의 권위자로 『얼굴 성장의 핵심 사항들』(Essentials of Facial Growth)[34]의 저자이기도 한 도널드 엔로우(Donald Enlow)는 얼굴 성장의 핵심 개념을 이렇게 요약했다. "기도는 얼굴 성장의 초석이다." 기도를 중시하는 치과 의사들은 설사 더 힘들고 시간이 오래 걸린다 해도 혀 공간이 좁아져 결국 기도 공간까지 좁아지게 되는 치료 계획은 절대 쓰지 않아야 한다는 데 동의하는데, 산드라도 회원으로 가입돼 있는 AAPMD는 그 새로운 추세를 대변한다. 그들은 치아들의 위치에 초점을 맞추기보다는 호흡에 초점을 맞추며, 그런 원칙을 바탕으로 치료를 해 나간다. forwardontics, 즉 안면-턱 성장 치료는 기도 중심의 치료이지만, 기도를 보호해 줄뿐 아니라 쉴 때 다시 이상적인 구강 자세를 취하게 해 기도 건강까지 개선할 수 있게 해 주며 그 결과 얼굴이 앞쪽으로 성장할 수 있게 해 준다.

박스 6: 치과 교정술과 안면-턱 성장 치료의 차이점들

치과 교정술/악정형 치료 (Orthodontics/Orthopedics)	안면-턱 성장 치료(Forwardontics = Orthotropics)
▸ 치아를 움직인다	▸ 얼굴 성장의 패턴을 바꾼다
▸ 6세 때 평가를 시작한다	▸ 출생 후에 평가를 시작한다
▸ 9세쯤에 1단계	▸ 7세 때 적극적인 치료
▸ 주로 고정된 교정 장치들	▸ 주로 제거 가능한 교정 장치들
▸ 일부 제거 가능한 교정 장치들	▸ 제한적인 고정 교정 장치들
▸ 후진 메커니즘(치아를 뒤로 민다)	▸ 오래 지속되는 메커니즘(치아를 앞으로 움직인다)
▸ 하악골에 집중(아래턱)	▸ 상악골에 집중(위턱)
▸ 위턱을 뒤로 민다(경부 헤드기어)	▸ 위턱을 앞으로 성장시킨다(역헤드기어)
▸ 때로는 발치가 필요하다	▸ 영구치를 발치하지 않는다
▸ 대개 사랑니는 제거해야 한다	▸ 사랑니를 위한 공간을 만든다
▸ 대개 치아 과밀 현상 재발	▸ 가끔 여분의 공간을 남겨 둔다
▸ 평생 유지 장치를 착용하고 2~3년간 활동	▸ 2년간 활동. 성장이 끝날 때까지 반활동적. 그러나 유지 장치는 필요 없다
▸ 비용: 약 6,000달러 (2015년 기준)	▸ 비용: 약 15,000달러(2015년 현재)
▸ 기도는 무시한다	▸ 기도를 확대한다
▸ 얼굴 비율은 무시한다	▸ 얼굴이 보다 꽉 차게 보이게 바꾼다
▸ 사실상 기계적이다	▸ 사실상 자세 중심이다. 근육을 재훈련시킨다
	▸ 턱이 제대로 쉴 수 있게 근육을 훈련한다
▸ 치과 교정 전문의가 거의 모든 것을 한다	▸ 환자의 협력에 크게 의존한다

변화와 치과 교정

안타깝게도 이와 같은 존 뮤 박사의 '안면-턱 성장 치료' 관점들은 현재 구강 건강 분야에 종사하는 사람들 사이에서 널리 받아들여지고 있지 못하다. 왜 더 많은 치과 교정 전문의들이 구강 자세, 식습관, 기도 문제 등에 관심을 기울이지 않는 것일까? 미국 치과 의학 분야는 무엇보다 먼저 고도로 전문화되는 경향이 있다. 그러니까 요즘 전문 용어를 쓰자면 '사일로드'(siloed), 즉 '고립화'되는 경향이 있는 것이다. 어떤 의사들은 '뚫고 때우고 청구서를 내밀지만'(drill, fill and bill), 어떤 의사들은 치아를 움직이려고 한다. 일반적으로, 행동을 비롯한 환자의 모든 측면을 고려하는 보다 광범위한 치료는 중시하지 않는 것이다.

더욱이 비단 건강 분야뿐 아니라 모든 분야의 전문가들은 심지어 많은 반증에도 불구하고 매우 보수적인 입장을 취하려는 경향이 있다. 때로는 더없이 뛰어난 의사들조차 선뜻 생명을 구하는 방법들을 쓰려 하지 않는다. 그 대표적인 사례가 이그나츠 제멜바이스(Ignaz Semmelweis)와 산욕열의 사례이다. 1840년대 헝가리의 내과 의사였던 제멜바이스는 분만실에 입원한 산모들의 약 10퍼센트(일부의 경우에는 최대 30퍼센트)의 목숨을 앗아간 무서운 산욕열이 의사들이 손 씻기만 잘해도 거의 근절될 수 있다고 주장했다. 당시 대부분의 의사들은 경험에 의거한 그의 증거를 믿으려 하지 않았다. 그건 그의 증거가 아직 루이 파스퇴르(Louis Pasteur)의 세균설이 나오기 전인 그 당시의 전염 이론들과 상충

됐기 때문이다. 영국 의사 에드워드 제너(Edward Jenner)가 천연두 '접종' 과정에서 소 바이러스 질병인 우두를 사람들 사이에 전파시킴으로써 입증했듯이 그들은 질병이 사람에게서 사람에게로 옮길 수 있다는 것은 알고 있었다. 그러나 그 원인 인자가 뭔지는 전혀 몰랐으며, 많은 사람이 여전히 파리와 같은 작은 동물들이 쓰레기와 같은 무생물에서 자연 발생적으로 생길 수 있다고 믿고 있었다. 제멜바이스는 의사들이 부검을 한 뒤 손을 씻지 않고 환자들을 치료함으로써 시신에서 나온 미세한 입자들이 환자들에게 옮아갔을 것이라고 생각했고, 그런 점에서 그 누구보다 진리에 가까이 다가갔다. 그러나 제멜바이스의 견해는 의사들 자신이 질병의 근원이 될 수 있다는 것을 인정하는 것으로, 의사들의 권위를 실추시킬 여지가 있었다. 그래서 파스퇴르 등에 의해 낡은 감염 이론들이 완전히 뒤집어지기까지, 수십 년간 더 많은 여성이 산욕열로 목숨을 잃어야 했다. 그리고 한때 불가사의하게 여겨졌던 그당시 여성들의 사망 원인이 이제는 여성 생식기 세균 감염 때문이었던 것으로 인식되고 있다.

치과 교정을 받지 않으려는 또 다른 이유는 턱과 얼굴이 어떻게 진화하고 발달되는지에 대한 증거를 찾기 힘들기 때문인데, 이는 보다 일반적인 관점에서 볼 때 치과 교정 관련 문헌의 경우에도 그대로 적용될 수 있는 이야기이다. 안타깝게도, 존 뮤의 일란성 쌍둥이 연구에서처럼 수백 쌍의 일란성 쌍둥이들을 일일이 비교해 보는 것 또한 불가능하다. 각 쌍둥이들 가운데 한 명은 젖병으로 수유를 했고 젖을 뗀 후 상업적인 이유식과 산업화된 음식들을 먹였으며 또 다른 한 명은 2년간 모유 수유를 했고 수유 후에는 아래위 입술을 찝어 입을 다물게 했으며 젖을 떼면서 서서히 씹어야 하는 음식들을 먹였고 그런 다음 고도로 가공 처리된 음식들은 최대한 먹이지 않는 식이를 하는 등, 쌍둥이들도 주어진 환경이 서로 다르기 때문이다. 그러나 제어가 덜 된 연구들은 대체돼야 하며 전통적인 사회에서 산업화된 사회로 이주해간 사람들과 계속 고향에 머문 사람들을 비교해 봐야 하고 산업화되기 이전의 여러 사회에 살던 사람들의 두개골들을 유심히 살펴보고 그 두개골들을 현대화된 국가들에 사는 사람들의 두개골과 비교해 봐야 한다. 더욱이 안면-턱 성장 치료 전문가들이 거두는 치료 결과들에 따르면, 안면-턱 성장 치료의 접근 방식은 임상학적으로 확실한 효과를 보인다. 또한 이와 같은 비실험적 접근 방식들은 우주학, 생태학, 고생물학, 기후학, 인간행동학 등 다양한 학문 분야들에서 풍부한 통찰력을 제공해 왔다. 그러나 대부분의 내과 의사들도 그렇지만, 많은 치과 의사들 역시 진화론에 대해 그리고 연구를 적절히 하는 방법에 대해 거의 또는 전혀 훈련을 받지 못하고 있다. 예를 들어, 자신의 쌍둥이 연구에서 존 뮤 박사는 동료들로부터 그의 연구 표본이 '너무 작다'라는 말을 들었는데, 사실 그의 연구 표본이 꼭 너무 적었던 것은 아니다. 때로는 단 한 쌍의 일란성 쌍둥이들만 비교해 봐도 흥미로운 결과들을 볼 수 있기 때문이다.

이를 설명해 줄 한 가지 이유는 치과 교정의 각종 기법들과 목표들에 기본적인 이해가 부족할 수 있다는 것이다. 예를 들어 우리는 앞에서 이미 발치를 하면 기도가 좁아질 수도 있다는 이야기를 한 바 있다. 일부 논문에 따르면, 발치는 기도에 아무런 영향을 주지 않았지만, 그러한 결론을 내리는 데 사용되는 연구 방식들에 결함이 있었을 수 있다.[35] 연구진은 발치 전에 기도 상태를 관찰했으며(X선 검사로), 2년을 기다렸다가 다시 관찰했는데(X선 검사로) 아무런 변화도 없었다. 그러나 잠재적인 효과들을 제대로 측정하기 위해서는 발치를 하고 나서 20년 후에 다시 X선 검사를 해야 한다. 발치를 하면 대개 입안 전체의 부피가 점차 줄어들면서[36] 혀를 위한 공간도 줄어들게 되며 그 결과 누워서 잠을 잘 때 혀가 뒤로 넘어갈 가능성이 더 커질 수 있다. 폐쇄성 수면무호흡증이 치과 교정 때문에 생기는 것이 아니라는 것을 입증하기 위한 지속적이며 방어적인 시도들에도 불구하고[37] 지금 각종 연구를 통해 발치를 하거나 턱이 작아지는 게 폐쇄성 수면무호흡증과 관련이 있다는 증거도 밝혀지고 있어 여전히 논란이 있다.[38]

급변하는 사회에 살고 있는 현대인들이 모두 그렇지만, 치과 교정 전문의들 역시 장기간에 걸쳐 나타나는 효과들에 집중한다는 것은 쉬운 일이 아니다. 그리고 우리 사회의 다른 많은 사람이 그렇지만, 의료 전문가들은 환경과 건강이라는 큰 그림을 보는 교육을 받지 못하는 경우가 많으며 그래서 대개 건강을 해치는 근본적인 원인들을 제거하기보다는 각 개인의 질병을 '치유'하는 데 급급하다. 안타깝게도, 일반적인 치과 교정 교육 과정에서도 기도 문제나 그와 관련된 구강-안면 문제에는 별 관심을 두지 않는다.

마지막으로, 다른 많은 전문 분야들에서도 그렇지만, 치과 교정술 분야에서도 새로운 접근 방식으로 변화하기 위해서는 종종 상당한 시간과 노력이 필요하며 단기적으로는 그 변화가 확실히 자리 잡은 개업의들의 금전적 이익에 부합되지 않을 수도 있다.[39] 사람들에게 이미 확실히 자리 잡은 방식들을 변화시키라고 할 경우, 그리고 특히 그 변화에 비용이 들 경우, 대개 상당한 저항에 맞닥뜨리게 된다. '지속 기도 양압(CPAP)' 기계 치료를 받아야 하거나 치아들 속에 박힌 사랑니를 발치해야 하는 상황 등에서 우리는 금전적인 문제가 의료 서비스 이용 결정에 큰 영향을 미칠 수 있다는 것을 잘 알 수 있다. 예를 들어, 어떤 치과 의사가 뛰어난 지속 기도 양압 기계를 발명하고 그 기계들의 제조를 통해 금전적 이익을 보게 된다고 가정해 보자. 그런 상황에서 그 의사가 그 기계를 사용하라는 처방을 내지 않고 자신의 시장을 잠식할다른 장기적 해결책을 권하기 위해서는 아마 초인적인 노력을 기울여야 할 것이다. 더욱이 구강 외과 의사들의 입장에서는 자신들의 주 수입원인 사랑니 발치로 인해 각종 구강-안면 건강 문제들이 생길 수 있다는 주장을 받아들인다는 것은 결코 쉬운 일이 아닐 것이다.[40]

의심되는 구강-안면 건강 문제를 해결해 줄 적절한 건강 전문가를 선택하는 건 결코 쉬운 일이 아니다. 전문가를 선택하는 특별한 규칙 같은 것은 없으며 선택하기 전에 일련의 문제를 놓고 상담해 본 후에 결정하면 된다. 이제 당신은 대부분의 구강-안면 건강 문제들에 대해 어느 정도 알 것이며 정형외과 치료를 할 경우 기도에 어떤 영향을 미치게 되는지, 치과 의사들이 발치에 대해 어떤 생각을 갖고 있는지 등에 대해서도 잘 알 것이다. 만일 운이 좋아 당신 아이가 아직 어릴 때 안면-턱 성장 치료 전문가를 만날 수 있다면, 당신 자신에게 던져봐야 할 가장 중요한 질문은 이것이다. '만일 아이가 도움을 필요로 한다면, 나는 많은 시간과 돈을 투자할 마음의 준비가 돼 있는가?', '아이는 문제를 해결하기 위해 장기적인 치료 프로그램에 전념할 의지가 있는가?' 많은 시간이 필요하므로 당신 아이는 아마도 10년간(2년간은 적극적으로, 이후 8년간은 덜 적극적으로) 치료에 전념해야 할 것이며 당신은 그런 아이를 감독하면서 수만 달러의 비용(보험 가입 여부, 아이들의 수, 거주 지역, 전문가 선택 등에 따라 다르지만)을 지불해야 할 것이다.

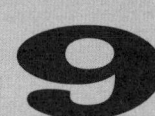

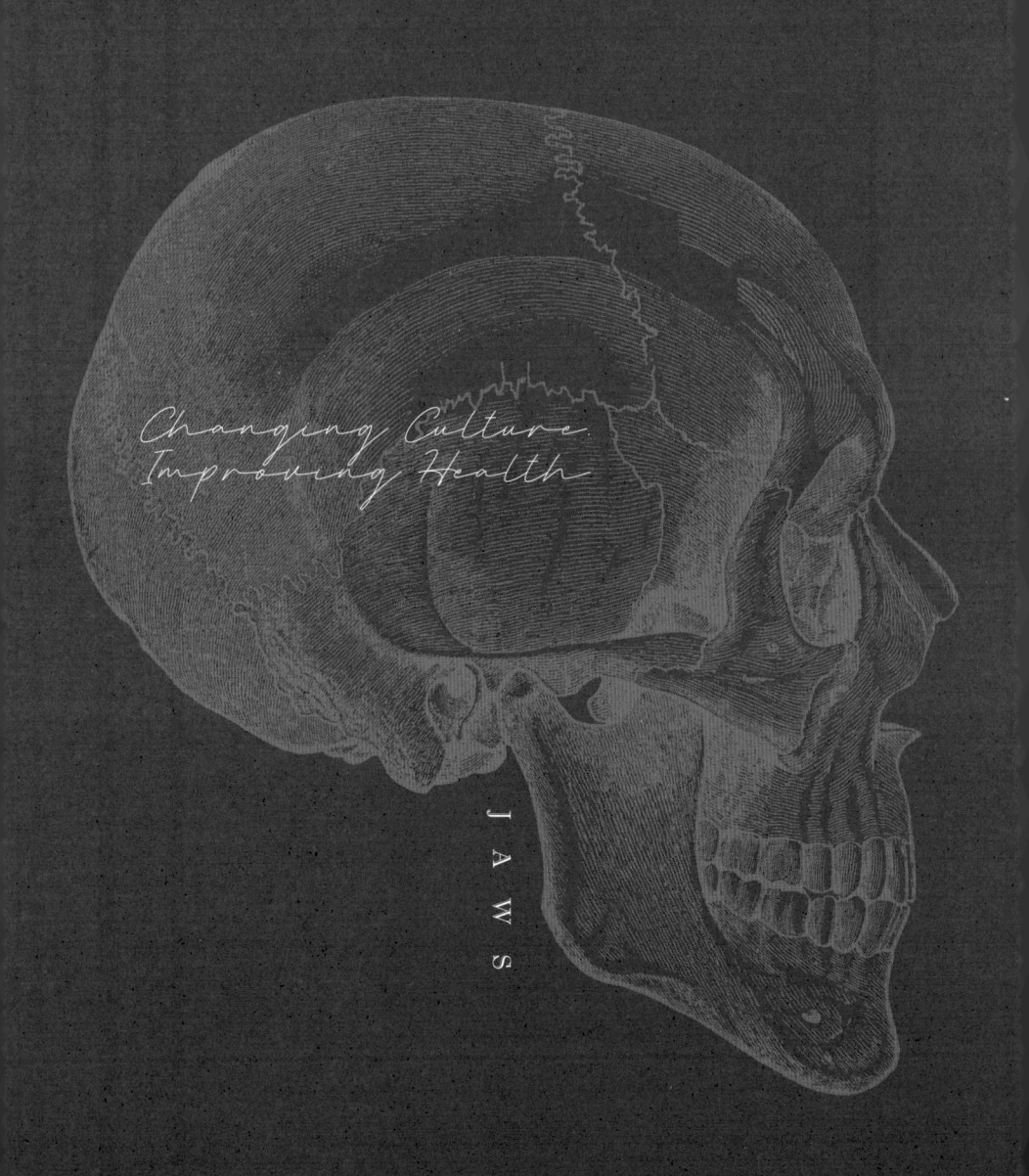

문화를 바꾸고 ─────── 건강 되찾기
───── 건강 되찾기

Changing Culture
Improving Health

J A W S

안면-턱 성장 치료 전문가(그리고 우리)의 관점에서 볼 때 부정교합이 생기는 가장 큰 원인은 어린 시절 너무 오랜 시간 동안 입을 벌린 채 지내고 장시간 동안 특히 잠을 자는 동안 적절한 구강 자세를 유지하지 못하는 데 있다. 그리고 습관적인 구강 호흡, 모유 수유의 감소[1], 새로운 패턴의 이유 방식들[2], 단단한 음식을 씹지 못해 적절한 근육 긴장을 유지할 수 없게 하는 오늘날의 식단과 식사 도구들[3], 거의 대부분의 시간을 실내에서 보내는 것 등이 올바른 얼굴 발달을 가로막는 중요한 원인들이다. 이런 문제들은 우리 자식들과 우리 손자, 손녀들과 우리 자신이 직면한 인구 과잉, 낭비적인 소비, 기후 변화 등 서로 연관된 일련의 전 세계적인 문제들의 일부이다. 보다 구체적으로 말하면, 이 문제들은 예방은 뒷전이고 그저 관리에만 신경을 쓰는 전 세계적인 건강 문제들의 일부로, 미국과 다른 많은 나라들에서는 그런 현상이 워낙 심해 솔직히 '건강 돌봄'(health care) 시스템은 '건강 수리'(health repair) 시스템(기껏해야)이라고 불러야 할 지경이다.[4] 이는 결국 각 개인의 건강과 행복을 위해 사전 노력을 하느냐 각종 질환을 사후 대책 정도로 관리하느냐 하는 차이로, 미국[5]을 비롯한 다른 여러 국가들[6]에서는 후자를 선택해 엄청난 경제적 부담이 발생하고 있다. 그 엄청난 비용 부담은 우선순위를 예방에 둠으로써 크게 줄일 수 있다.

"1온스의 예방이 1파운드의 치료 가치가 있다."는 원칙은 건강 문제와 관련해서도 그대로 적용되며 오늘날 인류 사회가 직면한 이른바 '인간의 곤경'(human predicament)[7]이라는 대부분의 환경 문제에도 그대로 적용된다. 기후 변화를 예방하는 데 들어가는 비용은 앞으로 일어날 재난 문제를 해결하는 데 들어갈 비용에 비하면 비교도 안 되게 적다. 또한 대기 속으로 들어가는 독성 물질과 온실가스를 제한하는 것이 그것들이 지구를 위협하는 요인으로 발전된 뒤 다시 거둬들이는 것보다 훨씬 더 쉽다. 그리고 물론 가족계획사업을 널리 알리고 낭비적인 소비를 제한하는 데 돈을 쓰는 것이 인구과잉 및 소비과잉 문제 그리고 그로 인한 문명의 붕괴 가능성[8]을 막는 데 엄청난 돈을 쏟아 붓는 것보다는 훨씬 더 경제적이며 또 더 안전하다.

오늘날 너무도 많은 성인들과 나이 든 아이들의 부모들이 효과적인 구강-안면 건강 문제 해결책을 찾으려 고군분투 중인데, 지금까지 이 책에서 우리는 과학적이고 문화적인 관행들과 이른 개입을 통해 구강-안면 건강 문제를 예방하고 그 해결책을 찾는 데 큰 효과를 볼 수 있다는 것을 살펴봤다. 미래의 부모들이 도움이 필요할 때 보다 바람직하고 보다 확실한 선택을 할 수 있으려면, 그리고 또 그 결과 그 아이들이 도움을 덜 필요로 하게 되려면, 우리 사회가 어떻게 변화해야 할까?

많은 사람 사이에서 치아 교정기는 성장 과정에서 꼭 필요한 것은 아니며 이제 그 점을 분명히 해야 한다. 그런 필요성을 피하기 위해, 아이들 대신 당신이 취할 수 있는 조치들이 있다. 우리는 이제 당신이 아이에게 치료를 해 줘야 할 경우, 안면-턱 성장 치료나 기도 중심의 치과 교정술을 고려해 봐야겠다는 결론에 도달했기를 바란다. 그러나 치아 교정기를 쓰지 않아도 될 방법을 알려 주거나 다양한 선택들과 각 선택의 예상 결과들에 대해 신뢰할 만한 정보를 줄 수 있는 전문가를 찾기란 결코 쉽지 않다. 인터넷 검색을 하거나 지역 사회 의료 기관들을 뒤져봐도 안면-턱 성장 치료 전문가나 구강 자세 전문가는 찾기 어려울 것이다.

의료계와 치과 분야에서 의사들은 환자들에게 대체할 수 있는 치료법들에 대해 알려 줘야 할 의무가 있다. 실행 가능한 대안이 있을 경우, 의사들은 적어도 환자들에게 그걸 알려 주고 각 대안의 장단점을 설명해 줘야 한다. 그리고 다른 의사의 의견을 들을 기회 또한 늘 열려 있어야 한다.

현재 치과 교정 전문의들이 제시하는 방법들 중에는 "치아를 고른 상태로 유지하고 싶다면 일부를 발치해야 하고 전부 그대로 유지하고 싶다면 치아가 고르지는 않을 것입니다." 식의 선택도 포함된다. 턱을 넓혀 보다 많은 치아가 고르게 배열되게 하는 수술적인 방법들도 제시될 수 있지만, 그런 방법들은 통증과 비용 문제 때문에 당연히 인기가 덜하다. 치과 교정 전문의들이 어린아이의 턱 성장을 촉진시키면서 동시에 발달 기간 내내 그 턱 성장이 균형을 유지하게 하는 방법을 제

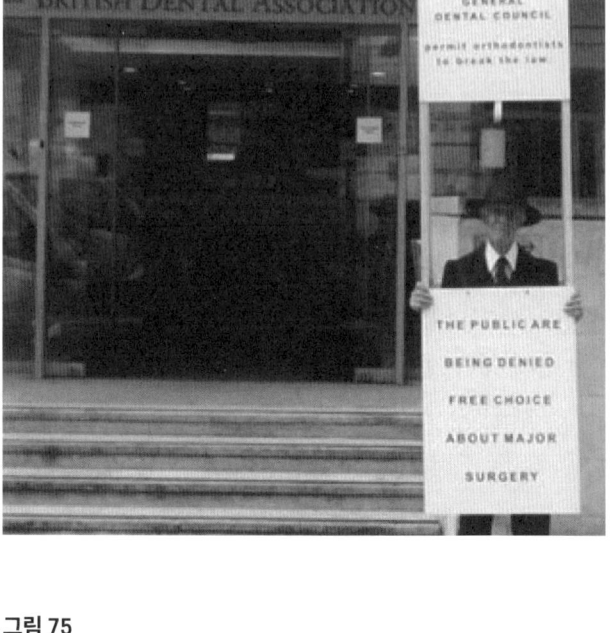

그림 75
치과 교정술의 개혁을 요구하며 피켓 시위 중인 존 뮤 박사

시하는 경우는 매우 드물다. 그러나 아무리 많은 시간과 비용과 환자의 노력이 필요하다 해도 그것이 기술적으로 가능하다면 당연히 한 가지 방법으로 제시돼야 한다. 존 뮤 박사의 경우, 의사들을 상대로 환자들에게 충분한 사전 동의를 구할 것을 요구하는 피켓 시위까지 벌였다. 그는 사람들에게, 특히 수술을 권유받은 사람들에게 선택 가능한 모든 치료 옵션들을 알려 줘야 한다고 생각한 것이다. 그가 설명했듯이 어쨌든 우리 아이들의 건강 및 행복과 관련된 중요한 문제니까….

간단히 말해, 우리는 사람들이 훨씬 더 이용하기 쉽고 비용도 저렴한 구강-안면 건강 치료법을 선택하기 위해서는 다음과 같은 조치가 취해져야 한다고 믿는다.

첫째, 일반 대중을 상대로 우리 사회에 만연한 구강-안면 문제들의 규모에 대해 그리고 모든 종류의 치유 가능한 또는 적어도 증상을 호전시켜 줄 치료법들의 존재에 대해 알려 줘야 한다.

둘째, 건강 전문가들은 이미 구강-안면 건강 문제가 있거나 앞으로 생길 가능성이 있는 환자들과 선택 가능한 치료 방법들이 뭔지에 대해 충분한 의사소통을 하는 교육을 받아야 한다.

셋째, 치료 결과가 기도에 미치는 영향들을 충분히 고려하는 유일한 치료법은 안면-턱 성장 치료뿐이며 그래서 안면-턱 성장 치료가 중요한 옵션들 중 하나가 돼야 하기 때문에 안면-턱 성장 치료에 대해 적절히 교육받은 의사들을 대폭 늘릴 조치들이 취해져야 한다. 다시 말해, 교육 기관들, 특히 의과 대학과 치과 대학에서 안면-턱 성장 치료 과정을 교과 과정에 포함시켜야 하는 것이다. 또한 모든 치과 의사들이 안면-턱 성장 치료에 대해 제대로 알고 있어야 하며 이 밖에 쉴 때의 구강 자세 문제들에 대해, 진화생물학의 근본 원리들에 대해 그리고 또 구강-안면 건강 분야에서 유전학과 문화의 상호작용에 대해서도 제대

로 알고 있어야 한다. ⁹

치과 의사들은 단순한 치아 배열 및 치아 건강 그 이상을 책임지는 구강 내과 의사로 교육받아야 하며 또한 스스로를 구강 내과 의사로 여겨야 한다. 그러니까 특히 그 무엇보다 자기 환자들의 구강 자세와 수면 패턴까지 신경 써야 하는 것이다. 치과 의사들은 또 특히 다른 의사들, 특히 귀와 코, 목구멍 전문 의사들 및 수면 전문 의사들과 더 많은 협업을 해야 하며 환자들을 더 잘 돌보기 위해 그 분야들에 대한 전문 지식도 쌓아야 한다. 예를 들어 구강 호흡으로 인해 생기는 문제들의 여러 측면을 생각해 보라. 두 말할 필요도 없이 소아과 의사들과 가정 의학과 의사들은 구강-안면 건강 문제들에 대해 더 잘 알고 있어야 하며 그래야 어린 환자들의 문제를 일찍 찾아 낼 수 있고 필요할 경우 관련 문제 전문가들에게 연결해 줄 수도 있다.

안면-턱 성장 치료 전문의들의 부족과 새로운 전문가들의 교육

구강-안면 건강 문제를 적절히 해결하기 위해 해결해야 할 가장 큰 과제는 자격을 갖춘 안면-턱 성장 치료 전문의들의 수를 늘리고 안면-턱 성장 치료 분야의 발전에 더 많은 관심을 기울여야 한다는 것이다. 그런 점에서는 치아 교정기의 역사에서 교훈을 얻을 수 있다. 30여 년 전 멕시코시티에 살던 산드라의 어머니는 치아 교정기를 한 아이들을 보면 이렇게 말하곤 했다. "봐라. 입에 폭스바겐 한 대 값을 착용하고 있다." 치과 교정 치료는 그만큼 돈이 많이 드는 호화판 치료였던 것이다. 그러나 오늘날 산업화된 사회에서는 사실상 모든 중산층 사람들이 온갖 종류의 치아 교정기를, 심지어 눈에 잘 띄지 않는 치아 교정기나 제거 가능한 치아 교정기까지 얼마든지 구할 수 있다. 또한 점점 더 많은 사람이 치아 과밀 현상과 그 부정적인 영향들에 관심을 보이고 있으며 그로 인해 치과 업계에 변화들, 특히 가격이 떨어지는 변화들이 일어나고 있다. 그 결과 또 지난 수십 년간 치과 교정 전문의들은 널리 인정받게 됐다. 그리고 이제는 안면-턱 성장 치료 분야의 방향과 구강 자세에 대한 집중 현상과 관련해서도 그와 유사한 문화·진화적 변화가 필요하다.

　우리 사회의 건강 전문가들은 대학에서 의학 및 치과 교육 프로그램들을 배우고 있으며 그래서 문화적 변화가 제일 먼저 일어나야 할 곳은 바로 대학이다. 따라서 대학 임상 교육 프로그램들을 통해 오늘날 치과 교정 전문의들이 이용할 수 있는 기술들과 비슷한 안면-턱 성장 치료 분야의 기술들을 교육시켜야 한다. 의과 대학 및 치과 대학 출신 의사들에 대한 현재의 훈련 모델을 따라 레지던트들은 교수진에 포함된 한 명 이상의 안면-턱 성장 치료 전문가의 지도하에 새로운 환자들을 받게 될 것이다. 또한 그 레지던트들이 졸업하면, 새로 온 레지던트들이 환자들을 넘겨받아 다른 단계의 치료들을 행하게 될 것이다. 물론 새로 온 레지던트들은 계속 새로운 환자들을 받고 보살피게 된다. 기본적으로, 표준적인 치과 교정 과정에 늘 안면-턱 성장 치료가 포함되게 되는 것이다.

그런 변화들이 생기면, 현재 안면-턱 성장 치료의 보급을 가로막는 장벽들 중 일부가 무너지게 될 것이다. 정상적인 환경에서는 안면-턱 성장 치료 기법을 가르치지 않는데다 대부분의 개인 임상의들은 너무 바빠 스스로 그 기법을 마스터할 수 없기 때문에 현재 안면-턱 성장 치료를 할 수 있는 개업의는 거의 없는 실정이다. 그렇다고 안면-턱 성장 치료를 주말 호텔 교육 과정 식으로 배운다는 것도 무리이다. 현재로서는 단기 '미니 레지던트 프로그램'이 안면-턱 성장 치료를 배울 수 있는 유일한 방법이다. 물론 안면-턱 성장 치료에는 성장 안내가 수반되고 성장 그 자체는 워낙 느린 과정이어서 만족스럽지는 못하다. 더욱이 안면-턱 성장 치료의 경우 교정 장치를 장착한 후 수시로 체크하는 일반 치과 교정 환자들에 비해 치료 기간이 길고 잦은데다 집중적이어서 임상의가 환자의 치료 과정을 처음부터 끝까지 다 지켜 보는 데 너무 오랜 시간이 걸린다. 그래서 치료를 완전히 한 임상의에게만 받는다면, 그 임상의는 정말 많은 시간을 쏟아 부으며 막중한 책임을 져야 한다. 물론 그로 인해 비용도 매우 높아진다. 현재 상황에서는, 한 임상의가 고도의 능력을 갖추고 수십 년간 계속 많은 환자를 치료한다는 것은 대개 감정적인 소모도 너무 크고 실용적이지도 못하다. 현재 치과 교정 전문의 부족 현상은 워낙 심각해서 우리가 알고 지내는 한 여성은 미국에서 심한 구강 호흡 문제를 안고 있는 자신의 두 딸에게 적절한 치료를 해 주는 것이 너무 어려워 식구들과 함께 아예 런던으로 이주를 해야 했으며 그리고 나서야 비로소 존 뮤 박사와 마이크 뮤에게 제대로 치료를 받을 수 있었다.

미래에는 기관이나 집단 개인 클리닉이 이런 종류의 포괄적인 의료 서비스를 제공할 수도 있을 것이며 안면-턱 성장 치료를 통해 치유가 가능하기 때문에 보다 비용이 높다는 단점 또한 상쇄될 수 있을 것이다. 그러나 안면-턱 성장 치료는 시간이 오래 걸리고 다른 어려움도 많아 우리 사회의 문화적인 관행들에도 상당한 변화가 필요하며 그래야만 무엇보다 먼저 대부분의 부정교합과 그와 관련된 건강 문제를 예방할 수 있을 것이다.

예방

만일 안면-턱 성장 치료 개념이 널리 퍼진다면, 의사와 가정 모두에게 도움을 주고 있는 탁아소 직원들이나 어린이집 또는 유치원 교사들이 정식으로 '올바른 구강 자세 훈련'(GOPex) 프로그램에 동참해 먹는 훈련, 세는 훈련, 읽는 훈련 등에 일부 참여할 수 있게 될 것이다. 그렇게 되면 문화적인 규범들을 긍정적으로 변화시키는 데 도움이 될 것이고 그 결과 모든 사람이 구강 건강 문제들과 그 예방에 익숙해지게 될 것이다. 아이들이 '올바른 구강 자세 훈련'(GOPex) 프로그램을 통해 읽기, 말하기, 커뮤니케이션 능력이 좋아지고 더 큰 자신감을 갖게 되며 또 세상 사람들의 눈에 비치는 자신의 모습에 좀 더 많은 의식을 하게 된다는 것도 또 다른 이점이다.

치유보다 예방이 더 중요하다는 말은 립 서비스로 주어지는 경우가 많지만, 기득권 문제 때문에 별 다른 조치가 취해지지 않고 있다. 우리 아이들과 우리 자신을 괴롭히는 질환들을 예방하자는 것은 이 책의 주요 논의거리이기도 하므로 음식을 어떻게 먹는가, 올바른 구강 자세를 어떻게 취하는가 하는 것들이 전부 예방에 대한 이야기이다. 이와 관련해 신경과 전문의이자 『그레인 브레인』(The Grain Brain)의 저자인 데이비드 펄무터(David Perlmutter) 박사는 이런 말을 했다. "우리가 지금 하려는 일은 거창하게 무슨 왕의 모든 말들과 왕의 모든 신하들을 불러 모으려는 것이 아니라 위험하게 담 위에 올라앉은 험프티 덤프티(Humpty Dumplty, 높은 담 위에 위태롭게 앉아 있는 달걀 모양의 동화 속 캐릭터-역자 주)를 설득해 재난이 닥치기 전에 담에서 내려오게 하려는 것이다."[10] 현재로서는 한 가정씩 예방하는 것이 '음식을 어떻게 먹고 어떻게 쉴 것인가?' 하는 딜레마를 푸는 주요 치유책이 될 듯하다. 아니 해결책은 못 되더라도 적어도 출발점은 될 것이다.

물론 현재로서는 가장 확실할 수도 있는 예방책은 취할 수 없을 듯하다. 우리의 옛 조상들이 음식을 먹던 방식 또는 적어도 현대 버전의 그런 방식 말이다. 패스트푸드와 통조림 수프는 버리고 포크와 스푼과 젓가락도 버리고 아이스크림은 녹여 없애고 여성의 가슴을 주요 식량원으로 다시 중시하고 유아식 제조 공장들을 폐쇄하고 음식을 꼭꼭 씹는

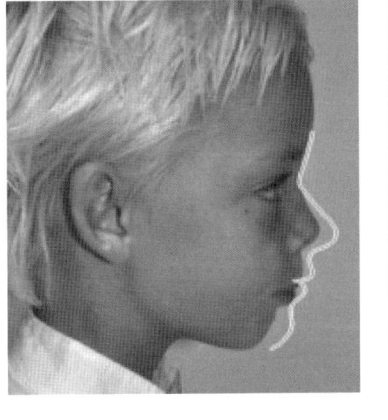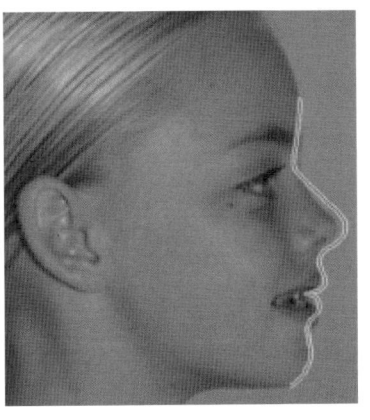

그림 76

이 어린 소녀를 보면 올바른 전신 자세와 구강 자세의 효과를 알 수 있다(사진 제공: 마르반 반 더 린데).

것을 권장 사항 목록 맨 위에 올리도록 하라. 아빠나 엄마가 아이로 하여금 치킨 반 마리 또는 소갈비를 집어 들어 턱으로 그 고기 덩어리를 뜯어 먹게 하거나 아니면 나이프로 그 고기 덩어리들을 좀 더 잘게 썰어 이빨로 씹어 먹게 하라.

그간 우리는 그런 방향으로 움직이는 것에 대해 논의했다.[11] 구강–안면 건강 문제들에 대해 논의했듯이 말이다.[12] 물론 그런 일은 분명 일어나지 않을 것이다. 그러나 누구든지 일반적인 턱 성장 및 얼굴 성장 방향을 전통적인 방향으로 복원하는 데 도움이 될 부분적인 조치들을 취할 수는 있다. 어린아이들은 스스로 고기를 먹기 좋게 한 입 크기로 만들 수 없지만, 엄마가 고기를 먹기 좋게 잘라 아이가 씹어 먹는 것을 지켜볼 수는 있다. 채소들의 경우에도 아이들이 각종 도구를 쓸 수 있을 만큼 나이가 먹어도 엄마가 생채소나 설익은 채소 상태로 줄 수도 있다. 우리는 분명 우리 아이들에게 무엇을 어떻게 먹일 것인지에 대해 더 많은 생각을 해 볼 필요가 있다.

문화적 변화의 필요성

물론 오늘날 산업화된 사회에 살고 있는 대부분의 사람들은 얼굴 변형이 점점 더 흔해지고 있고 수면무호흡증이 증가하고 있으며 치아 교정기를 착용한 아이들이 늘고 있다는 사실을 잘 알지 못한다. 또한 음식을 먹는 방식과 쉴 때의 구강 자세에서 비롯되는 구강-안면 건강 과 관련된 증상들도 잘 알지 못하며 인류의 새로운 산업 환경에 기여하는 또 다른 특징들에 대해서도 잘 알지 못한다. 사람들은 자신이 자라난 세계를 표준적인 세계로 받아들이는 경향이 있다. 그러나 흔한 것이 꼭 '정상적인 것'이거나 건강한 것은 아니다. 구강-안면 건강과 그로 인해 생기는 많은 결과들에 관한 한 전 세계 인구의 상당수가 더 나은 삶을 살 수도 있다는 증거가 속속 드러나고 있다. 실제로 만일 음식을 올바로 먹는 방법에 대한 지식이 널리 퍼져 그것이 인류 사회의 우선 사항이 될 수 있다면, 유행병처럼 번져가는 수면무호흡증 치료에 획기적인 전기가(그리고 또 어쩌면 심장병에서 정신력 쇠퇴에 이르는 다른 여러 위험한 질환 치료에도 어느 정도의 전기가) 마련될 수 있을 것이다. 보다 많은 도움을 받을 수 있는 환경만 조성된다면, 많은 아이와 그 가족은 잘못된 구강 자세에 따른 질환들을 예방할 수 있을 뿐 아니라 질환들을 고치는 데 필요한 많은 비용 또한 절약할 수 있게 될 것이다.

　이런 방향으로 나아가기 위해서는 필요한 한 가지 조건이 있는데, 그것은 부정교합 문제의 실제 규모에 대한 정보를 더 많이 수집해야 한다는 것이다. 우리는 부정교합 문제가 매우 심각하다고 확신하지만, 그런 확신은 사실 단편적인 증거에 입각한 추측에 지나지 않을 수 있다. 대대적인 정부 여론 조사를 통해 어떻게 음식을 먹고 어떻게 호흡을 할 것인가 하는 규범들에 변화를 일으키려는 사람들에게 중요한 정보를 제공해 줄 수도 있을 것이다. 또한 문제의 한 측면과 관련된 규모는 제대로 수면을 취하지 못하는 아이들의 수에서도 알 수 있을 것이다. 이와 관련해 캐나다 쓰리리버스에 있는 퀘백대학교의 수면 문제 전문가 에블린 터쳇(Evelyne Touchette)은 이런 우려를 표명했다.

　　오스트레일리아와 미국, 이탈리아, 이스라엘에서 행해진 대규모 유행병 관련 연구들에 따르면, 취학 전 아동들의 약 30퍼센트가 수면 문제를 안고 있다. 지속적인 수면 문제들은 아동 발달의 여러 측면(육체적, 인지적, 사회적 측면)에 영향을 미칠 수 있으며 초기 부모-자식 관계에 부정적인 결과를 초래할 수도 있다. 따라서

숙면을 촉진하거나 방해하는 요소들을 알아내야 비로소 아이들의 수면 문제를 해결할 수 있다.[13]

지금까지 살펴본 대로, 미확진된 폐쇄성 수면무호흡증을 비롯한 아이들의 수면 장애는 구강-안면 발달에 좋지 않은 영향을 미친다.[14] 그러나 어린 시절에 제대로 잠을 못자는 원인들은 매우 다양한 듯하며 그것이 잘못된 구강-안면 발달에 미치는 영향은 아직 제대로 이해되지 못하고 있다. 이와 관련해 우리가 절대 공감하는 한 연구에서는 이런 결론을 내렸다.

구강 건강 문제들은 심혈관 질환과 암 그리고 각종 부상과 같은 여러 중요한 만성 질환과 동일한 위험 요소를 갖고 있다. 이처럼 근원이 비슷한데, 각 질환을 별도로 치료하는 것은 시간 낭비이다. 따라서 중복을 피하고 효율성을 높이며 서로 정보를 공유함으로써 고립을 줄이기 위해서라도 건강 증진에 관여하는 다른 분야들과 서로 힘을 합쳐야 한다. 모든 질환에 대해 가장 부담이 큰 사람들은 가난한 사람들과 사회적으로 소외된 사람들이라는 것도 여러 분야들이 서로 힘을 합쳐야 하는 또 다른 이유이다.[15]

금연 관련 법률들의 경우처럼 처음에는 매우 반대가 심하다고 할지라도 법률상의 변화들 역시 문화적인 발전을 꾀하는 데 도움이 될 수 있다. 우리 사회에서 흡연에 대한 반대 여론은 그야말로 서서히 퍼져나

갔다. 미국에서 여성들이 공개석상에서 모유 수유를 하는 것은 주 법률과 연방 법률이 통과되면서 합법화됐으며[16] 그 덕분에 특히 소수 민족 여성들 사이에서 공개석상에서 모유 수유를 하는 관행이 늘어났다.[17] 문화적인 대규모 변화는 성취하기 힘든 것으로 유명하지만, 인종차별 폐지 운동이나 동성애자들의 권리 신장 운동, 흡연 감소 운동 등이 결국 성공을 거둔 것으로 봐서는 문화적인 대규모 변화 역시 결국에는 성공할 수 있을 것이다.

공교육 분야에서의 노력과 정치 활동(학교위원회 선거 기간 중 교육 프로그램 캠페인과 같은[18])도 중요하겠지만, 초기의 대학 교육 과정에 올바른 구강 자세의 중요성을 강조하는 교육이 포함될 수도 있을 것이다.[19] 보다 많은 학교의 구내 식당이 보다 영양가 있고 씹기 좋은 음식들을 제공할 수 있게, 보다 많은 학교가 학생들에게 건강에 좋은 영양 섭취 및 적절한 구강 자세에 대한 정보를 제공하는 과정들을 신설할 수 있게 노력할 수도 있다. 또한 여기서 논의 중인 문제를 모두 건강 및 운동 활동들로 통합할 수도 있는데, 그렇게 하기 위해서는 사전에 인종과 계층에 따른 경제력 차이를 알아볼 필요가 있다. 예를 들어, 부드러운 패스트푸드는 특권층 아이들의 식단보다는 가난한 소수 민족 아이들의 식단에서 더 큰 비중을 차지하고 있다.[20] 실제로 현재 비만은 자기 통제력 부족에서 비롯된다는 잘못된 생각이 널리 받아들여지고 있기 때문에 비만 예방에 도움이 될 사회적 조치들(예를 들어, 설탕이 과다하게 함유된 음식에 세금을 부과하고 학교 구내식당에서 정크푸드를 내놓는 걸 통제하며 가난한 지역 가게들에 보조금을 주어 가공 처리되지 않은 음식을 더 많이 팔게 하는 등의)을 취하는 데 방해가 되고 있다.[21]

인간은 천성적으로 모방하는 것을 좋아하며 공동체를 이루고 사는데, 이는 사회적 학습이, 즉 단순한 관찰과 설명에 따라 지식을 획득하는 것이 구강 자세 문제를 바로잡는 데 도움이 될 수 있다는 말이기도 하다. 인간은 서로 모방을 통해 잘 배우기 때문에 우리는 자세 개혁의 자기 선전 물결이 생길 수도 있다고 기대한다. 오늘날 우리 사회의 몇몇 주요 특징을 생각해 보라. 우리 사회는 이제 사이버 문화 사회가 돼, 스마트폰을 통해 끊임없이 서로 이야기를 주고받고 우리 자신과 우리가 먹는 음식 사진들을 찍어 포스팅하며 심지어 스마트폰이나 아이패드(iPad)를 가지고 몇 시간이고 계속 비디오 게임을 하기도 한다. 그런 사이버 문화가 이제 환경 및 사회 문제들의 '퍼펙트 스톰'(perfect storm, 두 가지 이상의 악재가 동시에 발생해 그 영향력이 점점 커지는 현상-역자 주)에 직면해 모두들 그 해결책을 찾으려고 열을 올리고 있다. 어린아이들의 음식 먹는 방식 및 구강 자세와 관련된 몇 가지 작은 변화들과 옛 조상들의 바람직한 몇 가지 관행들로의 복귀로 시작되는 대규모 물결이 가장 심각한 문제를 해결하는 데, 그러니까 구강-안면 건강 및 그 영향과 관련된 문제를 해결하는 데 큰 도움이 될 수 있다. 아이들은 "당신이 먹는 것이 곧 당신 자신이기도 하지만, 당신이 먹는 방식과 입을 쉬는 방식 또한 당신 자신이다."라는 이 단순하면서도 기본적인 개념을 금방 이해하고 전파할 수 있다.

게임 역시 사회를 개선하는 데 일조할 수 있다. 이를테면 건강-외모 문제에 대한 대중의 지식과 사고방식을 변화시키는 데 도움을 주는 게임들을 개발할 수도 있을 것이다. 그래서 게임을 통해 안면-턱 성장 치료 프로그램에 장기적인 관심을 갖게 하고 그 결과 안면-턱 성장 치료 프로그램이 효과를 발휘할 수 있게 하는 것이다. 많은 사람이 사이버 장치들을 이용하면서 구부정한 자세를 취하는 등 문제가 발생하는데, 그런 자세 문제를 바로잡아 줄 기법과 디자인들을 도입함으로써 가상 활동에 쏟는 아이들의 시간을 활용할 수 있다면 얼마나 좋겠는가?

'우리 인류 사회가 무엇을 할 수 있는가?' 하는 것은 중요한 과제이지만, '우리 각자가 개인적으로 무엇을 할 수 있는가?' 하는 것 역시 중요한 과제이다. 우리가 논의해 온 이런저런 사회적·환경적 문제들의 경우, 누구든지 늘 참여 가능하며 활동가가 될 수도 있다. 그러나 예를 들어 정치인들에게 압력을 가해 기후 파괴 문제를 해결하게 하는 것 외에, 당신은 몇몇 사례에서 직접적인 행동을 취할 수도 있으며 여기서 거론된 문제를 안고 있는 아이가 있는 친구나 이웃 그리고 지인들과 이야기를 나눔으로써 한 아이(당신의 자식들과 손주들 포함)의 삶에 커다란 긍정적 변화를 줄 수도 있다.

각국 정부가 모든 사람들을 정중히 대하고 대중의 건강(사람들이 먹는 음식과 그걸 먹는 방식 포함)과 환경 보전 문제에 세심한 관심을 기울인다면, 가난한 사람들이 굶주리고 고통 받는 식량 위기 상황에서 '불공평한 수혜' 요소를 줄이는 기관들을 설립할 수도 있을 것이며 또 모든 사람들의 건강과 영양 상태를 개선할 수도 있을 것이다. '사회 자본'이 풍부한 사회의 특징으로는 서로 협력하는 많은 소셜 네트워크들, 호혜적인 규범들, 이웃들에 대해 알고 그들과 교류할 시간, 높은 수준의 신뢰, 높은 자원봉사 단체 참여도, 비교적 덜한 불평등 상태 등을 꼽을 수 있다. 그런 사회에서는 대중 문학(건강 관련 소식지들, 잡지들, 웹사이트들 등)을 통해 구강-안면 건강에 대한 정보가 쉽게 널리 전파될 수 있다.

이제 사람들은 구강 호흡과 뒤로 처진 턱, 코 막힘, 부푼 뺨은 물론 영화배우들이 멋진 미소 뒤에 숨겨진 음식 삼키는 방법에 대해서도 더 많은 것을 알게 될 것이다. 지리한 치아 교정 치료를 받고 있는 사람들을 지원하는 단체들을 찾아 내고 참여하는 것도 쉬워질 것이다. 또한 적절한 치료를 받기 위해 멀리 여행을 가야 하거나 큰 비용을 부담해야 하지 않아도 될 것이고 식량 안보를 확보하고 음식을 잘 먹는 것이 대세가 될 수도 있을 것이다. 이미 소셜 네트워크들은 사람들이 비만해질 것인지 살이 빠질 것인지를 예측하는 데 도움을 주고 있다.[22] 그리고 어떤 행동을 하겠다고 공개적으로 약속을 하거나[23] 친척과 친구들의 질환을 곁에서 관찰하는 것[24] 또한 건강 상태에 영향을 미칠 수 있다는 것을 보여 주는 증거들도 있다.

따라서 다음과 같은 믿음을 가져도 좋다. 충분한 사회 자본만 있으면, 아이들에게 음식을 올바로 먹고 입을 올바로 쉬는 훈련을 시키는 부모들의 행동이 친구들을 통해 널리 퍼져 나가게 될 것이며 그 결과

보다 많은 사람이 올바른 호흡 방법을 배우고 더 나은 건강 상태를 유지하게 될 것이라는 믿음 말이다.

또한 구강 건강 분야에서는 인위적인 유아 수유 습관, 부적절한 이유식, 제한된 비가공 음식 선택, 알레르기 유발 항원 및 오염된 밀폐 공간 노출[25] 등 어느 정도 예방 가능한 다른 식습관 관련 문제들도 만연해 있지만, 대개는 제대로 된 치료를 받지 못하고 있다. 오늘날에는 가뜩이나 우리가 호흡하는 공기와 우리가 마시는 물과 우리가 먹는 음식 속에 유해한 합성 화학 물질들(소량만 흡입해도 위험할 수 있는 호르몬 모조품들 포함)이 전 세계적으로 퍼져 있는데, 여기에 이런 식습관 관련 문제들까지 추가됨으로써 음식과 관련된 건강-외모 문제들은 한층 더 악화될 여지가 많다. 앞서 살펴본 대로, 심장병과 천식, 주의력결핍 과잉행동장애(ADHD), 수면무호흡증, 성기능 장애, 정신 장애 등의 발병으로 이어질 수도 있다. 이런 질환들 중 일부의 전파에 조금만 일조한다 해도, 그것이 합쳐지면 점점 더 심각하고 큰 사회 문제가 될 수 있다.

더욱이 서로 합심해 조치를 취하지 않을 경우, 이런 문제들은 갈수록 더 악화될 가능성이 높다. 전 세계적인 차원에서 음식을 먹는 우리의 방식에 영향을 미칠 요인들 중 하나는 바로 '우리가 주로 어떤 음식들에 노출돼 있는가?' 하는 것이다. 2050년에 이르면, 전 세계의 인구에 20억 명 이상이 추가될 전망인데, 20억 명이라면 1930년의 전 세계 인구보다 많은 숫자이며 그 대부분이 가난한 나라들의 국민들이다. 더욱이 현재 급격한 기후 변화에 지하수 고갈, 독성 화학물질의 확산으로 인한 토양 침식, 꽃가루 매개자의 멸종, 자연 해충 방제력의 상실 등 많은 위험 요소들이 도사리고 있어 이 엄청난 인구 폭발 상황에서 양질의 식량을 적절히 공급하기는 결코 쉽지 않을 것이다.[26]

지금 세계 인구는 급격히 늘고 있어 더 많은 칼로리와 더 많은 동물 단백질이 필요해지고 있으며[27], 그 결과 현재의 식량 공급 문제는 갈수록 더 악화될 가능성이 높다. 또한 점점 더 많은 사람이 도시로 몰리면서 좁은 실내 공간으로 이동하고 그 결과 산업화된 식습관 방식에 노출돼 구강-안면 건강과 관련된 질환들이 더 많아질 가능성 또한 높다.

이제 많은 사람이 '무엇을 먹을 것인가?' 하는 문제를 포함해 농업 및 영양의 기본 원리들을 위시한 '식량 문제'의 다양한 측면을 이해하고 있다. 이제는 '어떻게 먹을 것인가?', '어떻게 호흡할 것인가?', '어디에서 호흡을 할 것인가?' 그리고 '쉴 때 입을 어떻게 할 것인가?' 하는 문제들의 중요성도 이해해야 한다. 이제 당신도 어느 정도 알겠지만, 이런 문제들은 아이들의 얼굴 모습에 영향을 미칠 뿐 아니라 교정 장치를 착용해야 할 것인지 아닌지, 성인들처럼 숙면을 취할 것인지 아닌지, 얼마나 오래 그리고 얼마나 잘 살아갈 것인지 그리고 앞으로 어떤 페이스로 삶을 살아가게 될 것인지에까지 영향을 미친다. 오늘날 인류가 직면한 이른바 '인간의 곤경'이라는 환경 문제를 해결하는 데도 일치단결된 노력이 필요하지만, 사람들 사이에 숨겨진 유행병과 같은 안면-턱 건강 문제에 대한 경각심을 높이기 위해서도 일치단결된 노력이 필요할 것이다.

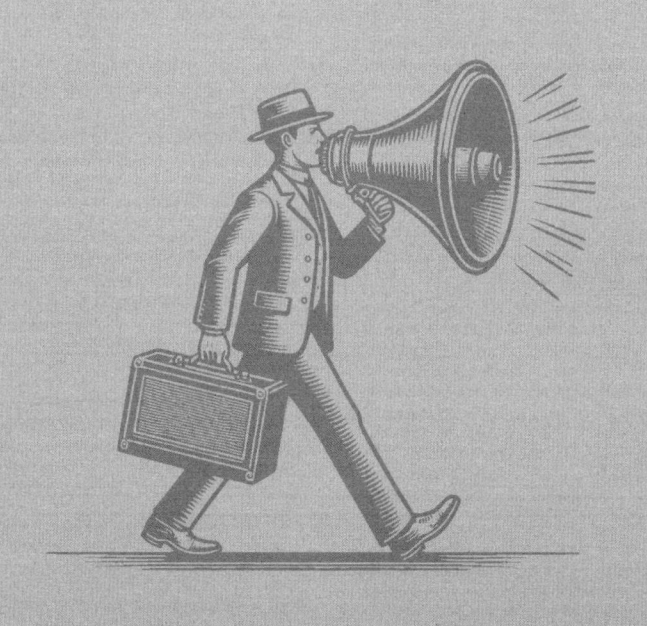

미주

INTRODUCTION

1 W. Proffit, H. J. Fields, and L. Moray. 1998. Prevalence of malocclusion and orthodontictreatment need in the United States: Estimates from the NHANES III survey. Int J Adult Orthodon Orthognath Surg. 13: 97–106.

2 E. Josefsson, K. Bjerklin, and R. Lindsten. 2007. Malocclusion frequency in Swedish and immigrant adolescents—influence of origin on orthodontic treatment need. The European Journal of Orthodontics 29: 79–87.

3 In his lecture "The melting face"; retrieved on February 20, 2016, from www.youtube.com/watch?v=NvoX_wEtwDk.

4 Guilleminault and R. Pelayo. 1998. Sleep-disordered breathing in children. Annals of Medicine 30: 350–356.

5 R. A. Settipane. 1999. Complications of allergic rhinitis. Allergy and Asthma Proceedings:209–213.

6 C. All royalties from Jaws will go to supporting work related to the subject of the book, making human lives better in a rapidly changing environment.

7 P. Gopalakrishnan and T. Tak. 2011. Obstructive sleep apnea and cardiovascular disease. Cardiology in Review 19: 279–290; M. Kohler, J. Pepperell, B. Casadei, S. Craig, N. Crosthwaite, J. Stradling, and R. Davies. 2008b. CPAP and measures of cardiovascular risk in males with OSAS. European Respiratory Journal 32: 1488–1496; H. K. Yaggi, J. Concato, W. N. Kernan, J. H. Lichtman, L. M. Brass, and V. Mohsenin. 2005. Obstructive sleep apnea as a risk factor for stroke and death. New England Journal of Medicine 353: 2034–2041.

8 J. I. Silverberg and P. Greenland. 2015. Eczema and cardiovascular risk factors in 2 US adult population studies. Journal of Allergy and Clinical Immunology 135: 721–728. e726.

9 A. Qureshi, R. D. Ballard, and H. S. Nelson. 2003. Obstructive sleep apnea. Journal of Allergy and Clinical Immunology 112: 643–651 A. Sheiham. 2005. Oral health, general health and quality of life. Bulletin of the World Health Organization 83: 644–644; A. Sheiham and R. G. Watt. 2000. The common risk factor approach: A rational basis for promoting oral health. Community Dentistry and Oral Epidemiology 28: 399–406; R. G. Watt and A. Sheiham. 2012. Integrating the common risk factor approach into a social determinants framework. Community Dentistry and Oral Epidemiology 40: 289–296; and Matthew

Walker. 2017. Sleep the good sleep: The role of sleep in causing Alzheimer's disease is undeniable; here's how you can protect yourself. New Scientist October 14–20: 30–33.

10 Y. K. Peker, J. Hedner, J. Norum, H. Kraiczi, and J. Carlson. 2002. Increased incidence of cardiovascular disease in middle-aged men with obstructive sleep apnea: A 7-year follow-up. American Journal of Respiratory and Critical Care Medicine 166: 159–165.

11 Y. Peker, J. Carlson, and J. Hedner. 2006. Increased incidence of coronary artery disease in sleep apnoea: A long-term follow-up. European Respiratory Journal 28: 596–602.

12 A. Qureshi, R. D. Ballard, and H. S. Nelson. 2003. Obstructive sleep apnea. Journal of Allergy and Clinical Immunology 112: 643–651.

13 G. Andreou, F. Vlachos, and K. Makanikas. 2014. Effects of chronic obstructive pulmonary disease and obstructive sleep apnea on cognitive functions: Evidence for a common nature. Sleep Disorders 2014.

14 Retrieved on February 2, 2016, from http://bit.ly/1OFUnjm.

15 Kirsi Pirilä-Parkkinen, Pertti Pirttiniemi, Peter Nieminen, Heikki Löppönen, Uolevi Tolonen, Ritva Uotila, and Jan Huggare. 1999. Cervical headgear therapy as a factor in obstructive sleep apnea syndrome. Pediatric Dentistry 21: 39–45.

16 A.Gibbons. 2014. An evolutionary theory of dentistry. Science 336:973–975; J. C. Rose and R. D. Roblee. 2009. Origins of dental crowding and malocclusions: An anthropological perspective. Compendium of Continuing Education in Dentistry 30: 292–300.

17 Ron Pinhasi, Vered Eshed, and N. von Cramon-Taubadel. 2015. Incongruity between affinity patterns based on mandibular and lower dental dimensions following the transition to agriculture in the Near East, Anatolia and Europe. PLoS ONE 10:e0117301. doi:0117310.0111371/.

18 C. S. Larsen. 2006. The agricultural revolution as environmental catastrophe: Implications for health and lifestyle in the Holocene. Quaternary International 150: 12–20.

19 Y. Chida, M. Hamer, J. Wardle, and A. Steptoe. 2008. Do stress-related psychosocial factors contribute to cancer incidence and survival? Nature Clinical Practice Oncology 5: 466–475.

20 F. Silva and O. Dutra. 2010. Secular trend in

malocclusions. Orthod Sci Pract 3: 159–164.

21 M. P. Villa, E. Bernkopf, J. Pagani, V. Broia, M. Montesano, and R. Ronchetti. 2002. Randomized controlled study of an oral jaw-positioning appliance for the treatment of obstructive sleep apnea in children with malocclusion. American Journal of Respiratory and Critical Care Medicine 165: 123–127.

CHAPTER 1

1 R. S. Corruccini, G. C. Townsend, L. C. Richards, and T. Brown. 1990. Genetic and environmental determinants of dental occlusal variation in twins of different nationalities. Human Biology: 353–367.

2 H. Huggins. 1981. Why raise ugly kids? Westport, CT: Arlington House.

3 S. Kahn and S. Wong. 2016. GOPex: Good Oral Posture Exercises. Self-published.

4 G. Catlin G. 1861. Shut Your Mouth and Save Your Life (original title: The Breath of Life). Wiley. (Kindle location 94)

5 Ibid. (Kindle location 83–92)

6 Gapminder. Is child mortality falling? Retrieved on October 26, 2017, from http:// bit.ly/1YkmSJc; http://bit.ly/1UsQfDE; http://bit.ly/1U767kT.

7 Anders Olsonn, 2015, Shut your mouth and save your life. Conscious Breathing Available at http://bit.ly/1tjm0sp.

8 G. Catlin. 1861 Shut Your Mouth and Save Your Life (original title: The Breath of Life). Wiley. (Kindle location 210)

9 Ibid.

10 Ibid.

11 Ibid. (Kindle location 806)

12 Anders Olsonn, 2015, Shut your mouth and save your life. Conscious Breathing Available at http://bit.ly/1sA7JaA.

13 J. Goldsmith and S. Stool. 1994. George Catlin's concepts on mouth breathing as presented by Dr. Edbard H. Angle. Angle Orthodont. 64: 75–78.

14 Peter W. Lucas, Kai Yang Ang, Zhongquan Sui, Kalpana R. Agrawal, Jonathan F. Prinz, and N. J. Dominy. 2006. A brief review of the recent evolution of the human mouth in physiological and nutritional contexts. Physiology & Behavior 89: 36–38.

15 S. Harmand, J. E. Lewis, C. S. Feibel, C. J. Lepre, S. Prat, A. Lenoble, X. Boës, R. L. Quinn, M. Brenet, and A. Arroyo. 2015. 3.3–million-year-old stone tools from Lomekwi 3, West Turkana, Kenya. Nature 521: 310–315.

16 Personal communication. August 10, 2015.

17 D. Lieberman. 2013. The Story of the Human Body: Evolution, Health and Disease. Penguin UK. (Kindle location 5176)

18 O. Mockers, M. Aubry, and B. Mafart. 2004. Dental crowding in a prehistoric population. The European Journal of Orthodontics 26: 151–156.

19 R. Sarig, V. Slon, J. Abbas, H. May, N. Shpack, A. Vardimon, and I. Hershkovitz. 2013. Malocclusion in early anatomically modern human: A reflection on the etiology of modern dental misalignment. PLoS ONE 8: DOI: 10.1371/journal.pone.0080771.

20 D. Normando, J. Faber, J. F. Guerreiro, and C. C. A. Quintão. 2011. Dental occlusion in a split Amazon indigenous population: Genetics prevails over environment. PLoS ONE 6: e28387.

21 J. P. Evensen and B. Øgaard. 2007. Are malocclusions more prevalent and severe now? A comparative study of medieval skulls from Norway. American Journal of Orthodontics and Dentofacial Orthopedics 131: 710–716; J. C. Rose and R. D. Roblee. 2009. Origins of dental crowding and malocclusions: An anthropological perspective. Compendium of Continuing Education in Dentistry 30: 292–300; and R. S. Corruccini and E. Pacciani. 1989. "Orthodontistry" and dental occlusion in Etruscans. The Angle Orthodontist 59: 61–64.

22 J. P. Evensen and B. Øgaard. 2007. Are malocclusions more prevalent and severe now? A comparative study of medieval skulls from Norway. American Journal of Orthodontics and Dentofacial Orthopedics 131: 710–716.

23 B. Mohlin, S. Sagne, and B. Thilander. 1978. The frequency of malocclusion and the craniofacial morphology in a medieval population in Southern Sweden. Ossa 5: 57–84.

24 L. Lysell. 1958. A biometric study of occlusion and dental arches in a series of medieval skulls from northern Sweden. Acta Odontologica Scandinavica 16: 177–203.

25 C. L. Lavelle. 1972. A comparison between the mandibles of Romano-British and nineteenth century periods. American Journal of Physical Anthropology 36: 213–219.

26 C. Harper. 1994. A comparison of medieval and modern dentitions. The European Journal of Orthodontics 16: 163–173; and C. L. Lavelle. 1972. A comparison between the mandibles of Romano-British and nineteenth century periods. American Journal of Physical Anthropology 36: 213–219.

27 Robert S. Corruccini. 1984. An epidemiologic transition in dental occlusion in world populations. Amer. J. Orthod. 86: 419–426; and F; Weiland, E.

Jonke, and H. Bantleon. 1997. Secular trends in malocclusion in Austrian men. The European Journal of Orthodontics 19: 355–359.

28 Ibid.

29 S. Jew, S. S. AbuMweis, and P. J. Jones. 2009. Evolution of the human diet: Linking our ancestral diet to modern functional foods as a means of chronic disease prevention. Journal of Medicinal Food 12: 925–934; and A. Winson. 2013. The industrial diet: The degradation of food and the struggle for healthy eating. NYU Press.

30 R. S. Corruccini, G. C. Townsend, L. C. Richards, and T. Brown. 1990. Genetic and environmental determinants of dental occlusal variation in twins of different nationalities. Human Biology: 353–367; B. Kawala, J. Antoszewska, and A. Nęcka. 2007. Genetics or environment? A twin-method study of malocclusions. World Journal of orthodontics 8; F. Weiland, E. Jonke, and H. Bantleon. 1997. Secular trends in malocclusion in Austrian men. The European Journal of Orthodontics 19: 355–359; and E. Defraia, M. Camporesi, A. Marinelli, amd I. Tollaro I. 2008. Morphometric investigation in the skulls of young adults: A comparative study between 19th century and modern Italian samples. The Angle Orthodontist 78: 641–646.

31 P. W. Lucas. 2006. Facial dwarfing and dental crowding in relation to diet: 74–82. International Congress Series: Elsevier.

32 F. Silva and O. Dutra. 2010. Secular trend in malocclusions. Orthod Sci Pract 3: 159–164.

33 C. S. Larsen. 1995. Biological changes in human populations with agriculture. Annual Review of Anthropology: 185–213.

34 Raymond P. Howe, James A. McNamara, and K. A. O'Connor. 1983 An examination of dental crowding and its relationship to tooth size and arch dimension. American Journal of Orthodontics 83: 363–373; and F. Silva and O. Dutra. 2010. Secular trend in malocclusions. Orthod Sci Pract 3: 159–164.

35 J. W. Friedman. 2007. The prophylactic extraction of third molars: A public health hazard. American Journal of Public Health 97: 1554–1559; J. W. Friedman. 2008. Friedman responds. American Journal of Public Health 98: 582; and M. E. Nunn, M. D. Fish, R. I. Garcia, E. K. Kaye, R. Figueroa, A. Gohel, M. Ito, H. J. Lee, D, E, Williams, and T. Miyamoto. 2013. Retained asymptomatic third molars and risk for second molar pathology. Journal of Dental Research 92: 1095–1099.

CHAPTER 2

1 B. Hockett and J. Haws. 2003. Nutritional ecology and diachronic trends in Paleolithic diet and health. Evolutionary Anthropology: Issues, News, and Reviews 12: 211–216.

2 S. B. Eaton and M. Konner. 1985. Paleolithic nutrition: A consideration of its nature and current implications. New England Journal of Medicine 312: 283–289; and C. S. Larsen. 2006. The agricultural revolution as environmental catastrophe: Implications for health and lifestyle in the Holocene. Quaternary International 150: 12–20.

3 C. J. Ingram, C. A. Mulcare, Y. Itan, M. G. Thomas, and D. M. Swallow. 2009. Lactose digestion and the evolutionary genetics of lactase persistence. Human Genetics 124: 579–591.

4 L. A. Frassetto, M. Schloetter, M. Mietus-Synder, R. Morris, and A. Sebastian. 2009. Metabolic and physiologic improvements from consuming a Paleolithic, hunter-gatherer type diet. European Journal of Clinical Nutrition 63: 947–955; T. Jönsson, B. Ahrén, G. Pacini, F. Sundler, N. Wierup, S. Steen, T. Sjöberg, M. Ugander, J. Frostegård, and L. Göransson. 2006. A Paleolithic diet confers higher insulin sensitivity, lower C-reactive protein and lower blood pressure than a cereal-based diet in domestic pigs. Nutrition & Metabolism 3: 1; T. Jönsson, Y. Granfeldt, B. Ahrén, U,-C, Branell, G. Pålsson, A. Hansson, M. Söderström, and S. Lindeberg S. 2009. Beneficial effects of a Paleolithic diet on cardiovascular risk factors in type 2 diabetes: A randomized cross-over pilot study. Cardiovasc Diabetol 8:1–14; M. Österdahl, T. Kocturk, A. Koochek, and P. Wändell. 2008. Effects of a short-term intervention with a Paleolithic diet in healthy volunteers. European Journal of Clinical Nutrition 62: 682–685.

5 D. Goose. 1962. Reduction of palate size in modern populations. Archives of Oral Biology 7: 343–IN321; Y. Kaifu. 2000. Temporal changes in corpus thickness of the Japanese mandibles. Bull Natl Sci Mus Ser D 26: 39–44; C. L. Lavelle. 1972. A comparison between the mandibles of Romano-British and nineteenth century periods. American Journal of Physical Anthropology 36: 213–219; D. E. Lieberman, G. E. Krovitz, F. W. Yates, M. Devlin, and M. S. Claire. 2004. Effects of food processing on masticatory strain and craniofacial growth in a retrognathic face. Journal of Human Evolution 46: 655–677.

6 C. L. Brace. 1986. Egg on the face, f in the mouth, and the overbite. American Anthropologist 88: 695–697.

7 Q. E. Wang. 2015. Chopsticks. Cambridge, UK: Cambridge University Press.

8 C. L. Brace. 1977. Occlusion to the anthropological eye. In The Biology of Occlusal Development, J. A. McNamara, ed.: 179–209. Center for Human Growth and Development.

9 G. Catlin. 1861 Shut Your Mouth and Save Your Life (original title: The Breath of Life). Wiley.

10 D. Lieberman. 2013. The Story of the Human Body: Evolution, Health and Disease. Penguin UK. (Kindle Locations 5194–5195).

11 Bucknell University, Roman Food Facts and Worksheets. Retrieved on October 28, 2017, from http://bit.ly/291Jj0J.

12 Sweets throughout Middle Age Europe and the Middle East. Retrieved on October 28, 2017, from http://bit.ly/28YCOL1.

13 Wikipedia. Ice cream. Retrieved on October 28, 2017, from http://bit.ly/2946CKF.

14 Lynne Olver. 2015. Food Timeline FAQS: Baby food. Retrieved on October 28, 2017, from http://bit.ly/292HXnw.

15 F. M. Pottenger. 1946. The effect of heat-processed foods and metabolized vitamin D milk on the dentofacial structures of

16 M. Francis and J. Pottenger. 2012 (1983). Pottenger's cats: A study in nutrition, 2nd ed. Price-Pottenger Nutrition Foundation.

17 Beyoindvegetarianism, Lesson of the Pottenger's Cats experiment: Cats are not humans. Retrieved on October 28, 2017, from http://bit.ly /1UNGTVI.

18 W.A. Price. 1939 (2003). Nutrition and Physical Degeneration. Price-Pottenger Nutrition Foundation.

19 W. A. Price. 1939 (2003). Nutrition and physical degeneration. Price-Pottenger Nutrition Foundation.

20 Daniel Lieberman. 2013. The story of the human body: Evolution, health, and disease (Kindle Locations 5179–5181). Knopf Doubleday Publishing Group. Kindle Edition.

21 R. S. Corruccini. 1999. How anthropology informs the orthodontic diagnosis of malocclusion's causes. Edwin Mellen Press.

22 W. R. Proffit. 1975. Muscle pressures and tooth position: North American whites and Australian Aborigines. The Angle Orthodontist 45: 1–11; and Robert S. Corruccini. 1984. An epidemiologic transition in dental occlusion in world populations. Amer. J. Orthod. 86: 419–426.

23 R. Corruccini, A, Henderson, and S. Kaul. 1985. Bite-force variation related to occlusal variation in rural and urban Punjabis (North India). Archives of Oral Biology 30: 65–69.

24 P. R. Begg. 1954. Stone Age man's dentition: With reference to anatomically correct occlusion, the etiology of malocclusion, and a technique for its treatment. American Journal of Orthodontics 40: 298–312.

25 R. S. Corruccini. 1990. Australian Aboriginal tooth succession, interproximal attrition, and Begg's theory. American Journal of Orthodontics and Dentofacial Orthopedics 97: 349–357; M. V. Teja and T. S. Teja. 2013. Anthropology and its relation to orthodontics: Part 2. APOS Trends in Orthodontics 3: 45.

26 R. S. Corruccini and R. M. Beecher. 1982. Occlusal variation related to soft diet in a nonhuman primate. Science 218: 74–76.

27 J. C. Rose and R. D. Roblee. 2009. Origins of dental crowding and malocclusions: An anthropological perspective. Compendium of Continuing Education in Dentistry 30: 292–300.

28 R. S. Corruccini. 1990. Australian Aboriginal tooth succession, interproximal attrition, and Begg's theory. American Journal of Orthodontics and Dentofacial Orthopedics 97: 349–357.

29 L. T. Humphrey, I. D. Groote, J. Morales, N. Bartone, S. Collcutt, C. B. Ramsey, and Abdeljalil Bouzouggarh. Earliest evidence for caries and exploitation of starchy plant foods in Pleistocene hunter-gatherers from Morocco. Proc Natl Acad Sci USA 111: 954–959.

CHAPTER 3

1 J. M. Diamond. 1989. The great leap forward. Discover 10: 50–60.

2 P. R. Ehrlich. 2000. Human natures: Genes, cultures, and the human prospect. Island Press.

3 D. E. Lieberman. 2011. The Evolution of the Human Head. Harvard University Press.

4 For a recent summary, see Eirik Garnas. 2016. How the Western diet has changedthe human face. Darwinian Medicine, February 16. Retrieved on October 28, 2017, from http://bit.ly/24Bjjkv.

5 R. M. Beecher and R. S. Corruccini. 1981. Effects of dietary consistency on craniofacial and occlusal development in the rat. The Angle Orthodontist 51: 61–69; and S. A. S. Moimaz, A, J, Í. Garbin, A, M, C, Lima, L, F, Lolli, O, Saliba, and C. A. S. Garbin. 2014. Longitudinal study of habits leading to malocclusion development in childhood. BMC Oral Health 14: 96.

6 Robert S. Corruccini. 1984. An epidemiologic transition in dental occlusion in world populations. Amer. J. Orthod. 86: 419–426.

7 W. Rock, A, Sabieha, and R. Evans. 2006. A

cephalometric comparison of skulls from the fourteenth, sixteenth and twentieth centuries. British Dental Journal 200: 33–37; and D. Lieberman. 2013. The story of the human body: Evolution, health and disease. Penguin UK.

8   R, Corruccini, A. Henderson, and S. Kaul. 1985. Bite-force variation related to occlusal variation in rural and urban Punjabis (North India). Archives of Oral Biology 30: 65–69; and H. Olasoji and S. Odusanya. 2000. Comparative study of third molar impaction in rural and urban areas of southwestern Nigeria. Tropical Dental Journal: 25–28.

9   R. S. Corruccini and R. M. Beecher. 1982. Occlusal variation related to soft diet in a nonhuman primate. Science 218: 74–76; and D. E. Lieberman, G. E. Krovitz, F. W. Yates, M. Devlin, and M. S. Claire. 2004. Effects of food processing on masticatory strain and craniofacial growth in a retrognathic face. Journal of Human Evolution 46: 655–677.

10   Environmental Health Perspectives. Retrieved on October 3, 2017, from http:// ehp.niehs.nih.gov/120–a402b/.

11   B. Solow, S. Siersbæk-Nielsen, and E. Greve. 1984. Airway adequacy, head posture, and craniofacial morphology. American Journal of Orthodontics 86: 214–223.

12   R. Dales, L. Liu, and A. J. Wheeler . 2008. Quality of indoor residential air and health. Canadian Medical Association Journal 179:147–152.

13   D. Rosenstreich et al. 1997. The role of cockroach allergy and exposure to cockroach allergen in causing morbidity among inner city children with asthma. New England Journal of Medicine 336: 1356–1363.

14   Beate Jacob, Beate Ritz, Ulrike Gehring, Andrea Koch, Wolfgang Bischof, H. E. Wichmann, and J. Heinrich. 2002. Indoor exposure to molds and allergic sensitization. Environ. Health Perspect. 110: 647–653; R. E. Dales, H. Zwanenburg, R, Burnett, and C. A. Franklin. 1991. Respiratory health effects of home dampness and molds among Canadian children. American Journal of Epidemiology 134: 196–203.

15   T. Husman. 1996. Health effects of indoor-air microorganisms. Scandinavian Journal of Work, Environment & Health 22: 5–13.

16   Kathleen Belanger, W. Beckett, E. Triche, M. B. Bracken, T. Holford, P. Ren, J.-E. McSharry, D. R. Gold, T. A. E. Platts-Mills, and B. P. Leaderer. 2003. Symptoms of wheeze and persistent cough in the first year of life: Associations with indoor allergens, air contaminants, and maternal history of asthma. American Journal of Epidemiology 158: 195–292; D. P. Skoner. 2001. Allergic rhinitis: Definition, epidemiology, pathophysiology, detection, and

diagnosis. Journal of Allergy and Clinical Immunology 108: S2–S8; and T. Sih, and O. Mion. 2010. Allergic rhinitis in the child and associated comorbidities. Pediatric Allergy and Immunology 21: e107–e113.

17   E. O. Meltzer, M. S. Blaiss, M. J. Derebery, T. A. Mahr, B. R. Gordon, K. K. Sheth, A. L. Simmons, M. A. Wingertzahn, and J. M. Boyle. 2009. Burden of allergic rhinitis: Results from the Pediatric Allergies in America survey. Journal of Allergy and Clinical Immunology 124: S43–S70.

18   J. I. Silverberg, E. L. Simpson, H. G. Durkin, and R. Joks. 2013. Prevalence of allergic disease in foreign-born American children. JAMA Pediatrics 167: 554–560.

19   S. A. S. Moimaz, A. J. Í. Garbin, A. M. C. Lima, L. F. Lolli, O. Saliba, and C. A. S. Garbin. 2014. Longitudinal study of habits leading to malocclusion development in childhood. BMC Oral Health 14: 96.

20   D. Bresolin, P. A. Shapiro, G. G. Shapiro, M. K. Chapko, and S. Dassel. 1983a. Mouth breathing in allergic children: Its relationship to dentofacial development. American Journal of Orthodontics 83: 334–340; P. T. M. Faria, A. C. d'O. Ruellas, M. A. N. Matsumoto, W. T. Anselmo-Lima, and F. C. Pereira. 2002. Dentofacial morphology of mouth breathing children. Brazilian Dental Journal 13: 129–132; and B. Q. Souki, G. B. Pimenta, M. Q. Souki, L. P. Franco, H. M. Becker, and J. A. Pinto. 2009. Prevalence of malocclusion among mouth breathing children: Do expectations meet reality? International Journal of Pediatric Otorhinolaryngology 73: 767–773.

21   R. R. Abreu, R. L. Rocha, J. A. Lamounier, and Â. F. M. Guerra. 2008. Etiology, clinical manifestations and concurrent findings in mouth-breathing children. Jornal de pediatria 84: 529–535; D. Bresolin, P. A. Shapiro, G. G. Shapiro, M. K. Chapko, and S. Dassel. 1983a. Mouth breathing in allergic children: Its relationship to dentofacial development. American Journal of Orthodontics 83: 334–340; C. C. Daigle, D. C. Chalupa, F. R. Gibb, P. E. Morrow, G. Oberdörster, M. J. Utell, and M. W. Frampton. 2003. Ultrafine particle deposition in humans during rest and exercise. Inhalation Toxicology 15: 539–552; P. T. M. Faria, A. C. d'O. Ruellas, M. A. N. Matsumoto, W. T. Anselmo-Lima, and F. C. Pereira. 2002. Dentofacial morphology of mouth breathing children. Brazilian Dental Journal 13: 129–132; J. Paul and R. S. Nanda. 1973. Effect of mouth breathing on dental occlusion. The Angle Orthodontist 43: 201–206; and B. Q. Souki, G. B. Pimenta, M. Q. Souki, L. P. Franco, H. M. Becker, and J. A. Pinto. 2009. Prevalence of malocclusion among mouth breathing children: Do expectations meet reality? International Journal of Pediatric Otorhinolaryngology 73: 767–773.

22 B. Solow, S. Siersbæk-Nielsen, and E. Greve. 1984. Airway adequacy, head posture, and craniofacial morphology. American Journal of Orthodontics 86: 214–223.

23 Ala Al Ali, Stephen Richmond, Hashmat Popat, Rebecca Playle, Timothy Pickles, Alexei I Zhurov, David Marshall, Paul L Rosin, John Henderson, and K. Bonuck. 2015. The influence of snoring, mouth breathing and apnoea on facial morphology in late childhood: A three-dimensional study. British MedIcal Journal Open 5: doi:10.1136/bmjopen -2015–009027; and M. B. Marks. 1965. Allergy in relation to orofacial dental deformities in children: A review. Journal of Allergy 36: 293–302.

24 K. Behlfelt, S. Linder-Aronson, J. McWilliam, P. Neander, and J. Laage-Hellman. 1990. Cranio-facial morphology in children with and without enlarged tonsils. The European Journal of Orthodontics 12: 233–243; S. Linder-Aronson. 1974. Effects of adenoidectomy on dentition and nasopharynx. American Journal of Orthodontics 65: 1–15; and D. G. Woodside, S. Linder-Aronson , A. Lundström , and J. McWilliam. 1991. Mandibular and maxillary growth after changed mode of breathing. American Journal of Orthodontics and Dentofacial Orthopedics 100: 1–18.

25 S. H. Lee, J. H. Choi, C. Shin, H. M. Lee, S. Y. Kwon, and S. H. Lee. 2007. How does open-mouth breathing influence upper airway anatomy? Laryngoscope 117: 1102–1106; and Y. Jefferson. 2010. Mouth breathing: Adverse effects on facial growth, health, academics, and behavior. Gen. Dent. 58: 18–25.

26 F. T. Orji, D. K. Adiele, N. G. Umedum, J. O. Akpeh, V. C. Ofoegbu, and J. N. Nwosu. 2016. The clinical and radiological predictors of pulmonary hypertension in children with adenotonsillar hypertrophy. European Archives of Oto-Rhino-Laryngology: 1–7.

27 K. Emerich and A. Wojtaszek-Slominska. 2010. Clinical practice. European Journal of Pediatrics 169: 651–655.

28 They also have not changed the course of human evolution by a process of natural selection by making people with some hereditary endowments significantly out-reproduce those with others. We don't know how much the problems have influenced reproductive success, and in any case there has been too little time for significant genetic change. Evolution occurs on a time scale of many generations; for people it takes at least thousands of years to generate important genetic changes. Possession of fancy automobiles by the rich cannot yet have significantly altered genetic endowments involved in sexual signaling or planning mating behavior—although the cultural advances in advertising may well have done so. P. R. Ehrlich. 2000. Human natures: Genes, cultures, and the human prospect. Island Press.

29 S. J. Olshansky, D. J. Passaro, R. C. Hershow, J. Layden, B. A. Carnes, J. Brody, L. Hayflick, R. N. Butler, D. B. Allison, and D. S. Ludwig. 2005. A potential decline in life expectancy in the United States in the 21st century. New England Journal of Medicine 352: 1138–1145.

CHAPTER 4

1 Population Reference Bureau. 2016. 2016 World Population Data Sheet. Population Reference Bureau.

2 J. R. C. Mew. 2004a. The postural basis of malocclusion: A philosophical overview. The American Journal of Orthodontics and Dentofacial Orthopedics 126: 729–738.

3 H. Valladas, J. Clottes, J.-M. Geneste, M. A. Garcia, M. Arnold, H. Cachier, and N. Tisnérat-Laborde. 2001. Palaeolithic paintings: Evolution of prehistoric cave art. Nature 413: 479–479.

4 D. J. Lewis-Williams and J. Clottes J. 1998. The mind in the cave—The cave in the mind: Altered consciousness in the Upper Paleolithic. Anthropology of Consciousness 9: 13–21; and D. S. Whitley. 2009. Cave paintings and the human spirit: The origin of creativity and belief. Prometheus Books.

5 A. Bouzouggar, N. Barton, M. Vanhaeren, F. d'Errico, S. Collcutt, T. Higham, E. Hodge, S. Parfitt, E. Rhodes, and J.-L. Schwenninger. 2007. 82,000–year-old shell beads from North Africa and implications for the origins of modern human behavior. Proceedings of the National Academy of Sciences 104: 9964–9969.

6 P. Chin Evans and A. R. McConnell. 2003. Do racial minorities respond in the same way to mainstream beauty standards? Social comparison processes in Asian, black, and white women. Self and Identity 2: 153–167.

7 C. C. I. Hall. 1995. Asian eyes: Body image and eating disorders of Asian and Asian American women. Eating Disorders 3: 8–19.

8 D. E. Lieberman, G. E. Krovitz, F. W. Yates, M. Devlin, and M. S. Claire. 2004. Effects of food processing on masticatory strain and craniofacial growth in a retrognathic face. Journal of Human Evolution 46: 655–677.

9 G. Korkhaus G. 1960. Present orthodontic thought in Germany: jaw widening with active appliances in cases of mouth breathing. American Journal of Orthodontics 46:187– 206, Mew JRC. 2004a. The postural basis of malocclusion: A philosophical overview. The American Journal of Orthodontics and Dentofacial Orthopedics 126:;729–738; P. Defabjanis. 2004. Impact of nasal airway obstruction on dentofacial development and sleep disturbances in children: Preliminary notes. Journal of Clinical Pediatric Dentistry 27: 95–100.; and K. Lopatien? and A. Babarskas A. 2002. Malocclusion and upper airway obstruction. Medicina 38: 277–283.

10 E. Gokhale, and S. Adams. 2008. 8 steps to a pain-free back. Stanford, CA: Pendo Press; J. Kratěnová, K. ŽEjglicová, and V. Filipová. 2007. Prevalence and risk factors of poor posture in school children in the Czech Republic. Journal of School Health 77: 131–137.

11 Ibid.

12 D. Yosifon and P. N. Stearns. 1998. The rise and fall of American posture. The American Historical Review 103: 1057–1095.

13 A. T. Masi and J. C. Hannon. 2008. Human resting muscle tone (HRMT): Narrative introduction and modern concepts. Journal of Bodywork and Movement Therapies 12: 320–332.

14 K. Grimmer. 1997. An investigation of poor cervical resting posture. Australian Journal of Physiotherapy 43: 7–16.

15 P. B. M. Conti, E. Sakano, M. Â. G. d'O. Ribeiro, C. I. S. Schivinski, and J. D. Ribeiro. 2011b. Assessment of the body posture of mouth-breathing children and adolescents. Jornal de pediatria 87: 357–363; P. Nicolakis, M. Nicolakis, E. Piehslinger, M. Vachuda, C. Kirtley, and V. Fialka-Moser. 2000. Relationship between craniomandibular disorders and poor posture. Cranio: The Journal of Craniomandibular Practice 18: 106–112; and E. F. Wright, M. A. Domenech, and J. R. Fischer. 2000. Usefulness of posture training for patients with temporomandibular disorders. The Journal of the American Dental Association 131: 202–210.

16 H. Nittono, M. Fukushima, A. Yano, and H. Moriya. 2012. The power of kawaii: Viewing cute images promotes a careful behavior and narrows attentional focus. PLoS ONE 7: e46362.

17 V. A. De Menezes, R. B. Leal, R. S. Pessoa, and R. M. E. S. Pontes. 2006. Prevalence and factors related to mouth breathing in school children at the Santo Amaro project- Recife, 2005. Brazilian Journal of Otorhinolaryngology 72: 394–398.

18 C. Sforza, R. Peretta, G. Grandi, G. Ferronato, and V. F. Ferrario. 2007. Threedimensional facial morphometry in skeletal Class III patients: A non-invasive study of soft-tissue changes before and after orthognathic surgery. British Journal of Oral and Maxillofacial Surgery 45: 138–144.

19 A. A. Ali, S. Richmond, H. Popat, R. Playle, T. Pickles, A. I. Zhurov, D. Marshall,

P L. Rosin, J. Henderson, and K. Bonuck. 2015. The influence of snoring, mouth breathing and apnoea on facial morphology in late childhood: Three-dimensional study. British Medical Journal 5: e009027; S. A. Schendel, J. Eisenfeld, W. H. Bell, B. N. Epker, and David J. Mishelevich. 1976. The long face syndrome: Vertical maxillary excess. AmericanJournal of Orthodontics 70: 398–408; and L. P. Tourne. 1990. The long face syndrome and impairment of the nasopharyngeal airway. Angle Orthod 60: 167–176.

20 Y. Jefferson. 2004. Facial beauty: Establishing a universal standard. International Journal of Orthodontics 15: 9–26.

21 N. J. Pollock. 1995. Cultural elaborations of obesity: Fattening practices in Pacific societies. Asia Pacific J Clin Nutr 4: 357–360, ibid.

22 A. Brewis, S. McGarvey, J. Jones, and B. Swinburn B. 1998. Perceptions of body size in Pacific Islanders. International Journal of Obesity 22: 185–189.

23 Retrieved on December 13, 2015, from http://bit.ly/1P25zHc.

24 G. Rhodes, S. Yoshikawa, A. Clark, K. Lee, R. McKay, and S. Akamatsu. 2001. Attractiveness of facial averageness and symmetry in non-Western cultures: In search of biologically based standards of beauty. Perception 30: 611–625.

25 J. F. Cross and J. Cross. 1971a. Age, sex, race, and the perception of facial beauty. Developmental Psychology 5: 433; D. Jones and K. Hill. 1993. Criteria of facial attractiveness in five populations. Human Nature 4: 271–296; F. B. Naini, J. P. Moss, and D. S. Gill. 2006. The enigma of facial beauty: Esthetics, proportions, deformity, and controversy. American Journal of Orthodontics and Dentofacial Orthopedics 130: 277–282; G. Rhodes. 2006. The evolutionary psychology of facial beauty. Annu. Rev. Psychol. 57: 199–226; A. J. Rubenstein, J. H. Langlois, and L. A. Roggman. 2002. What makes a face attractive and why: The role of averageness in defining facial beauty. In Facial Attractiveness: Evolutionary, Cognitive, and Social Perspectives. Advances in Visual Cognition, vol. 1, G. Rhodes and L. A. Zebrowitz, eds.: 1–33. Ablex Publishing.

26 N. Barber. 1995. The evolutionary psychology of physical attractiveness: Sexual selection and human morphology. Ethology and Sociobiology 16: 395–424; D. M. Buss and M. Barnes. 1986. Preferences in human mate selection. Journal of Personality and Social Psychology 50: 559–570; K. Grammer and R. Thornhill. 1994. Human (Homo sapiens) facial attractiveness and sexual selection: The role of symmetry and averageness. Journal of Comparative Psychology 108: 233–242; L. Mealey, R. Bridgstock, and G. C. Townsend. 1999. Symmetry and perceived facial attractiveness: A monozygotic cotwin comparison. Journal of Personality and Social Psychology 76: 151–158; I. S. Penton-Voak, B. C. Jones, A. C. Little, S. Baker, B. Tiddeman, D. M. Burt, and D. I. Perrett. 2001. Symmetry, sexual dimorphism in facial proportions and male facial attractiveness. Proc. R. Soc. Lond. B 258; D. I. Perrett, D. M. Burt, I. S. Penton-Voak, K. J. Lee, D. A. Rowland, and R. Edwards. 1999. Symmetry and human facial attractiveness. Evolution and human behavior 20: 295–307; D. I. Perrett, K. J. Lee, I. Penton-Voak, D. Rowland, S. Yoshikawa, D. M. Burt, S. P. Henzi, D. L. Castles, and S. Akamatsu. 1998. Effects of sexual dimorphism on facial attractiveness. Nature 394: 884–887; S. C. Roberts, J. Havlicek, J. Flegr, M. Hruskova, A, C, Little, B. C. Jones, D. I. Perrett, and M. Petrie. 2004. Female facial attractiveness increases during the fertile phase of the menstrual cycle. Proc. R. Soc. Lond. B 271: S270–S272; R. Thornhill and S. W. Gangestad. 1999. Facial attractiveness. Trends in Cognitive Sciences 3: 452–460; and J. S. Winston, J. O'Doherty, J. M. Kilner, D. I. Perrett, and R. J. Dolan. 2007. Brain systems for assessing facial attractiveness. Neuropsychologia 45: 195–206.

27 J. Gottschall. 2007. Greater emphasis on female attractiveness in Homo sapiens: A revised solution to an old evolutionary riddle. Evolutionary Psychology 5: 147470490700500208.

28 M. Bashour. 2006a. History and current concepts in the analysis of facial attrac-tiveness. Plastic and Reconstructive Surgery 118:741–756; M. Bashour. 2006b. An objective system for measuring facial attractiveness. Plastic and Reconstructive Surgery 118: 757–774.

29 C.-C. Carbon, T. Grüter, M. Grüter, J. E. Weber, and A. Lueschow. 2010. Dissociation of facial attractiveness and distinctiveness processing in congenital prosopagnosia. Visual Cognition 18: 641–654; K. Nakamura, R. Kawashima, S. Nagumo, K. Ito, M. Sugiura, T. Kato, A. Nakamura, K. Hatano, K. Kubota, and H. Fukuda. 1998. Neuroanatomical correlates of the assessment of facial attractiveness. Neuroreport 9: 753–757.

30 S. C. Roberts, J. Havlicek, J. Flegr, M. Hruskova, A. C. Little, B. C. Jones, D. I. Perrett, and M. Petrie. 2004. Female facial attractiveness increases during the fertile phase of the menstrual cycle. Proc. R. Soc. Lond. B 271: S270–S272

31 R. Bull and N. Rumsey. 1988. The social psychology of facial appearance. New York: Springer-Verlag; F. Conterio and L. L. Cavalli-Sforza. 1960. Selezione per caratteri quantaiativi nell'uomo. Atti. Ass. Genet. Ital. 5: 295–304.

32 N. Etcoff. 1999. Survival of the prettiest: The science of beauty. Anchor/Doubleday.

33 A. Iglesias-Linares, R.-M. Yáñez-Vico, B. Moreno-Manteca, A. M. Moreno-Fernández, A. Mendoza-Mendoza, and E. Solano-Reina. 2011. Common standards in facial esthetics: Craniofacial analysis of most attractive black and white subjects according to People magazine during previous 10 years. Journal of Oral and Maxillofacial Surgery 69: e216–e224.

34 R. Bull and N. Rumsey N. 1988. The social psychology of facial appearance. Springer-Verlag.

35 L. Lowenstein. 1978. The bullied and non-bullied child. Bulletin of the British Psychological Society 31: 316–318.

36 N. Berggren, H. Jordahl, and P. Poutvaara. 2010. The looks of a winner: Beauty and electoral success. Journal of Public Economics 94: 8–15; G. Lutz. 2010. The electoral success of beauties and beasts. Swiss Political Science Review 16: 457–480; and U. Rosar, M. Klein, and T. Beckers. 2008. The frog pond beauty contest: Physical attractiveness and electoral success of the constituency candidates at the North Rhine-Westphalia state election of 2005. European Journal of Political Research 47: 64–79.

37 C. Bosman, G. Pfann, J. Biddle, and D. Hamermesh. 1997. Business success and businesses' beauty capital. NBER Working Paper Number 6083; I. H. Frieze and J. E. Olson. 1991. Attractiveness and income for men and women in management. Journal of Applied Social Psychology 21: 1039–1057; C. M. Marlowe, S. L. Schneider, and C. E. Nelson. 1996. Gender and attractiveness biases in hiring decisions: Are more experienced managers less biased?. Journal of Applied Psychology 81: 11–21; and G. A. Pfann, J. E. Biddle, D. S. Hamermesh, and C. M. Bosman. 2000. Business success and businesses' beauty capital. Economics Letters 67: 201–207.

38 B. Fink, N. Neave, J. T. Manning, and K. Grammer. 2006. Facial symmetry and judgements of attractiveness, health and personality. Personality and Individual Differences 41: 491–499; F. B. Furlow, T. Armijo-Prewirr, S. W. Gangestad, R. Thornhill. 1997. Fluctuating asymmetry and psychometric intelligence. Proc. R. Soc. Lond. B 264: 823–829; K. Grammer, B. Fink, A. P. Møller, and J. T. Manning. 2005. Physical attractiveness and health: Comment on Weeden and Sabini (2005). Psychological Bulletin 131: 658–661; J. J. A. Henderson and J. M. Anglin. 2003. Facial attractiveness predicts longevity. Evolution and Human Behavior 24: 351–356; D. Umberson and M. Hughes. 1987. The impactof physical attractiveness on achievement and psychological well-being. Social Psychology Quarterly 50: 227–236; J. Weeden and J. Sabini. 2005. Physical attractiveness and health in Western societies: A review. Psychological Bulletin 131: 635–653; and D. W. Zaidel, S. M. Aarde, and K. Baig. 2005. Appearance of symmetry, beauty, and health in

human faces. Brain and Cognition 57: 261–263.

39 J. Stewart. 1980. Defendant's attractiveness as a factor in the outcome of criminal trials: An observational study. Journal of Applied Social Psychology 10: 348–361.

40 G. Patzer. 1985. The physical attractiveness phenomena. Plenum.

41 J. F. Cross and J. Cross. 1971b. Age, sex, race, and the perception of facial beauty. Developmental Psychology 5: 433–439.

42 J. H. Langlois, J. M. Ritter, L. A. Roggman, and L. S. Vaughn. 1991. Facial diversity and infant preferences for attractive faces. Developmental Psychology 27: 79–84; and K. Lewis. 1969. Infants responses to facial stimuli during the first year of life. Developmental Psychology 1: 75–86.

43 Emma Young. 2016. Who do you think you are? 4 rules can help you. New Scientist. January 27. Available at http://bit.ly/1Pios6K.

44 G. Rhodes, L. Jeffery, T. L. Watson, C. W. Clifford, and K. Nakayama. 2003. Fitting the mind to the world face adaptation and attractiveness aftereffects. Psychological Science 14: 558–566.

45 S. Strom. 2014. Study examines efficacy of taxes on sugary drinks. New York Times, June 2. Available at http://nyti.ms/1gW6H1L.

46 R, N, Proctor. 2011. Golden holocaust: Origins of the cigarette catastrophe and the case for abolition. University of California Press.

CHAPTER 5

1 K. L. Boyd. 2011. Darwinian Dentistry Part 1. An Evolutionary Perspective on the Etiology of Malocclusion: 34–40. Available on the website of the American Orthodontic Society at www.orthodontics. com.

2 J. R. C. Mew. 1981. The aetiology of malocclusion: Can the tropic premise assist our understanding? British Dental Journal 151: 296–301; J. R. C. Mew. 2004a. The postural basis of malocclusion: A philosophical overview. The American Journal of Orthodontics and Dentofacial Orthopedics 126: 729–738.

3 D. Bresolin, P. A. Shapiro, G. G. Shapiro, M. K. Chapko, and S. Dassel. 1983a. Mouth breathing in allergic children: Its relationship to dentofacial development. American Journal of Orthodontics 83: 334–340; A. Hannuksela. 1981. The effect of moderate and severe atopy on the facial skeleton. The European Journal of Orthodontics 3: 187–19; C. Oulis, G. Vadiakas, J. Ekonomides, and J. Dratsa.

1993. The effect of hypertrophic adenoids and tonsils on the development of posterior crossbite and oral habits. The Journal of Clinical Pediatric Dentistry 18: 197–201; and G. M. Trask, G. G. Shapiro, and P. A. Shapiro. 1987. The effects of perennial allergic rhinitis on dental and skeletal development: A comparison of sibling pairs. American Journal of Orthodontics and Dentofacial Orthopedics 92: 286–293.

4 M. B. Marks. 1965. Allergy in relation to orofacial dental deformities in children: A review. Journal of Allergy 36: 293–302.

5 S. Linder-Aronson, D. Woodside, and A. Lundströ. 1986. Mandibular growth direction following adenoidectomy. American Journal of Orthodontics 89: 273–284.

6 P. R. Ehrlich and A. H. Ehrlich. 2009. The dominant animal: Human evolution and the environment, 2nd edition. Island Press.

7 P. Lieberman. 2007. Evolution of human language. Current Anthropology 48: 39–66.

8 J. M. Diamond. 1989. The great leap forward. Discover 10: 50–60; J. M. Diamond. 1991. The rise and fall of the third chimpanzee. Radius.

9 T. M. Davidson. 2003. The great leap gorward: The anatomic basis for the acquisition of speech and obstructive sleep apnea. Sleep Medicine 4: 185–194.

10 Ibid.

11 Ibid.

12 S. Baldrigui, A. Pinzan, C. Zwicker, C. Michelini, D. Barros, and F. Elias. 2001. The importance of the natural milk to prevent myofuncional and orthodontics alterations. Rev Dent Press Ortodon Ortop Facial 6: 111–121; S. A. S. Moimaz, A. J. Í. Garbin, A. M. C. Lima, L. F. Lolli, O. Saliba, and C. A. S. Garbin. Longitudinal study of habits leading to malocclusion development in childhood. BMC Oral Health 14: 96.

13 S. Baldrigui, A. Pinzan, C. Zwicker, C. Michelini, D. Barros, and F. Elias. 2001. The importance of the natural milk to prevent myofuncional and orthodontics alterations. Rev Dent Press Ortodon Ortop Facial 6: 111–121; G. Carvalho. 1998. Amamentação é prevenção das alterações funcionais e estruturais do sistema estomatognático. Odontologia Ensino e Pesquisa, Cruzeiro 2: 39–48; C. M. M. Gimenez, A. B. Ad. Moraes, A. P. Bertoz, F. A. Bertoz, and G. B. Ambrosano. 2008. First childhood malocclusion's prevalence and its relation with breast feeding and oral habits. Revista Dental Press de Ortodontia e Ortopedia Facial 13: 70–83.

14 K. G. Peres, A. J. Barros, M. A. Peres, and C. G. Victora. 2007. Effects of breastfeeding and sucking habits on malocclusion in a birth cohort study. Revista de saude Publica 41: 343–350.

15 S. Sexton and R. Natale. 2009. Risks and benefits of pacifiers. American Family Physician 79.

16 D. Viggiano, D. Fasano, G. Monaco, and L. Strohmenger. 2004. Breast feeding, bottle feeding, and non-nutritive sucking: Effects on occlusion in deciduous dentition. Archives of Disease in Childhood 89: 1121–1123.

17 Kevin Boyd video, Industrialization and Crooked Teeth. Retrieved on October 28, 2017, from http://bit.ly/1QAX8RR.

18 O. Silva Filho, A. Cavassan, M. Rego, and P. Silva. 2003. Sucking habits and malocclusion: Epidemiology in deciduous dentition. Rev Clin Ortodontia Dental Press 2: 57–74; and D. Viggiano, D. Fasano, G. Monaco, and L. Strohmenger. 2004. Breast feeding, bottle feeding, and non-nutritive sucking; Effects on occlusion in deciduous dentition. Archives of Disease in Childhood 89: 1121–1123.

19 D. Lieberman. 2013. The story of the human body: Evolution, health and disease. Penguin UK.

20 C. Safina. 2015. Beyond words: What animals think and feel. Henry Holt.

21 D. Bresolin, P. A. Shapiro, G. G. Shapiro, M. K. Chapko, and S. Dassel. 1983a. Mouth breathing in allergic children: Its relationship to dentofacial development. American Journal of Orthodontics 83: 334–340; D. Bresolin, P. A. Sharpiro, G. G. Shapiro, M. K. Chapko, and S. Dassel. 1983b. Mouth breathing in allergic children: Its relationship to dentofacial development. American Journal of Orthodontics and Dentofacial Orthopedics 83: 334–339; P. T. M. Faria, A. C. d'O. Ruellas, M. A. N. Matsumoto, W. T. Anselmo-Lima, and F. C. Pereira. 2002. Dentofacial morphology of mouth breathing children. Brazilian Dental Journal 13: 129–132; Y. Jefferson. 2010. Mouth breathing: Adverse effects on facial growth, health, academics, and behavior. Gen. Dent. 58: 18–25; S. H. Lee, J. H. Choi, C. Shin, H. M. Lee, S. Y. Kwon, and S. H. Lee. 2007. How does open-mouth breathing influence upper airway anatomy? Laryngoscope 117: 1102–1106; S. E. Mattar, W. Anselmo- Lima, F. Valera, and M. Matsumoto. 2004a. Skeletal and occlusal characteristics in mouthbreathing pre-school children. Journal of Clinical Pediatric Dentistry 28: 315–318; P. D. Neiva, R, N, Kirkwood, and R. Godinho. 2009. Orientation and position of head posture, scapula and thoracic spine in mouth-breathing children. International Journal of Pediatric Otorhinolaryngology 73: 227–236; and B. Q. Souki, G. B. Pimenta, M. Q. Souki, L. P. Franco, H. M. Becker, and J. A. Pinto. 2009. Prevalence of malocclusion among mouth breathing children: Do expectations meet reality? International Journal of Pediatric Otorhinolaryngology 73: 767–773.

22 Y. Jefferson. 2010. Mouth breathing: Adverse effects on facial growth, health, academics, and behavior. Gen. Dent. 58: 18–25; P. Defabjanis. 2004. Impact of nasal airway obstruction on dentofacial development and sleep disturbances in children: Preliminary notes. Journal of Clinical Pediatric Dentistry 27: 95–100; S. Raskin, M. Limme, and R. Poirrier 2000. [Could mouth breathing lead to obstructive sleep apnea syndromes? A preliminary study]. L'Orthodontie francaise 71: 27–35.

23 E. P. Harvold, B. S. Tomer, K. Vargervik, and G. Chierici. 1981. Primate experiments on oral respiration. Am J Orthod. 79: 159–172.

24 Ibid.

25 E. P. Harvold. 1968. The role of function in the etiology and treatment of malocclusion. American Journal of Orthodontics 54: 883–896.

26 A. A. Ali, S. Richmond, H. Popat, R. Playle, T. Pickles, A. I. Zhurov, D. Marshall, P. L. Rosin, J. Henderson, and K. Bonuck. 2015. The influence of snoring, mouth breathing and apnoea on facial morphology in late childhood: Three-dimensional study. British Medical Journal 5: e009027; and L. P. Tourne. 1990. The long face syndrome and impairment of the nasopharyngeal airway. Angle Orthod 60: 167–176.

27 D. Johnston, O. Hunt, C. Johnston, D. Burden, M. Stevenson, and P. Hepper. 2005. The influence of lower face vertical proportion on facial attractiveness. The European Journal of Orthodontics 27: 349–354; C. Sforza, R. Peretta, G. Grandi, G. Ferronato, and V. F. Ferrario. 2007. Three-dimensional facial morphometry in skeletal Class III patients: A non-invasive study of soft-tissue changes before and after orthognathic surgery. British Journal of Oral and Maxillofacial Surgery 45: 138–144.

28 J. D. Rugh and C. J. Drago. 1981. Vertical dimension: A study of clinical rest position and jaw muscle activity. The Journal of Prosthetic Dentistry 45: 670–675.

29 M. B. Marks. 1965. Allergy in relation to orofacial dental deformities in children: A review. Journal of Allergy 36: 293–302.

30 P. S. Bergeson and J. C. Shaw. 2001. Are infants really obligatory nasal breathers? Clin Pediatr 40: 567–569.

31 S. Linder-Aronson. 1970. Adenoids: Their effect on mode of breathing and nasal airflow and their relationship to characteristics of the facial skeleton and the dentition. Acta Otolaryngol. Suppl. 265: 1–132.

32 B. Schaub, R. Lauener, and E. von Mutius. 2006. The many faces of the hygiene hypothesis. Journal of Allergy and Clinical Immunology 117: 969–977.

33 S. A. S. Moimaz, A. J. Í. Garbin, A. M. C. Lima, L. F. Lolli, O. Saliba, and C. A. S. Garbin. 2014. Longitudinal study of habits leading to malocclusion development in childhood. BMC Oral Health 14: 96.

34 D, W, Sellen. 2007. Evolution of infant and young child feeding: Implications for contemporary public health. Annu. Rev. Nutr. 27: 123–148.

35 A. Patki. 2007. Eat dirt and avoid atopy: The hygiene hypothesis revisited. Indian Journal of Dermatology, Venereology, and Leprology 73: 2.

36 M. Garrett, M. Hooper, B. Hooper, P. Rayment, and M. Abramson. 1999. Increased risk of allergy in children due to formaldehyde exposure in homes. Allergy 54: 330–337.

37 P. Vedanthan, P. Mahesh, R. Vedanthan, A. Holla, and L. Ah. 2006. Effect of animal contact and microbial exposures on the prevalence of atopy and asthma in urban vs rural children in India. Ann Allergy Asthma Immunol. 96: 571–578.

38 R. Rafael. 1990. Nasopharyngeal obstruction as a cause of malocclusion [in Spanish]. Pract Odontol. 11: 11–15, 17, 19–20 passim; and R. A. Settipane. 1999. Complications of allergic rhinitis. Allergy and Asthma Proceedings: 209–213.

39 R. A. Settipane. 1999. Complications of allergic rhinitis. Allergy and Asthma Proceedings: 209–213; and T. A. Platts-Mills. 2007. The role of indoor allergens in chronic allergic disease. Journal of Allergy and Clinical Immunology 119: 297. Available at http:// dailym.ai/21wgZw7.

40 G. Gallerano, G. Ruoppolo, and A. Silvestri. 2012. Myofunctional and speech rehabilitation after orthodontic-surgical treatment of dento-maxillofacial dysgnathia. Progress in Orthodontics 13: 57–68.

41 S. W. Herring. 1993. Formation of the vertebrate face epigenetic and functional influences. American Zoologist 33: 472–483; J. Varrela. 1990. Genetic and epigenetic regulation of craniofacial development. Proceedings of the Finnish Dental Society. Suomen Hammaslaakariseuran toimituksia 87: 239–244; T. F. Schilling and P. V. Thorogood. 2000. Development and evolution of the vertebrate skull. Linnean Society Symposium Series: 57– 84; T. E. Parsons, E. J. Schmidt, J. C. Boughner, H. A. Jamniczky, R. S. Marcucio, and B. Hallgrímsson. 2011. Epigenetic integration of the developing brain and face. Developmental Dynamics 240: 2233–2244; and K. M. Xiong, R. E. Peterson, and W. Heideman. 2008. Aryl hydrocarbon receptor-mediated down-regulation of sox9b causes jaw malformation in zebrafish embryos. Molecular Pharmacology 74: 1544–1553.

42 C. Ackroyd, N. K. Humphrey, and E. K. Warrington. 1974. Lasting effects of early blindness: A case study. Quarterly Journal of Experimental Psychology 26: 114–124; and S. Carlson and L. E. A. Hyvärinen. 1983. Visual rehabilitation after long lasting early blindness. Acta Ophthalmologica 61: 701–713.

43 E, Huber, J. M. Webster, A. A. Brewer, D. I. A. MacLeod, B. A. Wandell, G. M. Boynton, A, R, Wade, and I. Fine. 2015. A lack of experience-dependent plasticity after more than a decade of recovered sight. Psychological Science 26: 393–401.

44 Y. Ostrovsky, A. Andalman, and P. Sinha. 2006. Vision following extended congenital blindness. Psychological Science 17: 1009–1014.

45 J. S. Johnson and E. L. Newport. 1989. Critical period effects in second languagelearning: The influence of maturational state on the acquisition of English as a second language. Cognitive Psychology 21: 60–99.

46 R. M. DeKeyser. 2000. The robustness of critical period effects in second language acquisition. Studies in Second Language Acquisition 22: 499–533.

47 J. R. C. Mew. 2013. The cause and cure of malocclusion. Self-published.

48 C. M. M. Gimenez, A. B. Ad. Moraes, A. P. Bertoz, F. A. Bertoz, and G. B. Ambrosano. 2008. First childhood malocclusion's prevalence and its relation with breast feeding and oral habits. Revista Dental Press de Ortodontia e Ortopedia Facial 13: 70–83.

49 C. Paschetta, S. de Azevedo, L. Castillo, N. Martínez-Abadías, M. Hernández, D. E. Lieberman, and R. González-José. 2010. The influence of masticatory loading on craniofacial morphology: A test case across technological transitions in the Ohio Valley. American Journal of Physical Anthropology 141: 297–314; Ron Pinhasi, Vered Eshed, and N. Cramon-Taubadel. 2015. Incongruity between affinity patterns based on mandibular and lower dental dimensions following the transition to agriculture in the Near East, Anatolia and Europe. PLoS ONE 10: e0117301. doi:0117310.0111371/; P. W. Lucas. 2006. Facial dwarfing and dental crowding in relation to diet. International Congress Series: 74–82. Elsevier; and N. von Cramon-Taubadel. 2011. Global human mandibular variation reflects differences in agricultural and hunter-gatherer subsistence strategies. Proceedings of the National Academy of Sciences 108: 19546–19551.

50 V. Eshed, A. Gopher, and I. Hershkovitz. 2006. Tooth wear and dental pathology at the advent of agriculture: New evidence from the Levant. American Journal of Physical Anthropology 130: 145–159.

51 C. Dürrwächter, O. E. Craig, M. J. Collins, J. Burger, and K. W. Alt. 2006. Beyond the grave: Variability in Neolithic diets in Southern Germany? Journal of Archaeological Science 33: 39–48; C. Paschetta, S. de Azevedo, L. Castillo, N. Martínez-Abadías, M. Hernández, D. E. Lieberman, and R. González-José. 2010. The influence of masticatory loading on craniofacial morphology: A test case across

technological transitions in the Ohio Valley. American Journal of Physical Anthropology 141: 297–314; and M. Richards. 2002. A brief review of the archaeological evidence for Palaeolithic and Neolithic subsistence. European Journal of Clinical Nutrition 56: 16.

52 C. S. Larsen. 1995. Biological changes in human populations with agriculture. Annual Review of Anthropology: 185–213; and M. N. Cohen and G. M. M. Crane-Kramer. 2007. Ancient health: Skeletal indicators of agricultural and economic intensification. University Press of Florida.

53 A. Crompton and P. Parker. 1978. Evolution of the mammalian masticatory apparatus: The fossil record shows how mammals evolved both complex chewing mechanisms and an effective middle ear, two structures that distinguish them from reptiles. American Scientist 66: 192–201; M. J. Ravosa. 1996. Jaw morphology and function in living and fossil Old World monkeys. International Journal of Primatology 17: 909–932; and C. F. Ross, D. A. Reed, R. L. Washington, A. Eckhardt, F. Anapol, and N. Shahnoor. 2009. Scaling of chew cycle duration in primates. American Journal of Physical Anthropology 138: 30–44.

54 D. Bresolin, G. G. Shapiro, P. A. Shapiro, S. Dassel, C. T. Furukawa, et al. 1984. Facial characteristics of children who breathe through the mouth. Pediatrics 73: 622–625; D. Bresolin, P. A. Sharpiro, G. G. Shapiro, M. K. Chapko, and S. Dassel. 1983b. Mouth breathing in allergic children: Its relationship to dentofacial development. American Journalof Orthodontics and Dentofacial Orthopedics 83: 334–339; J. R. C. Mew. 2004a. The postural basis of malocclusion: A philosophical overview. The American Journal of Orthodontics and Dentofacial Orthopedics 126: 729–738; J. B. Palmer and K. M. Hiiemae. 2003. Eating and breathing: Interactions between respiration and feeding of solid food. Dysphagia 18: 169–178; W. A. Price. 1939 (2003). Nutrition and physical degeneration. Price-Pottenger Nutrition Foundation; E. Townsend and N. J. Pitchford. 2012. Baby knows best? The impact of weaning style on food preferences and body mass index in early childhood in a casecontrolled sample. BMJ Open 2: e000298. doi:000210.001136/bmjopen-002011–000298; and H. Yamaguchi and K. Sueishi. 2003. Malocclusion associated with abnormal posture. Bull. Tokyo Dent. Coll. 44: 43–54.

55 F. Neiva, D. Cattoni, J. Ramos, and H. Issler. 2003. Early weaning: Implications to oral motor development. J Pediatr (Rio J) 79: 7–12.

56 P. Gluckman and M. Hanson. 2007. Developmental plasticity and human disease: Research directions. Journal of Internal Medicine 261: 461–471.

57 C. L. Lavelle. 1972. A comparison between the mandibles of Romano-British and nineteenth century periods. American Journal of Physical Anthropology

36: 213–219; W. Rock, A. Sabieha and R. Evans. 2006. A cephalometric comparison of skulls from the fourteenth, sixteenth and twentieth centuries. British Dental Journal 200: 33–37; and J. P. Evensen and B. Øgaard. 2007. Are malocclusions more prevalent and severe now? A comparative study of medieval skulls from Norway. American Journal of Orthodontics and Dentofacial Orthopedics 131: 710–716.

58 Y. Takahashi, D. M. Kipnis, W. H. Daughaday. 1968. Growth hormone secretion during sleep. The Journal of Clinical Investigation 67: 2079–2090.

59 G. Brandenberger, C. Gronfier, zzzzzzf. Chapotot, C. Simon, and F. Piquard. 2000. Effect of sleep deprivation on overall 24 h growth-hormone secretion. The Lancet 356: 1408; Y. Takahashi, D. M. Kipnis, W. H. Daughaday. 1968. Growth hormone secretion during sleep. The Journal of Clinical Investigation 67: 2079–2090.

CHAPTER 6

1 B. S. McEwen. 2006. Sleep deprivation as a neurobiologic and physiologic stressor: Allostasis and allostatic load. Metabolism: Clinical and Experimental 55: S20–S23.

2 K. J. Reichmuth, D. Austin, J. B. Skatrud, and T. Young. 2005. Association of sleep apnea and type II diabetes: A population-based study. American Journal of Respiratory and Critical Care Medicine 172: 1590–1595.

3 M. R. Mannarino, F. Di Filippo, and M. Pirro. 2012. Obstructive sleep apnea syndrome. European Journal of Internal Medicine 23: 586–593.

4 A. C. Halbower, M. Degaonkar, P. B. Barker, C. J. Earley, C. L. Marcus, P. L. Smith, M. C. Prahme, and E. M. Mahone. 2006. Childhood obstructive sleep apnea associates with neuropsychological deficits and neuronal brain injury. PLoS Med 3: e301; Y.-S. Huang, C.. Guilleminault, H.-Y. Li, C.-M. Yang, Y.-Y. Wu, and N.-H. Chen. 2007. Attentiondeficit/hyperactivity disorder with obstructive sleep apnea: A treatment outcome study. Sleep Medicine 8: 18–30; K. B. Kim. 2015. How has our interest in the airway changed over 100 years? American Journal of Orthodontics and Dentofacial Orthopedics 148: 740– 747; S. A. Mulvaney, J. L. Goodwin, W. J. Morgan, G. R. Rosen, S. F. Quan, and K. L. Kaemingk. 2006. Behavior problems associated with sleep disordered breathing in school- aged children: The Tucson Children's Assessment of Sleep Apnea Study. Journal of Pediatric Psychology 31: 322–330; and R. Silvestri, A. Gagliano, I. Aricò, T. Calarese, C. Cedro, O. Bruni, R. Condurso, E. Germanò, G. Gervasi, and R. Siracusano. 2009. Sleep disorders in children with attention-deficit/hyperactivity disorder (ADHD) recorded overnight by video-polysomnography. Sleep Medicine 10: 1132–1138.

5   C. Guilleminault and S. Sullivan. 2014. Towards restoration of continuous nasal breathing as the ultimate treatment goal in pediatric obstructive sleep apnea. Enliven: Pediatr Neonatol Biol 1: 001.

6   E. Glatz-Noll and R. Berg. 1991. Oral disfunction in children with Down's syndrome: An evaluation of treatment effects by means of video-registration. Eur. J. Orthod. 13: 446–451; and S. Linder-Aronson. 1970. Adenoids: Their effect on mode of breathing and nasal airflow and their relationship to characteristics of the facial skeleton and the dentition. Acta Otolaryngol. Suppl. 265: 1–132; and J. R. C. Mew. 2004b. The postural basis of malocclusion: A philosophical overview. The American Journal of Orthodontics and Dentofacial Orthopedics 126: 729–738.

7   V. A. De Menezes, R. B. Leal, R. S. Pessoa, and R. M. E. S. Pontes. 2006. Prevalence and factors related to mouth breathing in school children at the Santo Amaro project- Recife, 2005. Brazilian Journal of Otorhinolaryngology 72: 394–398.

8   P. Vig, D. Sarver, D. Hall, and B. Warren. 1981. Quantitative evaluation of airflow in relation to facial morphology. Am J Orthod 79: 272–273.

9   J. R. C. Mew. 2004. The postural basis of malocclusion: A philosophical overview. The American Journal of Orthodontics and Dentofacial Orthopedics 126: 729–738.

10   J. R. Harkema, S. A. Carey, and J. G. Wagner. 2006. The nose revisited: A brief review of the comparative structure, function, and toxicologic pathology of the nasal epithelium. Toxicologic Pathology 34: 252–269.

11   A. L. C. Foresi, D. Olivieri, and G. Cremona. 2007. Alveolar-derived exhaled nitric oxide is reduced in obstructive sleep apnea syndrome. Chest 132; and J. O. N. Lundberg and A. Weitzberg. 1999. Nitric oxide in man. Thorax 54: 947–952.

12   M. J. Griffiths and T. W. Evans. 2005. Inhaled nitric oxide therapy in adults. New England Journal of Medicine 353: 2683–2695.

13   T. Aznar, A. Galán, I. Marin, and A. Domínguez. 2006. Dental arch diameters and relationships to oral habits. The Angle Orthodontist 76: 441–445; and R. A. Settipane. 1999. Complications of allergic rhinitis. Allergy and Asthma Proceedings: 209–213.

14   V. A. De Menezes, L. B. Leal, R. S. Pessoa, and R. M. E. S. Pontes. 2006. Prevalence and factors related to mouth breathing in school children at the Santo Amaro project- Recife, 2005. Brazilian Journal of Otorhinolaryngology 72: 394–398.

15   Colin Fernandez. 2016. Sleeping with your mouth open damages teeth "as much as a fizzy drink before bed": Dry mouth causes acid levels to rise, eroding teeth. Daily Mail, February 5. Retrieved on November 30, 2017, from http://dailym.ai/21wgZw7.

16   E. S. Frenkel and K. Ribbeck. 2015. Salivary mucins protect surfaces from colonization by cariogenic bacteria. Applied and Environmental Microbiology 81(1): 332–338.

17   P. McKeown. 2011. Close your mouth: Self-help Buteyko manual. Amazon Digital Services.

18   March 2016, p. 8; see also www.statisticbrain.com/sleeping-disorder-statistics/.

19   May 28–June 3, 2016, p. 5.

20   J. E. Remmers. 1990. Sleeping and breathing. Chest 97 (suppl): 77S-80S; J. E. Remmers, W. J. DeGroot, E. K. Sauerland, and A. M. Anch. 1978. Pathogenesis of upper airway occlusion during sleep. J. Appl. Physiol. : Respirat. Environ. Exercise Physiol. 44: 931–938.

21   Cited by Dr. Bill Hang at the Face Focused Orthodontics. Lecture heard by S. K. at AAPMD (American Association of Physiologic Medicine and Dentistry), Conference in Oakland, CA, 2013.

22   R. Sapolsky. 1998. Why zebras don't get ulcers: An updated guide to stress, stressrelated diseases, and coping. W. H. Freeman & Co.

23   Personal communication, December 11, 2015

24   Mandy Oaklander. 2015. Lack of sleep dramatically raises your risk for getting sick. Time, 31 August. Retrieved on October 28, 2017, from http://ti.me/1JJa8F2.

25   R. M. Sapolsky. 2004. Why zebras don't get ulcers, 3rd edition. Henry Holt and Company. 26. S. Loth, B. Petruson, G. Lindstedt, et al. 1998. Improved nasal breathing in snorers increases nocturnal growth hormone secretion and serum concentrations of insulin-like growth factor. Rhinology 36: 179–183.

27   D. Gozal, F. Hakim, and L. Kheirandish-Gozal. 2013. Chemoreceptors, baroreceptors, and autonomic deregulation in children with obstructive sleep apnea. Respiratory Physiology & Neurobiology 185: 177–185.

28   R. M. Sapolsky. 2004. Why zebras con't get ulcers, 3rd edition. Henry Holt and Company.

29   G. Grassi, G. Seravalle, and F. Quarti-Trevano F. 2010. The "neuroadrenergic hypothesis" in hypertension: Current evidence. Experimental Physiology 95: 581–586.

30   Steven Reinberg. 2015. Sleep apnea devices lower blood Pressure. HealthDay. December 1. Retrieved on October 28, 2017, from http://bit.ly/263TfSj.

31 W. W. Schmidt-Nowara, D. B. Coultas, C. Wiggins, B. E. Skipper, and J. M. Samet. 1990. Snoring in a Hispanic-American population: Risk factors and association with hypertension and other morbidity. Archives of Internal Medicine 150: 597–601.

32 Snoring Statistics. Statistics related to snoring problems, SleepDisordersGuide.com. Retrieved on October 28, 2017, from http://bit.ly/1tBY7Nm.

33 J. Stradling and J. Crosby. 1991. Predictors and prevalence of obstructive sleep apnoea and snoring in 1001 middle aged men. Thorax 46: 85–90.

34 Ibid.

35 W, W, Schmidt-Nowara, D, B, Coultas, C. Wiggins, B. E. Skipper, and J. M. Samet. 1990. Snoring in a Hispanic-American population: Risk factors and association with hypertension and other morbidity. Archives of Internal Medicine 150: 597–601.

36 D. Gozal. 1998. Sleep-disordered breathing and school performance in children. Pediatrics 102: 616.

37 P. Counter and J. A. Wilson. 2004. The management of simple snoring. Sleep Medicine Reviews 8: 433–441.

38 M. Kohler, K. Lushington, R. Couper, J. Martin, C. van den Heuvel, Y. Pamula, and D. Kennedy. 2008a. Obesity and risk of sleep related upper airway obstruction in caucasian children. J Clin Sleep Med 4: 129–136.

39 C. M. Hill, A. M. Hogan, N. Onugha, D. Harrison, S. Cooper, V. J. McGrigor, A. Datta, and F. J. Kirkham. 2006. Increased cerebral blood flow velocity in children with mild sleep-disordered breathing: A possible association with abnormal neuropsychological function. Pediatrics 118.

40 D. Gozal. 1998. Sleep-disordered breathing and school performance in children. Pediatrics 102: 616.

41 M. E. Barnes, E. A. Huss, K. N. Garrod, E. Van Raay, E. Dayyat, D. Gozal, and D. L. Molfese. 2009b. Impairments in attention in occasionally snoring children: An eventrelated potential study. Developmental Neuropsychology 34: 629–649; A. P. F. Key, D. L. Molfese, L. O'Brien, and D. Gozal. 2009. Sleep-disordered breathing affects auditory processing in 5–7-year-old children: Evidence from brain recordings. Developmental Neuropsychology 34(5): 615–628; L. M. O'Brien, C. B. Mervis, C. R. Holbrook, J. L. Bruner, C. J. Klaus, J. Rutherford, T. J. Raffield, and D. Gozal. 2004. Neurobehavioral implications of habitual snoring in children. Pediatrics 114: 44–49.

42 S. Miano, M. Paolino, R. Peraita-Adrados, M. Montesano, S. Barberi, and M. Villa. 2009. Prevalence of eeg paroxysmal activity in a population of children with obstructive sleep apnea syndrome. Sleep 32: 522–529.

43 C. M. Hill, A. M. Hogan, N. Onugha, D. Harrison, S. Cooper, V. J. McGrigor, A. Datta, and F. J. Kirkham. 2006. Increased cerebral blood flow velocity in children with mild sleep-disordered breathing: A possible association with abnormal neuropsychological function. Pediatrics 118.

44 T. Young, P. E. Peppard, and D. J. Gottlieb. 2002. Epidemiology of obstructive sleep apnea: A population health perspective. American Journal of Respiratory and Critical Care Medicine 165: 1217–1239.

45 T. Peltomäki. 2007. The effect of mode of breathing on craniofacial growth— revisited. The European Journal of Orthodontics 29: 426–429.

46 C. Guilleminault and S. Sullivan. 2014. Towards restoration of continuous nasal breathing as the ultimate treatment goal in pediatric obstructive sleep apnea. Enliven: Pediatr Neonatol Biol 1: 001.

47 Y. M. Ahn. 2010. Treatment of obstructive sleep apnea in children. Korean Journal of Pediatrics 53: 872–879; and J. Chan, J. C. Edman, and Peter J. Koltai. 2004. Obstructive sleep apnea in children. Am Fam Physician 69: 1147–1154.

48 Quoted in a lecture by forwardontic dentist William M. Hang.

49 William M. Hang, communication at the AAPMD (American Association of Physiologic Medicine and Dentistry) Conference in Oakland, CA, June 14–15, 2013.

50 Y. M. Betancourt-Fursow de Jiménez, J. C. Jiménez-León, and C. S. Jiménez- Betancourt. 2006. Attention deficit hyperactivity disorder and sleep disorders [Article in Spanish]. Rev. Neurol. 13: S37–51; P. B. Conti, E. Sakano, M. Â. Ribeiro, C. I. Schivinski, and J. D. Ribeiro. 2011a. Assessment of the body posture of mouth-breathing children and adolescents. J. Pediatr (Rio J) 87: 357–363; M. Hallani, J. R. Wheatley, and T. C. Amis. 2008. Enforced mouth breathing decreases lung function in mild asthmatics. Respirology 13: 553–558; Y. Jefferson. 2010. Mouth breathing: Adverse effects on facial growth, health, academics, and behavior. Gen. Dent. 58: 18–25; P. K. Mangla and M. P. Menon. 1981. Effect of nasal and oral breathing on exercise-induced asthma. Clin Allergy 11: 433–439; S. K. Steinsvåg, B. Skadberg, and K. Bredesen. 2007. Nasal symptoms and signs in children suffering from asthma. International Journal of Pediatric Otorhinolaryngology 71: 615–621;and M. E. Barnes, Elizabeth A. Huss, Krista N. Garrod, Eric Van Raay, Ehab Dayyat, David Gozal, and D. L. Molfese. 2009a. Impairments in attention in occasionally snoring children: An event-related potential study. Dev Neuropsychol 34: 629–649.

51 S. H. Sheldon. 2010. Obstructive sleep apnea and bruxism in children. Sleep Medicine Clinics 5: 163–168.

311

52 A. G. Tilkian, C. Guilleminault, J. S. Schroeder, K. L. Lehrman, F. B. Simmons, and W. C. Dement. 1977. Sleep-induced apnea syndrome: Prevalence of cardiac arrhythmias and their reversal after tracheostomy. The American Journal of Medicine 63: 348–358.

53 Y. M. Betancourt-Fursow de Jiménez, L. C. Jiménez-León, and C. S. Jiménez-Betancourt. 2006. Attention deficit hyperactivity disorder and sleep disorders [Article in Spanish]. Rev. Neurol. 13: S37–51; R. D. Chervin, C. Bassetti, D. A. Ganoczy, and K. J. Pituch. 1997. Pediatrics and sleep symptoms of sleep disorders, inattention, and hyperactivity in children. Sleep 20: 1185–1192; T. Fidan, and V. Fidan. 2008. The impact of adenotonsillectomy on attention-deficit hyperactivity and disruptive behavioral symptoms. The Eurasian Journal of Medicine 40: 14–17; L. O'Brien et al. 2003. Sleep and neurobehavioral characteristics of 5–to 7–year-old children with parentally reported symptoms of attention-deficit/hyperactivity disorder. Pediatrics 111: 554–563; and K. Sedky, D. S. Bennett, and K. S. Carvalho. 2014. Attention deficit hyperactivity disorder and sleep disordered breathing in pediatric populations: A meta-analysis. Sleep Medicine Reviews 18: 349e356.

54 D. J. Timms. 1990. Rapid maxillary expansion in the treatment of nocturnal enuresis. The Angle Orthodontist 60: 229–233.

55 U. Schültz-Fransson and J. Kurol. 2008. Rapid maxillary expansion effects on nocturnal enuresis in children: A follow-up study. Angle Orthod. 78: 201–208.

56 There is speculation that sleep apnea in pregnant women and in their newborns may cause autism, although this is a very contentious subject. See D. E. Wardly. 2014. Autism, sleep disordered breathing, and intracranial hypertension: The circumstantial evidence. Medical Hypotheses and Research 9: 1–33.

57 R. M. Sapolsky. 2004. Why zebras don't get ulcers. 3rd edition. Henry Holt and Company.

58 M. Butt, G. Dwivedi, O. Khair, and G. Y. Lip. 2010. Obstructive sleep apnea and cardiovascular disease. International Journal of Cardiology 139: 7–16; and P. Gopalakrishnan and T. Tak. 2011. Obstructive sleep apnea and cardiovascular disease. Cardiology in Review 19: 279–290.

59 C. Xin, W. Zhang, L. Wang, D. Yang, and J. Wang. 2015. Changes of visual field and optic nerve fiber layer in patients with OSAS. Sleep Breath 19: 129–134.

60 A. N. Vgontzas, D. A. Papanicolaou, E. O. Bixler, K. Hopper, A. Lotsikas, H.-M. Lin, A. Kales, and G. P. Chrousos. 2000. Sleep apnea and daytime sleepiness and fatigue: Relation to visceral obesity, insulin resistance, and hypercytokinemia. The Journal of Clinical Endocrinology and Metabolism 85: 1151–1158.

61 M. A. Daulatzai. 2013. Death by a thousand cuts in Alzheimer's disease: Hypoxia— the prodrome. Neurotox Res 24: 216–243; and K. B. Kim. 2015. How has our interest in the airway changed over 100 years? American Journal of Orthodontics and Dentofacial Orthopedics 148: 740–747.

62 Mark Wheeler. 2015. UCLA researchers provide first evidence of how obstructivesleep apnea damages the brain. UCLA Newsroom. September 1. Retrieved on November 22, 2015, from http://bit.ly/1RkngBS.

63 D. W. Beebe and D. Gozal D. 2002. Obstructive sleep apnea and the prefrontal cortex: Towards a comprehensive model linking nocturnal upper airway obstruction to daytime cognitive and behavioral deficits. Journal of Sleep Research 11: 1–16; B. Naëgelé, V. Thouvard, J.-L. Pépin, P. Lévy, C. Bonnet, J. E. Perret, J. Pellat, and C. Feuerstein. 1995. Deficits of cognitive executive functions in patients with sleep apnea syndrome. Sleep: Journal of Sleep Research & Sleep Medicine; S. K. Rhodes, K. C. Shimoda, L. R. Waid, P. M. O'Neil, M. J. Oexmann, N. A. Collop, and S. M. Willi. 1995. Neurocognitive deficits in morbidly obese children with obstructive sleep apnea. The Journal of Pediatrics 127: 741–744; and J. Molano, D. Kleindorfer, L. McClure, F. Unverzagt, V. Wadley, and V. Howard. 2015. The association of sleep apnea and stroke with cognitive performance: The reasons for geographic and racial differences in stroke (REGARDS) study. Neurology 84: Supplement S53.005.

64 M.-A, Bédard, J. Montplaisir, F. Richer, I. Rouleau, and J. Malo. 1991. Obstructive sleep apnea syndrome: Pathogenesis of neuropsychological deficits. Journal of Clinical and Experimental Neuropsychology 13: 950–964; and S. K. Rhodes, K. C. Shimoda, L. R. Waid, P. M. O'Neil, M. J. Oexmann, N. A. Collop, and S. M. Willi. 1995. Neurocognitive deficits in morbidly obese children with obstructive sleep apnea. The Journal of Pediatrics 127: 741–744.

65 M. Alchanatis, N. Zias, N. Deligiorgis, A. Amfilochiou, G. Dionellis, and D. Orphanidou. 2005. Sleep apnea-related cognitive deficits and intelligence: An implication of cognitive reserve theory. Journal of Sleep Research 14: 69–75.

66 D. Gozal, F. Hakim, and L. Kheirandish-Gozal. 2013. Chemoreceptors, baroreceptors, and autonomic deregulation in children with obstructive sleep apnea. Respiratory Physiology & Neurobiology 185: 177–185.

67 C. M. Hill, A. M. Hogan, N. Onugha, D. Harrison, S. Cooper, V. J. McGrigor, A. Datta, and F. J. Kirkham. 2006. Increased cerebral blood flow velocity in children with mild sleep-disordered breathing: A possible association with abnormal neuropsychological function. Pediatrics 118.

68 P. Mehra, M. Downie, M. C. Pita, and L. M. Wolford. 2001. Pharyngeal airway space after counterclockwise rotation of the maxillomandibular complex. Am J Dentofacial Orthop 120: 154–159; and N. Powell. 2005. Upper airway surgery does have a major role in the treatment of obstructive sleep apnea: "The tail end of the dog." Journal of Clinical Sleep Medicine 1: 236–240.

69 D. Wardly, L. M. Wolford, and V. Veerappan. 2016. Idiopathic intracranial hypertension eliminated by counterclockwise maxillomandibular advancement: A case report. Cranio: The Journal of Craniomandibular and Sleep Practice DOI: 10.1080/08869634.2016.1201634.

70 N. Powell. 2005. Upper airway surgery does have a major role in the treatment of obstructive sleep apnea: "The tail end of the dog." Journal of Clinical Sleep Medicine 1: 236–240; M. Tselnik and M. Anthony Pogrel. 2000. Assessment of the pharyngeal airway space after mandibular setback surgery. Journal of Oral and Maxillofacial Surgery 58: 282– 285; M. Kawakami, K. Yamamoto, M. Fujimoto, K. Ohgi, M. Inoue, and T. Kirita. 2005. Changes in tongue and hyoid positions, and posterior airway space following mandibularsetback surgery. Journal of Cranio-Maxillofacial Surgery 33: 107–110; .J. C. Quintero and J. McCain J. 2012. Total airway volume increase through OMfS measured with cone beam CT: A case report. September. orthotown.com.

71 K. Degerliyurt, K. Ueki, Y. Hashiba, K. Marukawa, K. Nakagawa, and E. Yamamoto. 2008. A comparative CT evaluation of pharyngeal airway changes in class III patients receiving bimaxillary surgery or mandibular setback surgery. Oral Surgery, Oral Medicine, Oral Pathology, Oral Radiology and Endodontology 105: 495–502.

72 R. Wijey. 2014. Orthognathic surgery: The definitive answer? International Journal of Orthodontics 25(4): 67–68.

73 C. H. Won, K. K. Li, and C. Guilleminault C. 2008. Surgical treatment of obstructive sleep apnea: Upper airway and maxillomandibular surgery. Proceedings of the American Thoracic Society 5: 193–199.

74 L. Ferini-Strambi, C. Baietto, M. Di Gioia, P. Castaldi, C. Castronovo, M. Zucconi, and S. Cappa. 2003. Cognitive dysfunction in patients with obstructive sleep apnea(OSA): Partial reversibility after continuous positive airway pressure(CPAP). Brain Research Bulletin 61: 87–92.

75 R. Davies and J. R. Stradling. 1990. The relationship between neck circumference, radiographic pharyngeal anatomy, and the obstructive sleep apnoea syndrome. Eur Respir J 3: 509–514; R. J. O. Davies, N. J. Ali, and J. R. Stradling. 1992. Neck circumference and other clinical features in the diagnosis of the obstructive sleep apnoea syndrome. Thorax 47: 101–105; and R. J. Schwab, M. Pasirstein, R, Pierson, A. Mackley, R. Hachadoorian, R. Arens, G. Maislin, and A. I. Pack. 2003. Identification of upper airway anatomic risk factors for obstructive sleep apnea with volumetric magnetic resonance imaging. American Journal of Respiratory and Critical Care Medicine 168: 222–530.

CHAPTER 7

1 G. Catlin. 1861 Shut your mouth and save your life (original title: The breath of life). Wiley.

2 K. G. Peres, A. M. Cascaes, M. A. Peres, F. F. Demarco, I. S. Santos, A. Matijasevich, and A. J. Barros. 2015. Exclusive breastfeeding and risk of dental malocclusion. Pediatrics 136 :e60–e67; and S. A. S. Moimaz, A. J. Í. Garbin, A. M. C. Lima, L. F. Lolli, O. Saliba, and C. A. S. Garbin. 2014. Longitudinal study of habits leading to malocclusion development in childhood. BMC Oral Health 14: 96.

3 M. S. Fewtrell, J. B. Morgan, C. Duggan, G. Gunnlaugsson, P. L. Hibberd, A. Lucas, and R. E. Kleinman. 2007. Optimal duration of exclusive breastfeeding: What is the evidence to support current recommendations? The American Journal of Clinical Nutrition 85: 635S-638S.

4 A. L. García, S. Raza, A. Parrett, and C. M. Wright. 2013. Nutritional content of infant commercial weaning foods in the UK. Archives of Disease in Childhood 98: 793–797. 5. Studies of rats have shown that those fed a liquid diet after weaning had changes in their facial bones and jaw musculature; see Z. Liu, K. Ikeda, S. Harada, Y. Kasahara, and G. Ito. 1998. Functional properties of jaw and tongue muscles in rats fed a liquid diet after being weaned. Journal of Dental Research 77: 366–376.

6 Website for organization: www.babyledweaning.com/.

7 Email, October 20, 2015.

8 Personal communication with Sandra, London, October 2015.

9 J. Diamond. 2012. The world until yesterday. Viking.

10 M. Bergamini, F. Pierleoni, A. Gizdulich, and C. Bergamini. 2008. Dental occlusion and body posture: A surface EMG study. Cranio 26: 25–32; S. Kiwamu, R. Mehta Noshir, F. Abdallah Emad, Albert G. Forgione, H. Hiroshi, K. Takao, and Y. Atsuro. 2014. Examination of the relationship between mandibular position and body posture. Cranio 25(4): 237–249;

and D. Manfredini, T. Castroflorio, G. Perinetti, and L. Guarda-Nardini. 2012. Dental occlusion, body posture and temporomandibular disorders: Where we are now and where we are heading for. Journal of Oral Rehabilitation 39: 463–471.

11 M. Rocabado, B. E. Johnston Jr., and M. G. Blakney. 1982. Physical therapy and dentistry: An overview: A perspective. Journal of Craniomandibular Practice 1: 46–49; and B. Solow and L. Sonnesen. 1998. Head posture and malocclusions. The European Journal of Orthodontics 20: 685–693.

12 E. Antunovic. 2008. Strollers, baby carriers, and infant stress: Horizontal versus upright transport in early infancy. Retrieved on December 20, 2015, from http://bit.ly /1ZpXyR3.

13 M. C. Frank, K. Simmons, D. Yurovsky, and G. Pusiol. 2013. Developmental and postural changes in children's visual access to faces. Proceedings of the 35th Annual Meeting of the Cognitive Science Society, Austin, TX: 454–459.

14 S. Zeedyk. 2008. What's life in a baby buggy like? The impact of buggy orientation on parent–infant interaction and infant stress. London: National Literacy Trust. Retrieved pn November 21, 2008, from www.suttontrust.com/research-paper/whats-life-baby-buggy -like-impact-buggy-orientation-parent-infant-interaction-infant-stress/.

15 J. R. Harkema, S. A. Carey, and J. G. Wagner. 2006. The nose revisited: A brief review of the comparative structure, function, and toxicologic pathology of the nasal epithelium. Toxicologic pathology 34: 252–269.

16 Personal communication, February 11, 2016.

17 R. Dales, L. Liu, and A. J. Wheeler. 2008. Quality of indoor residential air and health. Canadian Medical Association Journal 179: 147–152.

18 J. M. Samet, M. C. Marbury, and J. D. Spengler. 1988. Health effects and sources of indoor air pollution. Part II. American Review of Respiratory Disease 137: 221–242.

19 M. Garrett, M. Hooper, B. Hooper, P. Rayment, and M. Abramson. 1999. Increased risk of allergy in children due to formaldehyde exposure in homes. Allergy 54: 330–337.

20 J. L. Sublet, J. Seltzer, R. Burkhead, P. B. Williams, H. J. Wedner, and W. Phipatanakul. 2010. Air filters and air cleaners: Rostrum by the American Academy of Allergy, Asthma & Immunology Indoor Allergen Committee. Journal of Allergy and Clinical Immunology 125: 32–38.

21 L. Roberts, W. Smith, L. Jorm, M. Patel, R. M. Douglas, and C, McGilchrist. 2000. Effect of infection control measures on the frequency of upper respiratory infection in child care: A randomized, controlled trial. Pediatrics 105: 738–742.

22 C. Guilleminault and S. Sullivan S. 2014. Towards restoration of continuous nasal breathing as the ultimate treatment goal in pediatric obstructive sleep apnea. Enliven: Pediatr Neonatol Biol 1: 001.

23 P. McKeown. 2011. Close your mouth: Self-help Buteyko manual. Amazon Digital Services; S. Cooper, J. Oborne, S. Newton, V. Harrison, J. T. Coon, S. Lewis, and A. Tatters-field. 2003. Effect of two breathing exercises (Buteyko and pranayama) in asthma: A randomised controlled trial. Thorax 58: 674–679; and R. L. Cowie, D. P. Conley, M. F. Underwood, and P. G. Reader. 2008. A randomised controlled trial of the Buteyko technique as an adjunct to conventional management of asthma. Respiratory Medicine 102: 726–732.

24 Jane E. Brody. 2009. A Breathing technique offers help for people with asthma. New York Times. November 2. Retrieved on October 28, 2017, from http://nyti.ms/28Ns7iV.

25 For details and the famous "Bohr effect" see F. B. Jensen. 2004. Red blood cell pH, the Bohr effect, and other oxygenation-linked phenomena in blood O2 and CO2 transport. Acta physiologica Scandinavica 182: 215–227.

26 D. J. Abbott, F. M. Baroody, E. Naureckas, and R. M. Naclerio. 2001. Elevation of nasal mucosal temperature increases the ability of the nose to warm and humidify air. American Journal of Rhinology 15: 41–45.

27 D. E. Lieberman. 2011. The evolution of the human head. Harvard University Press.

28 P. McKeown. 2010. Buteyko meets Dr. Mew. ButeykoClinic.com.

29 GOPex, a type of oral-facial therapy focused on posture (technically "myopostural"). It is, however, easily mistaken for a well-established type of physiotherapy (PT) similar to speech therapy (technically "myofunctional therapy.") The latter helps to retrain oral muscle memory. It is similar to the rehabilitation needed when you have had an accident and lost the use of a limb. You need then to relearn the muscle memory that you have lost for that limb. Oral-facial myofunctional therapy trains children who don't use their face and mouth muscles well, to regain control through physiotherapy, or mouth-swallow tongue therapy. These exercises target function—movement—and can be very effective for the purposes for which they are designed. But they play a minor role in guiding us in our oral-facial growth and development.

30 S. Kahn and S. Wong. 2016. GOPex: Good oral posture exercises. Self-published.

31 F. B. Jensen. 2004. Red blood cell pH, the Bohr effect, and other oxygenation-linked phenomena in blood O2 and CO2 transport. Acta physiologica Scandinavica 182: 215–227.

32 See, for example, T. R. Belfor. 2014. Airway development through dental appliance therapy. Journal of Sleep Disorders & Therapy 3 (178) 2167-0277; D. Mahony and T. Belfor. Anti-Ageing Medicine and Orthodontic Appliance Therapy Treatment: An Interdisciplinary Approach, http://asnanportal.com/images/Orthodontics/ANTI-AGING MEDICINE ORTHODONTIC APPLIANCE.pdf; and G. Singh, J. Diaz, C. Busquets-Vaello, and T. Belfor. 2003. Facial changes following treatment with a removable orthodontic appliance in adults. The Functional Orthodontist 21: 18–20, 22–13.

33 Kevin Boyd, personal communication, March 12, 2016.

34 B. Melsen, L. Attina, M. Santuari, and A. Attina. 1987. Relationships between swallowing pattern, mode of respiration, and development of malocclusion. The Angle Orthodontist 57: 113–120.

CHAPTER 8

1 Remember also that these statistics are just rough estimates.

2 E. Tausche, O. Luck, and W. Harzer. 2004. Prevalence of malocclusions in the early mixed dentition and orthodontic treatment need. The European Journal of Orthodontics 26: 237–244.

3 L. E. J. Johnston. 1999. Growing jaws for fun and profit: A modest proposal. InGrowth modification: What works, what doesn't, and why, J. McNamara Jr., ed.: 63–86. Twenty-Fifth Annual Moyers Symposium, vol. 35. Ann Arbor: University of Michigan.

4 Kevin Boyd. 2016. Pre- and post-natal retrognathia in Homo sapiens: An evolutionary perspective on a modern, and serious, pediatric health problem, Retrieved on October 28, 2017, from http://bit.ly/2bM4qpA.

5 P. R. Ehrlich. 2000. Human natures: Genes, cultures, and the human prospect. Island Press.

6 R. M. Little. 1999. Stability and relapse of mandibular anterior alignment: University of Washington studies. In Seminars in orthodontics: 191–204. Elsevier; R. M. Little, R. A. Riedel, and J. Artun J. 1988. An evaluation of changes in mandibular anterior alignment from 10 to 20 years postretention. American Journal of Orthodontics and Dentofacial Orthopedics 93: 423–428; and R. M. Little, T. R. Wallen, and R. A. Riedel. 1981b. Stability and relapse of mandibular anterior

alignment: First premolar extraction cases treated by traditional edgewise orthodontics. American Journal of Orthodontics 80: 349–365.

7 R. M. Little. 1999. Stability and relapse of mandibular anterior alignment: University of Washington studies. Seminars in orthodontics: 191–204. Elsevier.

8 M. Mew. 2009. A black swan? British Dental Journal 206: 393–393.

9 J. Alió-Sanz, C. Iglesias-Conde, J. Lorenzo-Pernía, A. Iglesias-Linares, A. Mendoza-Mendoza, and E. Solano-Reina. 2012. Effects on the maxilla and cranial base caused by cervical headgear: A longitudinal study. Med Oral Patol Oral Cir Bucal 17: e845–e851.

10 Kirsi Pirilä-Parkkinen, Pertti Pirttiniemi, Peter Nieminen, Heikki Löppönen, Uolevi Tolonen, Ritva Uotila, and Jan Huggare. 1999. Cervical headgear therapy as a factor in obstructive sleep apnea syndrome. Pediatric Dentistry 21: 39–45.

11 L. E. J. Johnston. 1999. Growing jaws for fun and profit: A modest proposal. In Growth modification: What works, what doesn't, and why, J. McNamara Jr., ed.: 63–86. Twenty-Fifth Annual Moyers Symposium, vol. 35. Ann Arbor: University of Michigan.

12 J. R. C. Mew. 2007. Facial changes in identical twins treated by different orthodontic techniques. World Journal of Orthodontics 8: 174–187.

13 J. R. C. Mew. 1981. The aetiology of malocclusion: Can the tropic premise assist our understanding? British Dental Journal 151: 296–301; and J. R. C. Mew. 1993. Forecasting and monitoring facial growth. American Journal of Orthodontics and Dentofacial Orthopedics 104: 105–120.

14 J. McNamara. 1981a. Infl uence of respiratory pattern on craniofacial growth. Angle Orthodont. 51: 269–300,; and J. A. J. McNamara. 1981b. Components of class II malocclusion in children 8–10 years of age. Angle Orthodont. 51: 177–202.

15 W. Proffit. 1978. Equilibrium theory revisited: factors infl uencing position of the teeth. Angle Orthodont. 48: 175–185.

16 D. E. Lieberman. 2011. The evolution of the human head. Cambridge, MA: Harvard University Press.

17 I. Bondemark, A.-K. Holm , K. Hansen, S. Axelsson, B. Mohlin, V. Brattstrom, G. Paulin, and T. Pietila. 2007. Long-term stability of orthodontic treatment and patient satisfaction: A systematic review. Angle Orth. 77: 181–191.

18 R. Little, T. Wallen, and R. Riedel. 1981. Stability and relapse ot mandibular anterior alignment: First premotar extraction cases treated by traditional edgewise orthodontics. American Journal of

Orthodontics 80: 349–365.

19 J. R. C. Mew. 2007. Facial changes in identical twins treated by different orthodontic techniques. World Journal of Orthodontics 8: 174–187.

20 J. R. C. Mew, personal communication.

21 Simon Wong, personal communication,

22 J. R. C. Mew. 2004b. The postural basis of malocclusion: A philosophical overview. The American Journal of Orthodontics and Dentofacial Orthopedics 126: 729–738.

23 J. R. C. Mew. 2007. Facial changes in identical twins treated by different orthodontic techniques. World Journal of Orthodontics 8: 174–187.

24 Simon Wong, personal communication.

25 Personal communication from Dr. Michael Mew and one of his patients to Sandra.

26 DNA appliance system journal articles. Retrieved on October 28, 2017, from http://bit.ly/1p2mC3g; G. Singh, T. Griffin, and R. Chandrashekhar. 2014. Biomimetic oral appliance therapy in adults with mild to moderate obstructive sleep apnea. Austin J Sleep Disord 1: 5; W. Harris and G. Singh. 2013. Resolution of "gummy smile" and anterior open bite using the DNA appliance: Case Report. J Amer Orthod Soc: 30–34.

27 L. E. J. Johnston. 1999. Growing jaws for fun and profit: A modest proposal. In Growth modification: What works, what doesn't, and why, J. McNamara Jr., ed.: 63–86. Twenty-Fifth Annual Moyers Symposium, vol. 35. Ann Arbor: University of Michigan.

28 C. F. Aelbers and L. Dermaut. 1996. Orthopedics in orthodontics: Part I, Fiction or reality: A review of the literature. American Journal of Orthodontics and Dentofacial Orthopedics 110: 513–519; and L. Dermaut and C. Aelbers C. 1996. Orthopedics in orthodontics: Fiction or reality. A review of the literature, part II. American Journal of Orthodontics and Dentofacial Orthopedics 110: 667–671.

29 P. Agostino, A. Ugolini, A. Signori, A. Silvestrini-Biavati, J. E. Harrison, and P. Riley. 2014. Orthodontic treatment for posterior crossbites. Cochrane Database Syst Rev 8; F. R. Borrie, D. R. Bearn, N. Innes, and Z. Iheozor-Ejiofor. 2015. Interventions for the cessation of non-nutritive sucking habits in children. The Cochrane Database of Systematic Reviews 3; F. R. Carvalho, D. Lentini-Oliveira, M. Machado, G. Prado, L. Prado, and H. Saconato. 2007. Oral appliances and functional orthopaedic appliances for obstructive sleep apnoea in children. Cochrane Database Syst Rev 2; H. Minami-Sugaya, D, A, Lentini- Oliveira, F, R, Carvalho, M. A. C. Machado, C. Marzola, H. Saconato, and G. F. Prado. 2012. Treatments for adults with prominent lower front teeth. The Cochrane Library; N. Parkin, S. Furness, A. Shah, B. Thind, Z. Marshman, G.

Glenroy, F. Dyer, and P. E. Benson. 2012. Extraction of primary (baby) teeth for unerupted palatally displaced permanent canine teeth in children. Cochrane Database Syst Rev 12; A. A. Shah. 2003. Postretention changes in mandibular crowding: A review of the literature. American Journal of Orthodontics and Dentofacial Orthopedics 124: 298–308; B. Thiruvenkatachari, J. E. Harrison, H. V. Worthington, and K. D. O'Brien. 2013. Orthodontic treatment for prominent upper front teeth (Class II malocclusion) in children. Cochrane Database Syst Rev 11; S. Watkinson, J. E. Harrison, S. Furness, and H. V. Worthington. 2013. Orthodontic treatment for prominent lower front teeth (Class III malocclusion) in children. The Cochrane Library; and Y. Yu, J. Sun, W. Lai, T. Wu, S. Koshy, and Z. Shi. 2013. Interventions for managing relapse of the lower front teeth after orthodontic treatment. The Cochrane Library.

30 K. B. Kim. 2015. How has our interest in the airway changed over

31 D. M'Kenzie D. 1915. Some points of common interest to the rhinologist and the orthodontist. International Journal of Orthodontia 1: 9–17.

32 P. 7.

33 http://aapmd.org/

34 D. H. Enlow and M. G. Hans. 1996. Essentials of facial growth. Saunders.

35 N. Stefanovic, H. El, D. L. Chenin, B. Glisic, and J. M. Palomo. 2013. Threedimensional pharyngeal airway changes in orthodontic patients treated with and without extractions. Orthod. Craniofac. Res. 16: 87–96.

36 L. Schropp, A. Wenzel, L. Kostopoulos, and T. Karring. 2003. Bone healing and soft tissue contour changes following single-tooth extraction: a clinical and radiographic 12–month prospective study. International Journal of Periodontics and Restorative Dentistry 23: 313–324; F. Van der Weijden, F. Dell'Acqua, and D. E. Slot. 2009. Alveolar bone dimensional changes of post-extraction sockets in humans: A systematic review. Journal of Clinical Periodontology 36: 1048–1058.

37 A. J. Larsen, D. B. Rindal, J. P. Hatch, S. Kane, S. E. Asche, C. Carvalho, and J. Rugh. 2015. Evidence supports no relationship between obstructive sleep apnea and premolar extraction: An electronic health records review. Journal of Clinical Sleep Medicine 11: 1443.

38 C. Guilleminault, V. C. Abad, H.-Y. Chiu, B. Peters, and S. Quo. 2016. Missing teeth and pediatric obstructive sleep apnea. Sleep and Breathing 20: 561–568; and B. H. Seto, H. Gotsopoulos, M. R. Sims, and P. A. Cistulli PA. 2001. Maxillary morphology in obstructive sleep apnoea syndrome. The European

Journal of Orthodontics 23: 703–714.

39 L. E. J. Johnston. 1999. Growing jaws for fun and profit: A modest proposal. In Growth modification: What works, what doesn't, and why, J. McNamara Jr., ed.: 63–86. Twenty-fifth Annual Moyers Symposium, vol. 35. Ann Arbor: University of Michigan.

40 J. W. Friedman. 2007. The prophylactic extraction of third molars: A public health hazard. Am J Public Health 97: 1554–1559; J. W. Friedman. 2008. Friedman responds. American Journal of Public Health 98: 582.

CHAPTER 9

1 L. G. Abreu, S. M. Paiva, I. A. Pordeus, and C. C. Martins. 2016. Breastfeeding, bottle feeding and risk of malocclusion in mixed and permanent dentitions: A systematic review. Brazilian Oral Research 30; J.-L. Raymond. 2000. A functional approach to the relationship between nursing and malocclusion. Revue D'Orthopedie Dentofaciale 34: 379–404; and J. Raymond and W. Bacon. 2006. Influence of feeding method on maxillofacial development. L'Orthodontie francaise 77: 101–103.

2 S. A. S. Moimaz, A. J. Í. Garbin, A. M. C. Lima, L. F. Lolli, O. Saliba, and C. A. S. Garbin. 2014. Longitudinal study of habits leading to malocclusion development in childhood. BMC Oral Health 14: 96.

3 U. Deb and S. N. Bandyopadhyay. 2007. Care of nasal airway to prevent orthodontic problems in children. J. Indian Med Assoc. 105: 640, 642; D. Harari, M. Redlich, S. Miri, T. Hamud, and M. Gross 2010. The effect of mouth breathing versus nasal breathing on dentofacial and craniofacial development in orthodontic patients. Laryngoscope 120: 2089–2093; and S. E. Mattar, W. T. Anselmo-Lima, F. C. Valera, and M. A. Matsumoto. 2004b. Skeletal and occlusal characteristics in mouth-breathing pre-school children. J Clin Pediatr Dent. 28: 315–318.

4 F. W. Booth, S. E. Gordon, C. J. Carlson, and M. T. Hamilton. 2000. Waging war on modern chronic diseases: Primary prevention through exercise biology. Journal of Applied Physiology 88: 774–787.

5 T. Bodenheimer, E. Chen, and H. D. Bennett. 2009. Confronting the growing burden of chronic disease: Can the US health care workforce do the job? Health Affairs 28: 64–74.

6 Ad.-G. Aikins, N. Unwin, C. Agyemang, P. Allotey, C. Campbell, and D. Arhinful. 2010. Tackling Africa's chronic disease burden: From the local to the global. Globalization and Health 6: 1.

7 R. Sapolsky. 1997. The trouble with testosterone and other essays on the biology of the human predicament. Scribner.

8 P. Dasgupta and P. R. Ehrlich. 2013. Pervasive externalities at the population, consumption, and environment nexus. Science 340: 324–328; P. R. Ehrlich and A. H. Ehrlich. 2013. Can a collapse of civilization be avoided? Proceeding of the Royal Society B. Available at http://rspb.royalsocietypublishing.org/content/280/1754/20122845; P. R. Ehrlich and J. Harte. 2015a. Food security requires a new revolution. International Journal of Environmental Studies. Available at http://dx.doi.org/10.1080/00207233.2015.1067468:1–13; P. R. Ehrlich, P. M. Kareiva, and G. C. Daily. 2012. Securing natural capital and expanding equity to rescale civilization. Nature, 486: 68–73; and J. Harte. 2007. Human population as a dynamic factor in environmental degradation. Population and Environment 28: 223–236.

9 P. R. Ehrlich and M. W. Feldman. 2003. Genes and cultures: What creates our behavioral phenome? Current Anthropology 44: 87–107.

10 D. Perlmutter. 2013. Grain brain: The surprising truth about wheat, carbs, and sugar—your brain's silent killers. Little, Brown, and Company.

11 M. Klatsky and R. L. Fisher. 1953. The human masticatory apparatus: An introduction to dental anthropology. Dental Items of Interest Pub. Co.

12 P. J. Brekhus. 1941. Your teeth, their past, present, and probable future. University of Minnesota Press; and R. S. Corruccini. 1999. How anthropology informs the orthodontic diagnosis of malocclusion's causes. Edwin Mellen Press.

13 E. Touchette. 2011. Factors associated with sleep problems in early childhood. Encyclopedia on Early Childhood Development March: 1–8.

14 P. Defabjanis. 2004. Impact of nasal airway obstruction on dentofacial development and sleep disturbances in children: Preliminary notes. Journal of Clinical Pediatric Dentistry 27: 95–100.

15 A. Sheiham and R. G. Watt. 2000. The common risk factor approach: A rational basis for promoting oral health. Community Dentistry and Oral Epidemiology 28: 399–406.

16 National Conference of State Legislatures, 2017. Breastfeeding State Laws and Federal Health Reform and Nursing Mothers. June 5. Retrieved on December 4, 2017, from http://bit.ly/1lHJI8E.

17 S. S. Hawkins, A. D. Stern, and M. W. Gillman . 2012. Do state breastfeeding laws in the USA promote breast feeding? Journal of Epidemiology and Community Health: jech-2012–201619.

18 C. Parcells, M. Stommel, and R, P, Hubbard. 1999. Mismatch of classroom furniture and student body dimensions: Empirical findings and health implications. Journal of Adolescent Health 24: 265–273.

19 Ibid.

20 J. Cawley. 2010. The economics of childhood obesity. Health Affairs 29: 364–371; and A. Freeman. 2007. Fast food: Oppression through poor nutrition. California Law Review 95.

21 K. D. Brownell, R. Kersh, D. S. Ludwig, R. C. Post, R. M. Puhl, M. B. Schwartz, and W. C. Willett. 2010. Personal responsibility and obesity: A constructive approach to a controversial issue. Health Affairs 29: 379–387.

22 N. A. Christakis and J. H. Fowler. 2007. The spread of obesity in a large social network over 32 years. New England Journal of Medicine 357: 370–379.

23 H. Bruckner and P. Bearman. 2005. After the promise: The STD consequences of adolescent virginity pledges. J Adolesc Health 36: 271–278.

24 G. H. Montgomery, J. Erblich, T. DiLorenzo, and J. H. Bovbjerg. 2003. Family and friends with disease: Their impact on perceived risk. Preventive Medicine 37: 242–249.

25 J. A. Bernstein, N. Alexis, H. Bacchus, I. L. Bernstein, P. Fritz, E. Horner, N. Li, S. Mason, A. Nel, and J. Oullette. 2008. The health effects of nonindustrial indoor air pollution. Journal of Allergy and Clinical Immunology 121: 585–591.

26 P. R. Ehrlich and J. Harte. 2015a. Food security requires a new revolution. International Journal of Environmental Studies: 1–13. Available at http://dx.doi.org/10.1080/00207233.2015.1067468; and P. R. Ehrlich and J. Harte. 2015b. Opinion: To feed the world in 2050 will require a global revolution. Proc Natl Acad Sci USA 112:14743–14744.

27 D. Tilman, C. Balzer, J. Hill, and B. L. Befort. 2011. Global food demand and the sustainable intensification of agriculture. Proc Natl Acad Sci USA 108:20260–20264; and D. Tilman and M. Clark. 2014. Global diets link environmental sustainability and human health. Nature 515: 518–522.

찾아보기

영문

adenoid	129
ADHD	31
allergen	101
begg hypothesis	82
brain fog	172
bruxism	170
cervical headgear	244
continuous positive airway pressure, CPAP	174, 273
COPD	167, 206
drifting	85
enamel	171
epidemiological transition	82
filling	257
forwardontics	37
glycemic load	74
GOPex	208
gummy smile	225
Homeoblock	259
horsey smile	225
hyperventilation	157
hypoxia	157
impacted tooth	66
impacted wisdom teeth	70
implicit memory	191
interrupted breathing	21
long face syndrome	115
malocclusion	19
mandible	51
maxilla	51
MMA	172

muscle memory	187
myofunctional therapy	25
natural selection	53
OASYS	260
occlusal surface	34
orthotropics	26, 37
OSA	31
paleolithic diet	74
perfect storm	292
pharynx	159
plasticity	141
premature contacts	170
primary snoring	164
pulmonary hypertensio	103
retainer	249
reverse swallow	229
Sleep Breating Disorder. SBD	166, 264
TMJ	219

한글

경추 헤드기어	244
고혈압	173
과호흡증후군	157
교차교합	177
교합면	34
구강 근기능 요법	25
구강 자세	35, 97, 142
구강 호흡	100, 151, 169
구강-비강 기도 시스템	260
구강-안면 건강 문제	124, 181
구강-안면 발달	125, 183
구강-안면 유행병	41

구강-안면 휴식 자세 185
구석기 다이어트 74
근육 기억 187, 216
긴 얼굴 증후군 115, 139
단속 호흡 21
단순 코골이 164
막힌 코 뚫기 207
만성폐쇄성 질환 206
말 웃음 225
매복치 66, 70
모유 수유 183
베그 가설 82
봉 257
부정교합 19
부테이코 호흡법 201
브레인 포그 172
뼈의 가소성 141
상악골 51, 85
상악골 전방 이동 수술 172
수면 장애 197
수면 호흡 장애 166, 264
실험 집단 32
씹기 184
아기 주도 이유 184
아데노이드 129
아치형 길이 83
악정형 치료 268
안면-턱 성장 치료 26, 36, 47, 186, 245, 268
알레르겐 101
알레르기 198
암묵 기억 191
앞니 교차교합 138
얼굴 변형 92
에나멜질 171
역삼킴 229
역학적 변화 82

올바른 구강 자세 훈련 208, 256, 285
위턱 51, 85
유지 장치 249
음식을 적절히 씹는 방법 215
이갈이 170
인두 159
잇몸 웃음 225
저산소증 157
전구치들 219
전향적 연구 45
조기 접촉 치아들 170
주의력결핍 과잉행동장애 29
지속 기도 양압 174, 273
치과 교정 전문의 21, 38, 67, 230, 236, 245
치과 교정술 218, 263
치아 과밀 현상 67, 69, 123
치아 어긋남 61
치아-기도 문제 132
턱 어긋남 62
턱관절 219
턱관절로 인한 안면 통증 220
턱-얼굴-기도 발달 142
테이프 붙이고 잠자기 206
통제 집단 32
퍼펙트 스톰 292
폐고혈압 103
폐쇄성 수면무호흡증 31, 158, 169, 172
표류 85
하악골 51
하임리히 법 133
혈당 부하 74
혈액-뇌 장벽 167
호메오블록 259
호흡 장애 151